U0341183

Gulya and Schuknecht's
Anatomy of the Temporal Bone
with Surgical Implications

Gulya & Schuknecht

颞骨显微外科病理解剖图谱

· 原书第 3 版 ·

原著　[美] Aina Julianna Gulya
主审　韩东一　孙　伟
主译　杨仕明　郭维维　伊海金

中国科学技术出版社
· 北 京 ·

图书在版编目（CIP）数据

Gulya & Schuknecht 颞骨显微外科病理解剖图谱：原书第3版 /（美）艾娜·朱莉安娜·古里亚(Aina Julianna Gulya) 原著；杨仕明，郭维维，伊海金主译 . — 北京：中国科学技术出版社，2022.1

书名原文：Gulya and Schuknecht's Anatomy of the Temporal Bone with Surgical Implications, 3e

ISBN 978-7-5046-9199-6

Ⅰ . ① G… Ⅱ . ①艾… ②杨… ③郭… ④伊… Ⅲ . ①颞骨—显微外科学—脑外科手术—图谱

Ⅳ . ① R651.1-64

中国版本图书馆 CIP 数据核字 (2021) 第 188571 号

著作权合同登记号：01-2021-4965

策划编辑	靳　婷　费秀云	
责任编辑	靳　婷	
装帧设计	佳木水轩	
责任印制	李晓霖	

出　　版	中国科学技术出版社	
发　　行	中国科学技术出版社有限公司发行部	
地　　址	北京市海淀区中关村南大街 16 号	
邮　　编	100081	
发行电话	010-62173865	
传　　真	010-62179148	
网　　址	http://www.cspbooks.com.cn	

开　　本	889mm×1194mm　1/16	
字　　数	321 千字	
印　　张	23	
版　　次	2022 年 1 月第 1 版	
印　　次	2022 年 1 月第 1 次印刷	
印　　刷	天津翔远印刷有限公司	
书　　号	ISBN 978-7-5046-9199-6 / R·2778	
定　　价	258.00 元	

版权声明

译者名单

主　审　韩东一　孙　伟

主　译　杨仕明　郭维维　伊海金

副主译　贾建平　张　岩　李希平

译　者　（以姓氏笔画为序）

王艳芳　锦州医科大学

卢星星　清华大学附属北京清华长庚医院

乔月华　徐州医科大学附属医院

伊海金　清华大学附属北京清华长庚医院

刘　伟　Uppsala University Hospital, Uppsala, Sweden

刘　洋　山东省新泰市人民医院

刘　晨　解放军总医院耳鼻咽喉头颈外科医学部；国家耳鼻咽喉疾病临床医学研究中心

汤　勇　长春中医药大学临床医学院

许　嘉　清华大学附属北京清华长庚医院

孙　伟　Communicative Disorders & Science Center for Hearing & Deafness University at Buffalo

李希平　首都医科大学附属北京安贞医院

杨仕明　解放军总医院耳鼻咽喉头颈外科医学部；国家耳鼻咽喉疾病临床医学研究中心

冷　辉　辽宁中医药大学附属医院

张　岩　吉林大学白求恩第一医院

陈　伟　解放军总医院耳鼻咽喉头颈外科医学部；国家耳鼻咽喉疾病临床医学研究中心

陈志婷　首都医科大学附属北京安贞医院

易鸿宇　中国科学院古脊椎动物与古人类研究所

金莹玉　解放军总医院耳鼻咽喉头颈外科医学部；国家耳鼻咽喉疾病临床医学研究中心

贾建平　解放军总医院耳鼻咽喉头颈外科医学部；国家耳鼻咽喉疾病临床医学研究中心

徐银伟　锦州医科大学

高娟娟　清华大学附属北京清华长庚医院

郭维维　解放军总医院耳鼻咽喉头颈外科医学部；国家耳鼻咽喉疾病临床医学研究中心

蒋晴晴　解放军总医院耳鼻咽喉头颈外科医学部；国家耳鼻咽喉疾病临床医学研究中心

韩东一　解放军总医院耳鼻咽喉头颈外科医学部；国家耳鼻咽喉疾病临床医学研究中心

内容提要

本书引进自世界知名的 CRC 出版社，由美国乔治·华盛顿大学 Aina Julianna Gulya 教授领衔编写，是一部颞骨手术解剖的实用图谱，亦是国际上研究颞骨组织学及手术解剖学的经典之作。本书为全新第 3 版，着重阐述了颞骨手术解剖的相关内容，不仅涵盖了颞骨连续标本切片及颞骨外科显微解剖，而且包括各种病理状态下外科手术操作图谱。书中图文并茂地展示了人类颞骨的精细解剖结构，从临床实际应用出发，紧密结合各种耳科疾病特点，可作为颞骨解剖的教学工具书，亦可供耳鼻咽喉头颈外科、神经外科、神经内科等专业基础研究人员及相关临床医师等阅读参考。

补充说明： 本书收录图片众多，不少图片以彩色呈现效果更佳。考虑到读者随文阅图习惯并确保版面美观，所有图片均随文排录，有彩色版本者还安排在书末单独排录，特此说明。

译者前言

　　本书英文原版由麻省眼耳医院的 Schuknecht 教授和华盛顿大学的 Gulya 教授共同编著，作为一部经典的颞骨外科解剖专著，迄今已更新至第 3 版。书中涉及的解剖标本均源于麻省眼耳医院收藏的 1518 例人类颞骨，包含了 350 余张精选显微照片及多组水平及垂直连续标本切片，涵盖耳廓及外耳道、中耳、内耳、神经及血管解剖、颞骨立体图像及颞骨胚胎发育和进化学内容。

　　颞骨解剖结构复杂，位听器官、面神经及穿经侧颅底的重要神经、血管等精细结构深藏于颞骨内，掌握颞骨解剖存在一定难度。耳科学从解剖部位来说是一门主要研究颞骨的学科，从事耳科学基础研究及临床的工作人员必须要掌握颞骨解剖，并进一步掌握颞骨显微解剖。

　　翻译本书的意义在于，它不仅对正常及变异的人类颞骨解剖进行了详尽阐述，还有珍贵的颞骨切片显微解剖，更难能可贵的是它对病理状态的颞骨解剖也有着深入细致的描述，这也是本书不同于其他解剖书的一大特色，同时体现了英文版书名中"with surgical implications"及中文版书名中"颞骨显微外科病理解剖"的应有之意。

　　通过阅读本书，读者不仅可以了解颞骨连续切片内重要的显微解剖结构，研究各种各样的颞骨病理，更重要的是还可以对照相应耳科疾病及手术，增强对颞骨外科的理解。我相信，如果读者反复翻阅此书，熟练掌握书中内容，对全面了解颞骨解剖、改进手术操作精准程度、提升耳显微外科手术能力将产生很大助力。因此，本书非常适合耳鼻咽喉头颈外科、神经外科、神经内科等专业基础研究人员及临床医师阅读和参考。

解放军总医院耳鼻咽喉头颈外科医学部　杨仕明

致 谢

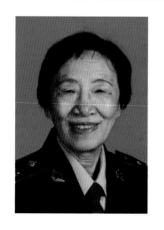

谨以此书献给颞骨病理解剖学重要奠基人之一方耀云教授！

解放军总医院耳鼻咽喉头颈外科，主任医师，教授

原书第 3 版前言

距 *Anatomy of the Temporal Bone with Surgical Implications* 第 1 版发行已逾 20 年，距第 2 版发行也已超过 10 年。在这一期间，我们对人类颞骨正常及异常解剖的理解，尤其是对前半规管骨裂（dehiscence of the superior semicircular canal）的认识有了些许进步。然而，促使我们修订出版第 3 版的最直接因素，当属现代科技带来的信息获取、储存和检索方面的巨大变革。

全新第 3 版内容虽无巨大变化，但我们利用数字化信息将其转化为更有用的教学工具。彩色切片图像被转化为可以在显示器上展示的图像。大部分读者进行简单尝试后都能"读懂"图像深处的细节。

本书的内容与 *Pathology of the Ear, 2e*（Schuknecht，1993）和 *Surgery of the Ear and Temporal Bone, 3e*（Nadol 和 McKenna，2005）是相辅相成的。

正如前两版前言中所述，编写本书的目的是通过这部由临床医师为临床医师撰写的关于基础外科解剖的实用手册，来帮助读者更加深入、立体地理解人类颞骨的精细解剖结构。可惜，本书的首席著者已经去世。不过即便如此，我们修订再版本书的初衷一直没有改变。我相信，如果 Schuknecht 医生还活着，他也会觉得这部全新第 3 版依旧在践行我们一直坚持的理念。

Aina Julianna Gulya

献　词

谨以此书纪念我的导师、同事及朋友 Harold Frederick Schukncht，MD（1917 年 2 月 10 日—1996 年 10 月 19 日）

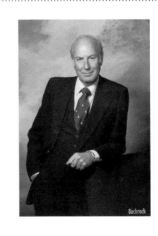

图片由 Bachrach Photography, Boston, Massachusetts 提供，

经许可转载

原书第 2 版前言

　　书中展示的主要素材是来自美国麻省眼耳医院收藏的 1518 例人类颞骨标本。这些标本从 862 例个体上获得，其中大多数个体患有耳科疾病。本书的首席著者花了 30 年时间，通过光学显微镜研究颞骨连续切片，将临床表现与病理结果关联起来，积累了多角度的正常解剖显微照片。作为正在接受培训的耳鼻咽喉科住院医师，我们对现有的解剖学描述性著作有些失望，希望编写一部适合住院医师教学的手册。在首席著者的鼓励和协助下，此次再版书中收录了 350 余张精选显微照片和多组水平及垂直连续切片标本，系统描绘了正常和变异的人类颞骨解剖，此外还收录了 40 幅胚胎（妊娠 2 个月）和新生儿的颞骨照片，旨在以一种易于理解的方式回顾颞骨的发育情况。鉴于现代耳科 / 耳神经科手术需要立体了解颞骨解剖，本书也收录了一些三维立体图片，每幅三维立体图片都附有一张带标识的二维照片。通过这些图像，读者可以系统了解包埋在火棉胶中的、接受水平连续切片的颞骨，研究各种病理情况，查看手术病例，并完成颞骨解剖。

　　第 2 版新增了人类大体颞骨彩色照片，还补充了颞骨解剖系列的描述性文字。

　　本书的内容与 *Pathology of the Ear, 2e*（Schuknecht, 1993）和 *Surgery of the Ear and Temporal Bone, 3e*（Nadol 和 McKenna, 2005）是相辅相成的。耳神经外科颅底手术的发展体现了颞骨手术范畴的扩大，因此对于任何考虑采用有创性治疗手段的人来说，深入了解颞骨的精细解剖变得越发重要。我们相信，这部由临床医师执笔、为临床医师撰写的有关基础外科解剖的实用手册，能够对读者掌握这些知识起到促进作用。

Aina Julianna Gulya

Harold F. Schuknecht

原书第 1 版前言

书中展示的主要素材是来自麻省眼耳医院收藏的 1500 例人类颞骨标本。这些颞骨从 850 例个体上获得，其中大多数个体患有耳科疾病。为了便于在光学显微镜下研究，这些标本经过固定、脱钙、火棉胶包埋及 20μm 厚度连续切片等手段处理，选择每 10 张切片的最后 1 张染色并固定在载玻片上。收集这些颞骨标本的主要目的是为了研究耳科疾病的病理学基础。这一目的已在 *Pathology of the Ear*（Schuknecht, 1974）一书得以实现。这些颞骨标本提供了大量正常解剖及变异样本，是本书有关颞骨解剖及其外科意义的内容基础。本书旨在成为一部由临床医师执笔、为临床医师撰写的实用手术图谱，因而极少涉及对于执业耳科医生而言无关紧要的细胞和亚显微层面的细节介绍。本书可作为 *Surgical and Microscopic Anatomy of the Temporal Bone*（Wolff, Bellucci, Eggston, 1971）和 *Surgical Anatomy of the Temporal Bone*（Anson and Donaldson, 1981）这两部极为出色著作的补充。

标本展示从第 1 章的水平和垂直连续切片的低倍显微照片开始。第 2～7 章按照耳廓和外耳道、中耳、气化、内耳、神经解剖和血管解剖的顺序介绍了一些精选图像。

显微照片可以展现单一平面上的二维解剖，虽然不尽完美，但也能帮助读者了解这些结构的大小和空间关系。鉴于我们生活在一个三维世界，颞骨也是一个三维结构，所以第 1 章的部分篇幅和第 8 章主要展示了立体解剖。这些照片均为 Donaldson 相机（设计者为麻省眼耳医院及哈佛医学院的眼科医生 David Donaldson）拍摄而成。将这些彩色透明的立体照片装载入 View-Master®（俄勒冈州波特兰市 Sawyer 公司出品，在百货公司或玩具店里即可购买到 View-Master 三维观看器）就可以浏览。为了方便读者梳理解剖结构，书中还提供了与那些三维图像一一对应的带标识的照片。

第 1 章展示了 2 套（14 个立体图像）部分切开的火棉胶包埋颞骨标本图片，可以看到中耳和内耳的解剖细节。第 8 章提供了 4 套（28 个立体图像）新鲜的颞骨标本图片，展示了一种渐进的解剖方式。此外，书中还附有 1 套病理解剖图片（7 个立体图像）和 2 套耳科手术图片（14 个立体图像）。

先天性耳部异常通常是发育不全或发育停滞的结果，可表现为反复出现的发育不良，可以通过了解正常胚胎发育过程来理解。鉴于此，我们在第 9 章中展示了一系列（3 个）胎龄依次递增的胚胎显微照片。

附录部分则介绍了相关术语和耳科解剖学的发展史。原本我们想在发展史部分介绍最新成果，但由于近年来对耳形态学做出贡献的人数不胜数，而这些新知识的重要程度很难判断，因而我们只介绍了部分逝者的成就。至于哪些人是这个时代最突出的贡献者，权且交由后人裁断吧。

此外，我们提供了一套共 163 幅彩色的、35mm 衬纸裱褙的透明照片，每幅照片都对应书中的一张显微照片。无论是基础科学还是临床医学的讲座，这套教学材料应该都能起到锦上添花的作用。

我们非常感谢那些提供了技术精湛的颞骨切片的组织学技师，尤其是 Diane DeLeo Jones、Barbara Burgess、Richard Cortese 和 Clarinda Northrop DuBois。Arthur Bowden 制备显微照片的质量之高让我们赞叹不已。我们十分感激 Carol Ota 和 Linda Joyce，他们帮忙起草和润色了文稿，还裱褙并标注了显微照片，其他对文稿起草和润色做出重要贡献的人员还有 Eileen Nims、Cheryl Hurley、Anne Schuknecht 和 Tomomi Kimura，在此我们表示衷心的感谢。最后，我们还要感谢 Lea & Febiger 出版社，尤其是 R. Kenneth Bussy，感谢他们愿意出版这部插图众多且配有大量 View-Master 和幻灯片的作品。

耳科既是内科专业又是外科专业。耳的解剖结构复杂，许多重要结构深藏于骨中。如果要安全开展有创性治疗，就必须掌握复杂的解剖学知识。我们相信本书会帮助你达成这一目标。

Harold F. Schuknecht

Aina Julianna Gulya

致　谢

感谢帮助本书涅槃重生的 Joseph B. Nadol、Carol Y. Ota 和 Bob Galla，也感谢为木书前几版贡献智慧的 Anne Schuknecht、Eileen Nims、Linda Joyce、Diane DeLeo Jones、Barbara Burgess、Richard Cortese、Clarinda Northrop Dubois、Arthur Bowden、Cheryl Hurley 和 Tomomi Kimura。R. Kenneth Bussey（Lea & Febiger 出版社）和 Nat Russo（Parthenon 出版集团）在前几版的出版过程中发挥了重要作用，而 Geoffrey Greenwood、Alyssa Fried 和 Sherri Niziolek（美国 Informa Healthcare 出版社）则协助出版了本书第 3 版，对此我们十分感激。同时，我要向我的父母 Sylvia 和 Aladar Gulya 致以充满爱意的感谢，感谢他们给予我的支持和鼓励。最后，还要感谢我的丈夫 William R. Wilson 多年来矢志不渝的关爱与支持，语言无法尽述他为我所做的一切。

本书汇集了著者及他们临床、科研方面同事多年积累的经验与心得，因而书中的许多图片此前都曾在其他期刊或图书里出现过。真心感谢那些允许我们使用已出版作品中插图的出版机构及个人，在此不再一一致谢。

目　录

第 1 章 颞骨断层切片图像
Serial Photographs of Sections of the Temporal Bone

颞骨是由鳞部、乳突部、岩部和鼓部组成，与枕骨、顶骨、蝶骨和颧骨相连，参与构成颅骨的底壁和侧壁，是颅中窝和颅后窝的组成部分。学习颞骨的骨性结构可参考图 1-1 至图 1-5。

鳞部是参与组成颅中窝侧壁的骨性垂直板，前接蝶骨，上邻顶骨。鳞部向前突起的颧突与上颌骨的颧突相连。颞肌附着于鳞部的侧壁，咬肌附着于颧突。鳞部的外侧面有颞中动脉沟，内侧面有脑膜中动脉沟。

颞骨的乳突部是由鳞部和岩部向下突起构成。胸锁乳突肌、耳后肌和枕肌附着于乳突的外侧，二腹肌后腹附着于乳突内侧的沟槽。枕动脉的乳突支和乳突导静脉穿过乳突的外侧面。乳突窝是一个筛板样区域，它紧邻道上嵴（Henle 嵴）后方，后者位于外耳道后上部。乳突内侧由侧窦的乙状部形成了一条深沟。

颞骨的岩部呈锥形，包含内耳结构。它从后方的乳突部向前方延伸到枕骨和蝶骨形成的夹角内。它的前上表面参与构成颅中窝底，其标志包括有提示前半规管位置的弓状隆起、盖住鼓室腔的鼓室天盖，以及第 V 对脑神经形成的三叉神经压迹。弓状隆起前方是面神经裂孔，从该裂孔处导向膝状神经节及面神经膝部，同时在该裂孔处出现了岩浅大神经。岩锥的后表面位于垂直面上，形成颅后窝的前外侧壁。它的上界是岩上窦沟，下界是岩下窦沟。内听道口在岩锥后面，位于岩锥从顶到底的中点位置。岩骨后表面的其他结构还包括弓状下窝，它通向岩乳管及前庭导水管的颅孔。位于岩尖的是颈内动脉、岩浅小神经裂孔和鼓膜张肌半管。岩锥的下部不规则，为一些颈深肌群提供附着处。还有一道骨嵴将颈静脉球与其前方的颈内动脉管分隔开。鼓室小管（内含 Jacobson 神经和咽升动脉的鼓室支）的下孔位于该嵴的内侧，耳蜗导水管的颅孔也是如此。茎突位于颈静脉球窝后壁的外侧。面神经的茎乳孔在茎突的后方。

鼓骨形成了骨性外耳道的下壁、前壁和部分后壁。它与乳突的连接部形成了鼓乳裂，前方与岩骨连接形成了岩鼓裂。上方，鼓鳞裂将鼓骨与鳞部连接处分隔开。鼓骨向下的突起形成茎突的鞘（鞘突）。鼓骨内侧端是一个窄沟，即鼓沟，内嵌鼓环，鼓沟的上部缺损。

一、颞骨骨学

图 1-1 至图 1-5 分别为干燥颞骨标本的外、内、上、下、后面观。建议读者将研究干燥颞骨标本和研读这些图片结合起来，因为颞骨的形态存在着巨大变异性，每一份标本都会展现出不同程度的多种特征。

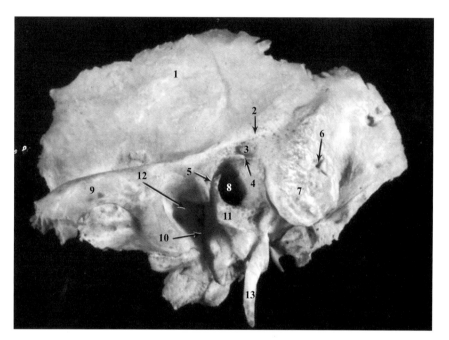

◀ 图 1-1　左侧颞骨外侧观

颞线，自颧弓根向后延伸，其内侧大致对应于硬脑膜的下界，外侧是颞肌的下附着缘。1. 鳞部；2. 颞线；3. 乳突窝；4. Henle 嵴；5. 鼓鳞裂；6. 乳突孔；7. 乳突；8. 外耳道；9. 颧突；10. 岩鼓裂；11. 鼓骨；12. 下颌窝；13. 茎突（此图彩色版本见书末）

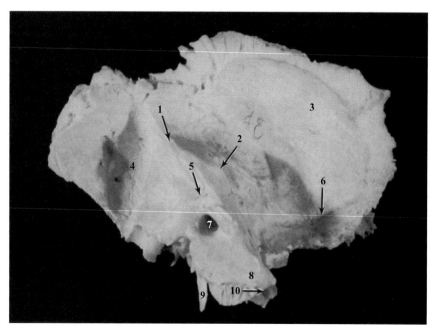

◀ 图 1-2　左侧颞骨内侧观

颞骨的颅后窝和颅中窝面交汇于岩上窦沟。1. 岩上窦沟；2. 弓状隆起；3. 鳞部；4. 乙状窦沟；5. 岩乳管；6. 脑膜中动脉沟；7. 内听道；8. 岩尖；9. 茎突；10. 颈内动脉孔（此图彩色版本见书末）

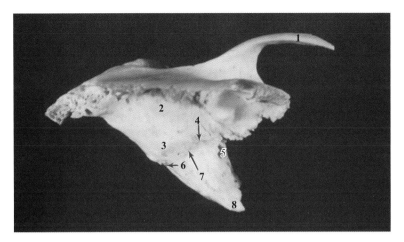

◀ 图 1-3　左侧颞骨上面观

从本视角可以很好地展现出岩骨的锥形形状。
1. 颧突；2. 天盖；3. 弓状隆起；4. 岩浅小神经管；
5. 颈内动脉孔；6. 内听道；7. 面神经裂孔；8. 岩
尖（此图彩色版本见书末）

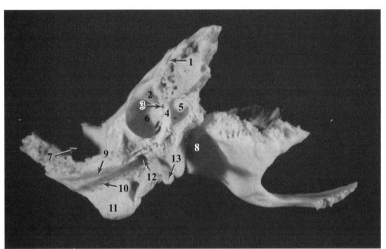

◀ 图 1-4　左侧颞骨下面观

本视角显示出颞骨下表面的复杂形态。1. 岩下
窦沟；2. 耳蜗导水管；3. 鼓室小神经管；4. 颈
动静脉嵴；5. 颈内动脉孔；6. 颈静脉球窝；7. 乙
状窦沟；8. 下颌窝；9. 颞沟；10. 乳突切迹；
11. 乳突尖；12. 茎乳孔；13. 茎突（此图彩色版
本见书末）

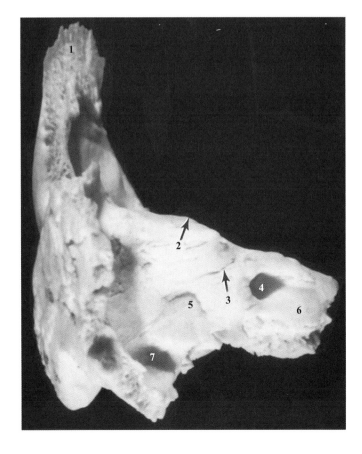

◀ 图 1-5　左侧颞骨后面观

此标本内淋巴囊隐窝发育良好。1. 鳞部；2. 弓
状隆起；3. 岩乳管；4. 内听道；5. 内淋巴囊隐窝；
6. 岩尖；7. 乙状窦沟（此图彩色版本见书末）

以下这些素描图（图1-6）旨在示意颞骨垂直及水平二维系列图像（图1-7至图1-43）的位置。每张图片描绘了一个右侧颞骨骨迷路，用矩形阴影来示意该二维图像相对应的断面所在的大致层面。

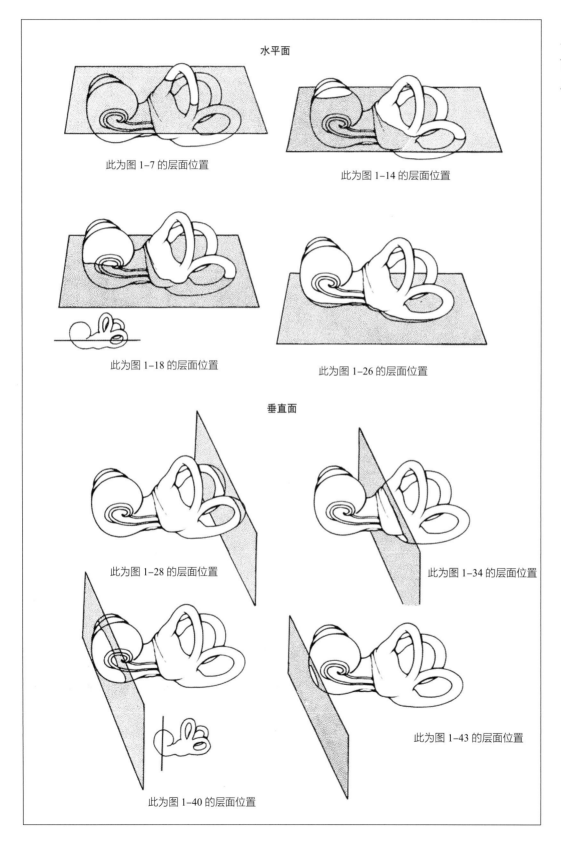

▶ 图1-6 水平面及垂直面的切片层面

水平面

此为图1-7的层面位置

此为图1-14的层面位置

此为图1-18的层面位置

此为图1-26的层面位置

垂直面

此为图1-28的层面位置

此为图1-34的层面位置

此为图1-40的层面位置

此为图1-43的层面位置

二、水平二维切片图像

本系列图片是一名5岁男孩右耳的水平断面图像（图1-7至图1-26）。按照标准方法将颞骨置于切块内，切片平面通过耳蜗蜗轴。每个切片层厚20μm，自上而下进行切片。对每20张切片的最后一张进行照相，组成了本系列。

如同大部分其他标本一样，这一颞骨标本是使用直径1.5in（38mm）的圆摆锯切取的。去除大脑组织后，摆锯以弓状隆起为中心并向下推进，穿过颅底。这一骨性标本包括外耳道的骨性部分、中耳、骨迷路、内听道、岩尖、部分咽鼓管以及绝大部分乳突。在经过脱钙以及包埋处理后，标本块被修整成合适的大小，以保证每张切片都可以放在1in×3in（25mm×76mm）的载玻片上。按照20μm层厚的操作流程水平切片，制作约500张切片，将每10张的最后一张进行染色并纳入该研究中，收集约50张切片作为一套。

颅后窝位于内侧、后侧，而颅中窝居于前侧，外耳道及下颌窝在外侧，内听道在内侧。

为了给以后的学习内容做准备，学习耳解剖的人要按顺序将这系列切片前后来回翻看，做好这些，直到他（她）非常熟悉这些解剖关系。

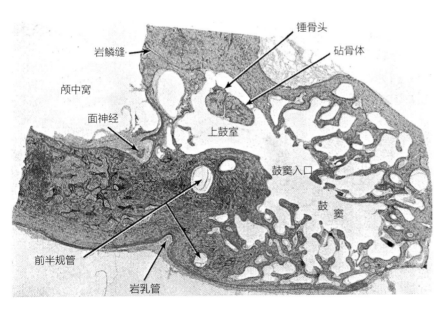

◀ 图1-7 岩鳞缝标志着岩锥和鳞部接合的位置。在上鼓室，砧骨体前外侧可以看到锤骨头，这一听骨链最上部的结构。面神经在颅中窝底面神经裂孔处清晰可见。前半规管的外侧肢（壶腹端）和内侧肢（非壶腹端）的横断面可以看到。走行弓状下动脉和静脉的岩乳管颅侧裂也可以看到。这一动脉是迷路动脉的分支（少数情况下是小脑前下动脉的分支），分布于乳突气房。上鼓室通过鼓窦入口向后通向鼓窦（此图彩色版本见书末）

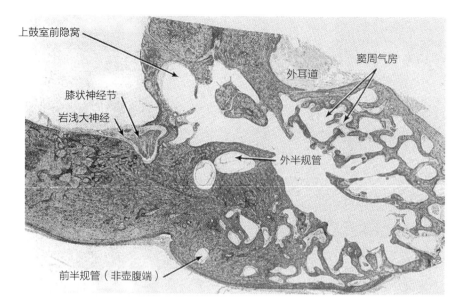

上鼓室前隐窝

膝状神经节

岩浅大神经

前半规管（非壶腹端）

外耳道

窦周气房

外半规管

▶ 图 1-8　岩浅大神经起自膝状神经节，向前经面神经裂孔入颅，直达破裂孔。上鼓室前隐窝、乳突窦和窦周气房均显示良好（此图彩色版本见书末）

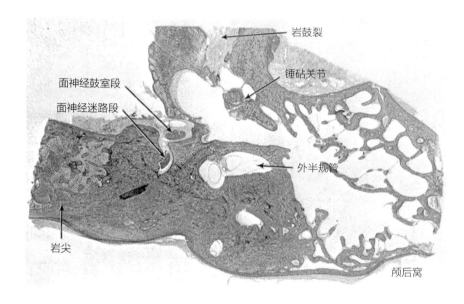

岩鼓裂

面神经鼓室段

面神经迷路段

锤砧关节

外半规管

岩尖

颅后窝

▶ 图 1-9　图中岩鼓裂异常宽大。可见面神经的迷路段和鼓室段（此图彩色版本见书末）

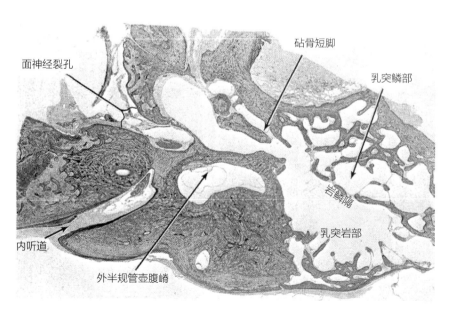

面神经裂孔

砧骨短脚

乳突鳞部

岩鳞隔

乳突岩部

内听道

外半规管壶腹嵴

▶ 图 1-10　砧骨短脚或短突朝向鼓窦入口。面神经离开内听道后正进入迷路段。外半规管显著突向乳突窦。岩鳞隔（**Koerner** 隔）将乳突分为鳞部和岩部（此图彩色版本见书末）

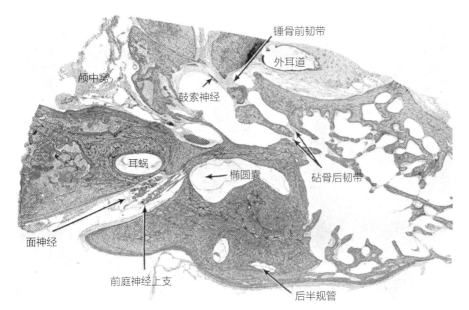

▶ 图 1-11 此层面开始显示外耳道。将砧骨短脚附着在砧骨窝壁的是呈扇形的砧骨后韧带。走行于内听道中的是面神经和前庭神经上支。图中可见耳蜗基底转的最上部。外半规管的壶腹端汇入椭圆囊。当前半规管从视野中消失，后半规管则开始显现（此图彩色版本见书末）

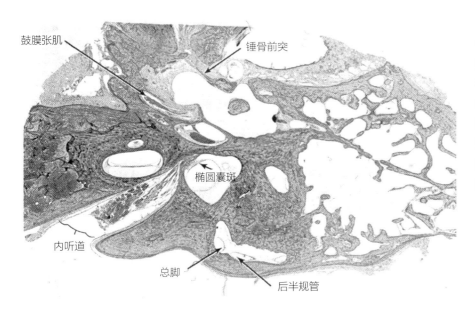

▶ 图 1-12 锤骨前韧带包绕着锤骨前突（Folianus 突）。鼓膜张肌半管内可见鼓膜张肌纤维，匙突也开始呈现其特征性结构。面神经走行在中耳内壁的骨管内，此例伴行有一粗大静脉。后半规管继续显现，椭圆囊隐窝内可见椭圆囊斑（此图彩色版本见书末）

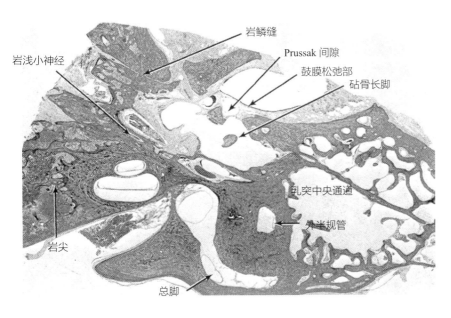

▶ 图 1-13 鼓膜松弛部（Shrapnell膜）构成了 Prussak 间隙的外侧壁。砧骨体逐渐变窄形成砧骨长脚。鼓索神经在锤骨颈的内侧穿行。匙突与鼓膜张肌束同样清晰可见。前半规管和后半规管的非壶腹端融合形成总脚，靠近椭圆囊。岩浅小神经（LSPN）走行在鼓膜张肌内侧的上鼓室小管内。耳蜗中转开始显露（此图彩色版本见书末）

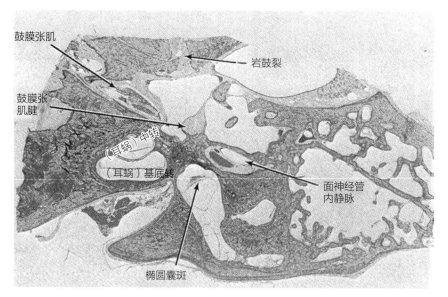

鼓膜张肌

岩鼓裂

鼓膜张肌腱

（耳蜗）中转

（耳蜗）基底转

面神经管内静脉

椭圆囊斑

◀ 图 1-14　鼓膜张肌腱像桥一样走行于中耳并与锤骨连接，椭圆囊斑朝向后内侧（此图彩色版本见书末）

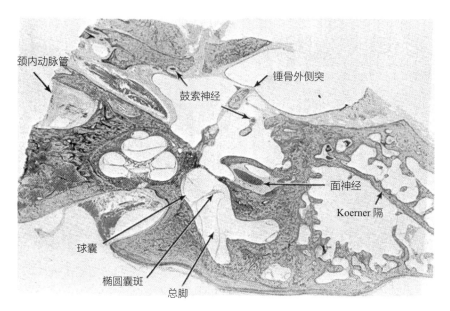

颈内动脉管

鼓索神经

锤骨外侧突

面神经

Koerner 隔

球囊

椭圆囊斑

总脚

◀ 图 1-15　锤骨外侧短突清晰可见。在砧骨长脚外侧可见鼓索神经。该神经在更靠前的前鼓索小管也可以看到。往往面神经管的鼓室段并不完整。总脚与椭圆囊相交通。骨性外半规管汇入前庭。耳蜗的三转均可见。颈内动脉管位于前方（此图彩色版本见书末）

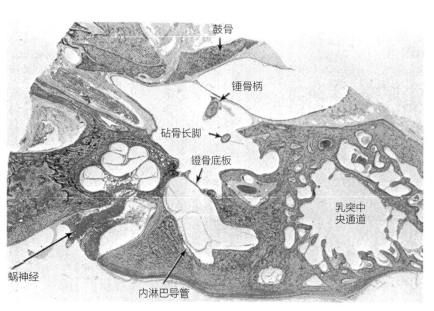

鼓骨

锤骨柄

砧骨长脚

镫骨底板

乳突中央通道

蜗神经

内淋巴导管

◀ 图 1-16　可见锤骨柄、砧骨长脚和镫骨底板。面神经外侧是面隐窝。在内听道内可以分辨出进入耳蜗筛区的蜗神经。该神经的后方是前庭神经下支。在球囊隐窝内可见球囊。内淋巴导管向后外方走行，与总脚平行（此图彩色版本见书末）

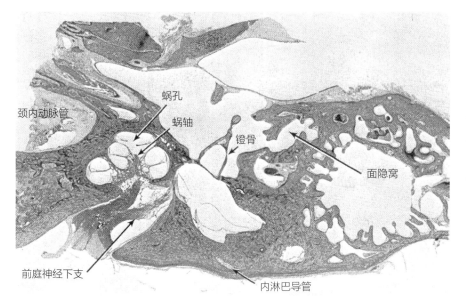

蜗孔

蜗轴

颈内动脉管

镫骨

面隐窝

前庭神经下支

内淋巴导管

◀ 图 1–17　锤骨柄继续向下走行，有黏膜皱襞将其与鼓膜紧张部分隔。镫骨特征性的马镫形态清晰可见。面神经乳突段向下走行。中鼓室向前扩展形成前鼓室。耳蜗顶转清晰可见，蜗孔也是如此，它标志着鼓阶和前庭阶之间有着宽大的交通。膜性外半规管的非壶腹端进入到椭圆囊内（此图彩色版本见书末）

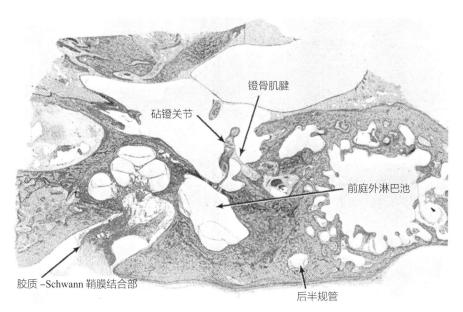

镫骨肌腱

砧镫关节

前庭外淋巴池

胶质 –Schwann 鞘膜结合部

后半规管

◀ 图 1–18　注意覆盖骨性外耳道前壁正常皮肤的纤薄程度。鼓膜的纤维环嵌骨沟内。锤骨柄向下逐渐变细。砧镫关节可见。覆盖面神经的骨质朝向前庭窗龛突起形成锥隆起，内含镫骨肌腱。镫骨肌腱附着于镫骨头。球囊位于前庭外淋巴池的前内侧。内听道内可见蜗神经和前庭神经干的胶质 –Schwann 鞘膜结合部（此图彩色版本见书末）

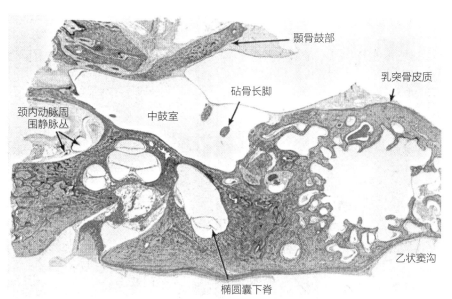

颞骨鼓部

乳突骨皮质

砧骨长脚

颈内动脉周围静脉丛

中鼓室

乙状窦沟

椭圆囊下脊

◀ 图 1–19　可见锤骨柄和砧骨长脚下端。面神经继续在其骨管内向下走行。后半规管依然可见。当外半规管的非壶腹端在椭圆囊脊处汇入时，椭圆囊变窄。球囊神经穿过筛区到达球囊斑。颈内动脉被一层结缔组织鞘包绕，该鞘内含有颈内动脉周围静脉丛以及交感神经丛。后方可见乙状窦沟（此图彩色版本见书末）

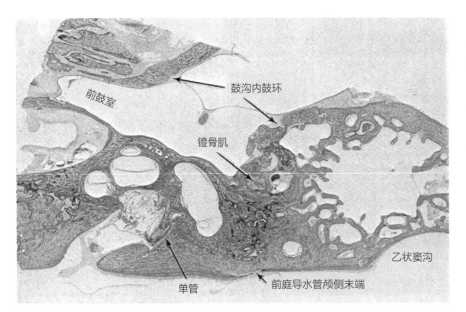

◀ 图 1-20 鼓膜被鼓环环形固定于鼓沟内。单管将后壶腹神经引入后半规管壶腹，该神经是前庭神经下支的侧支。前庭导水管内含内淋巴管，通向硬脑膜。前庭导水管出口处覆盖一层薄骨板，即盖板（此图彩色版本见书末）

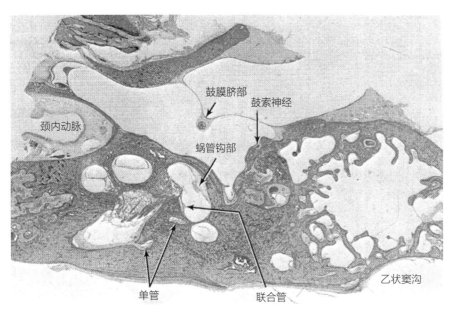

◀ 图 1-21 鼓膜脐部标志着鼓膜的近似中心，这也对应于锤骨柄的末端，该结构在这一层面完全被鼓膜固有层包绕。耳蜗基底转渐渐演变为前庭。联合管连接了蜗管和球囊。可见单管朝向后半规管壶腹端移行（此图彩色版本见书末）

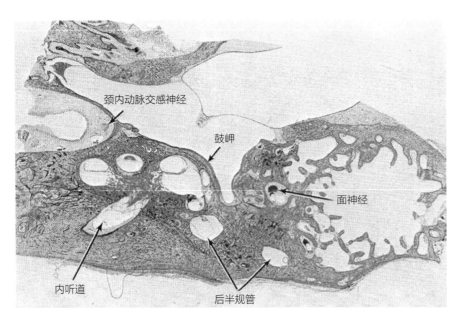

◀ 图 1-22 内听道与耳蜗中转一起渐渐从视野中消失。耳蜗底转的骨壁在中耳内壁上突起形成鼓岬（此图彩色版本见书末）

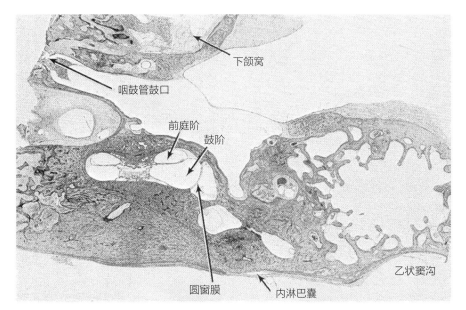

下颌窝

咽鼓管鼓口

前庭阶

鼓阶

圆窗膜

内淋巴囊

乙状窦沟

◀ 图 1-23　面神经乳突段在面神经管内继续下降。耳蜗仅基底转可见。基底转鼓阶紧邻圆窗膜。内淋巴囊位于两层硬脑膜之间的内淋巴囊隐窝内，与颞骨后壁平行（此图彩色版本见书末）

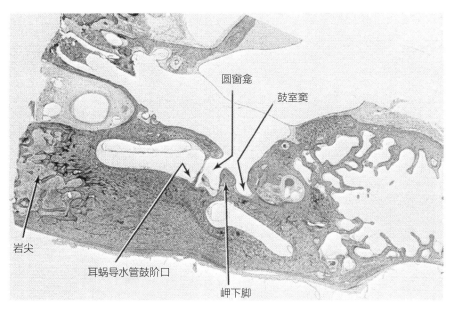

圆窗龛

鼓室窦

岩尖

耳蜗导水管鼓阶口

岬下脚

◀ 图 1-24　圆窗龛在鼓岬的下方。耳蜗导水管的鼓阶口位于耳蜗基底转的后内侧。岬下脚是确定鼓室窦下界的骨嵴。后半规管的骨性管腔以及壶腹端和非壶腹端的膜性管腔均清晰可见。在该标本中，前方岩尖内含有丰富的气房内骨髓（此图彩色版本见书末）

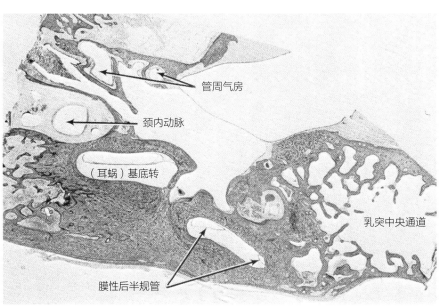

管周气房

颈内动脉

（耳蜗）基底转

乳突中央通道

膜性后半规管

◀ 图 1-25　颈内动脉的前后可见颈动脉周围静脉丛，管周气房构成了岩尖区域外侧的气化区（此图彩色版本见书末）

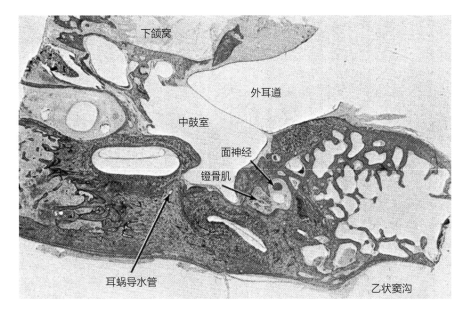

下颌窝

外耳道

中鼓室

面神经

镫骨肌

耳蜗导水管

乙状窦沟

◀ 图 1-26 可见镫骨肌与面神经解剖上的毗邻关系。骨性后半规管开始从视野中消失。耳蜗导水管朝着蛛网膜下腔向后下走行（此图彩色版本见书末）

三、垂直二维切片图像

　　本系列的图像（图 1-27 至图 1-43）展示了一名 32 岁女性右侧颞骨标本的垂直切面，沿着垂直于岩骨长轴方向进行切片。垂直切片较水平切片小，但数量更多。修整过的标本按照 20μm 层厚进行切片，收集到约 800 张，将每 10 张的最后一张进行染色，并铺于载玻片上。在这例中，两张垂直切片可以铺于一张 1in × 3in 的载玻片上，最后获到约 40 张这样的载玻片。垂直切片对研究颞骨最上部和最下部区域的病理情况格外有用。

　　所有切片按照后外至前内的顺序排列，大概每 50 张的最后一张被选入这个系列。上方的天盖分隔了颞叶和中耳及乳突。颅后窝在后方。颈内动脉管和颈内静脉在下方，外侧是外耳道，内侧是中耳腔。内耳结构先是显露半规管，然后是前庭，最后是耳蜗。

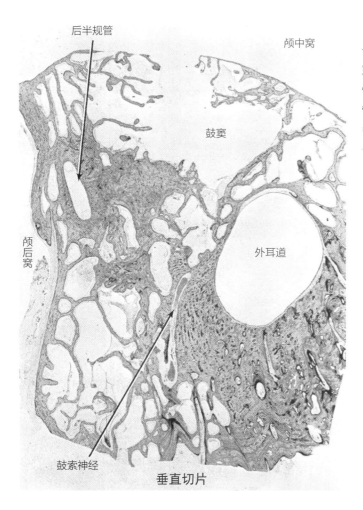

后半规管

颅中窝

鼓窦

颅后窝

外耳道

鼓索神经

垂直切片

◀ 图 1-27 在断层切片中可见外耳道。鼓索神经朝着鼓室腔向前向外走行。骨性后半规管已经显示，其内可见封闭的管道。乳突天盖的不连续处是制片过程中由于人为原因造成的（此图彩色版本见书末）

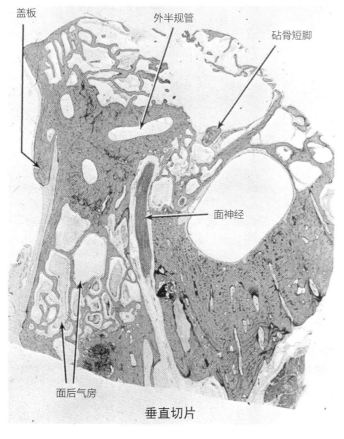

盖板

外半规管

砧骨短脚

面神经

面后气房

垂直切片

◀ 图 1-28 面神经的乳突段向下走行，鼓索神经进入后鼓索小管。砧骨短脚借助砧骨后韧带附着于砧骨窝。外半规管清晰可见，其长轴的延长线将后半规管切分开。后上方可见迷路上区域气房。后方，内淋巴囊被盖板覆盖。已可见乳突气房的面后组（此图彩色版本见书末）

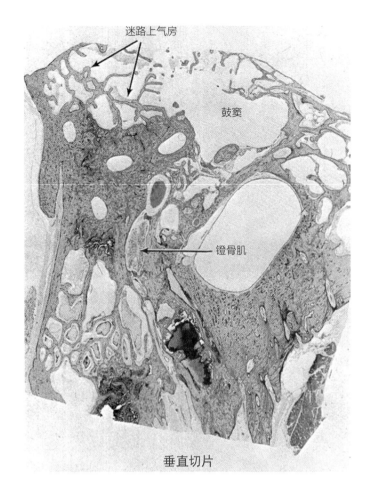

迷路上气房

鼓窦

镫骨肌

垂直切片

◀ 图 1-29 继续向前内侧推进，鼓膜、鼓沟和纤维环进入到视野内。镫骨肌在面神经的后下方（此图彩色版本见书末）

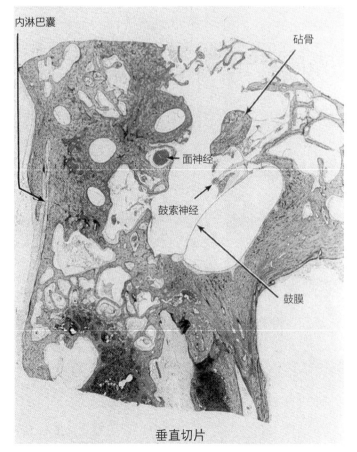

内淋巴囊

砧骨

面神经

鼓索神经

鼓膜

垂直切片

◀ 图 1-30 在上鼓室可以看到砧骨。鼓索神经悬浮于一黏膜皱襞中并穿过鼓室。面神经的鼓室段位于外半规管下方（此图彩色版本见书末）

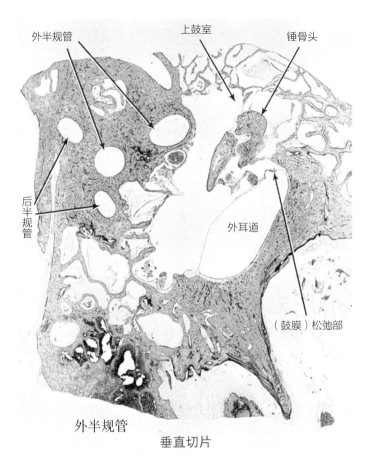

外半规管　　　　上鼓室　　　　　锤骨头

后半规管

外耳道

（鼓膜）松弛部

外半规管

垂直切片

◀ 图 1–31　在这一层面可见鼓膜分为上部的松弛部和下部的紧张部。锤骨外侧突的上方、鼓膜松弛部的内侧空间是 Prussak 间隙。砧骨和锤骨以一种嵌齿轮方式形成关节（此图彩色版本见书末）

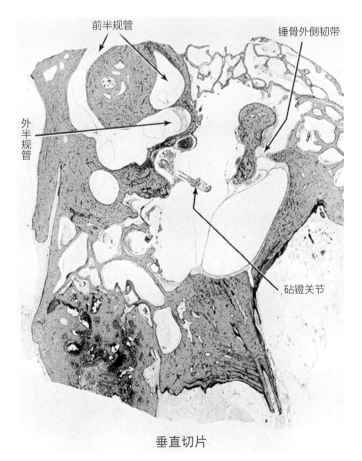

前半规管　　　　　　锤骨外侧韧带

外半规管

砧镫关节

垂直切片

◀ 图 1–32　鼓索神经在紧贴锤骨颈的内侧面走行。从锤骨颈向外侧延伸的部分是锤骨外侧韧带。砧骨的豆状突与镫骨头形成关节。在前半规管的边界内可以看到岩乳管和它的弓状血管。半规管开口是人为原因造成的（此图彩色版本见书末）

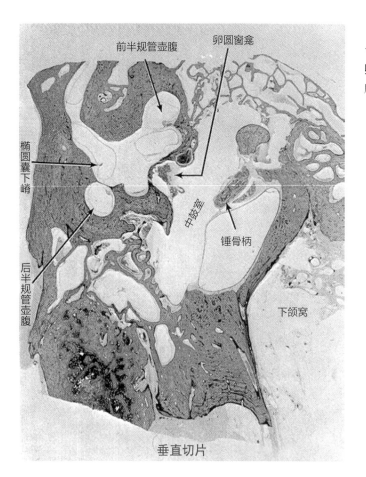

前半规管壶腹　卵圆窗龛

椭圆囊下嵴

后半规管壶腹

中鼓室

锤骨柄

下颌窝

垂直切片

▲ 图 1–33　可见前半规管的壶腹和嵴。卵圆窗龛的下方是鼓岬的突起（此图彩色版本见书末）

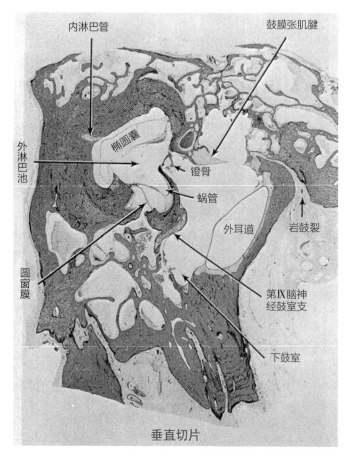

内淋巴管　鼓膜张肌腱

外淋巴池

椭圆囊

镫骨

蜗管

外耳道

岩鼓裂

圆窗膜

第Ⅸ脑神经鼓室支

下鼓室

垂直切片

▲ 图 1–34　外耳道后方是岩鼓裂。面神经外侧可见鼓膜张肌腱位于匙突的凹陷处。圆窗龛和圆窗膜正在显现（此图彩色版本见书末）

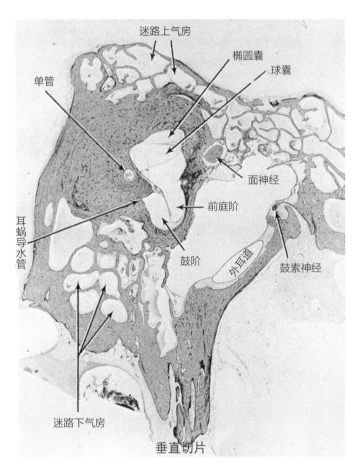

图中标注：
迷路上气房
椭圆囊
球囊
单管
面神经
耳蜗导水管
前庭阶
鼓阶
外耳道
鼓索神经
迷路下气房
垂直切片

◀ 图 1-35　面神经正位于鼓膜张肌腱上方。椭圆囊和球囊进入视野。前庭阶朝向前庭开放。鼓阶后部尖状的结构是耳蜗导水管的鼓阶口。单管内走行着后壶腹神经（此图彩色版本见书末）

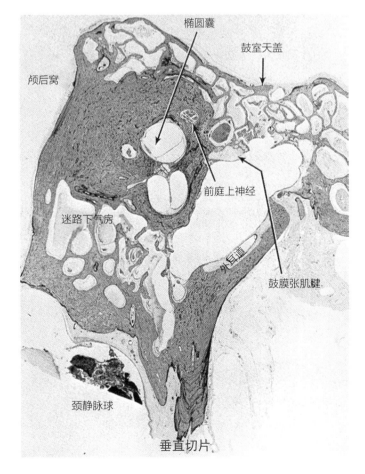

图中标注：
椭圆囊
鼓室天盖
颅后窝
前庭上神经
迷路下气房
外耳道
鼓膜张肌腱
颈静脉球
垂直切片

◀ 图 1-36　外耳道逐渐缩小。耳蜗导水管从鼓阶向内延伸。该标本中迷路下区域广泛气化（此图彩色版本见书末）

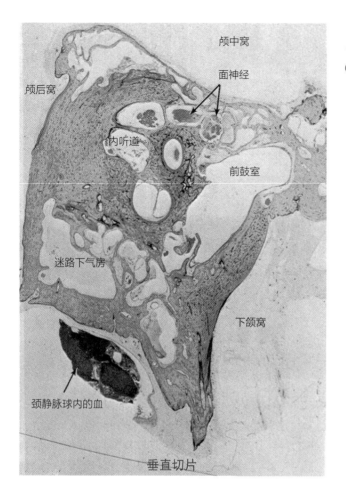

颅中窝

颅后窝

面神经

内听道

前鼓室

迷路下气房

下颌窝

颈静脉球内的血

垂直切片

◀ 图 1-37 可见面神经迷路段和膝部
（此图彩色版本见书末）

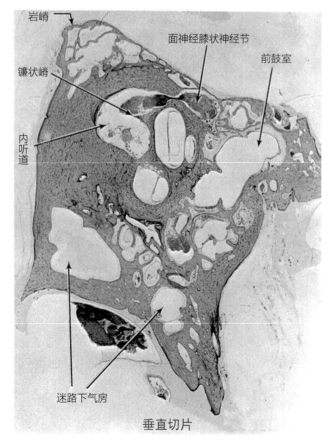

岩嵴

面神经膝状神经节

镰状嵴

前鼓室

内听道

迷路下气房

垂直切片

◀ 图 1-38 中耳腔逐渐缩窄的同时耳蜗
中转和顶转开始显现。可见面神经迷路段
和镰状嵴。注意镰状嵴与蜗神经和面神经
的关系（此图彩色版本见书末）

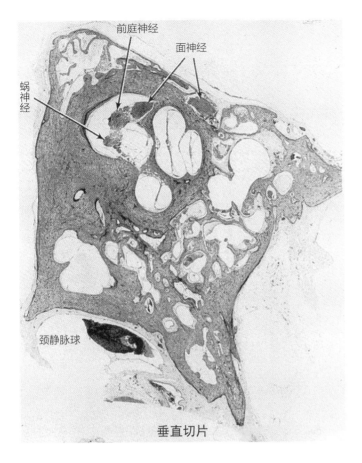

蜗神经

前庭神经

面神经

颈静脉球

垂直切片

◀ 图 1-39　面神经及其膝状神经节走行于颅中窝硬脑膜之下。内听道内可见面神经、前庭神经和蜗神经（此图彩色版本见书末）

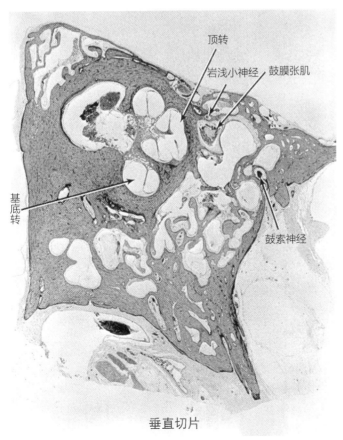

顶转

岩浅小神经

鼓膜张肌

基底转

鼓索神经

垂直切片

◀ 图 1-40　前鼓室向前体积逐渐缩小。上鼓室小管内的岩浅小神经（LSPN）正位于鼓膜张肌的上方。耳蜗的全部三转和蜗孔均可见（此图彩色版本见书末）

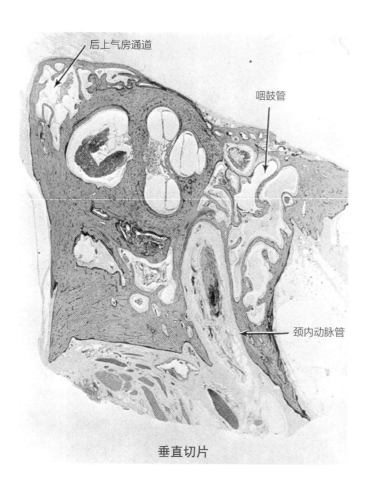

后上气房通道

咽鼓管

颈内动脉管

垂直切片

◀ 图 1–41　半管内的鼓膜张肌正位于咽鼓管骨部的内侧（此图彩色版本见书末）

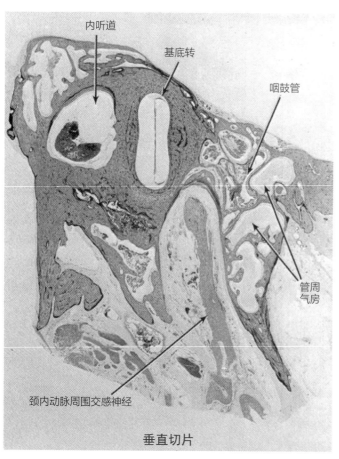

内听道

基底转

咽鼓管

管周气房

颈内动脉周围交感神经

垂直切片

◀ 图 1–42　继续向前内侧观察，耳蜗仅见基底转前部（此图彩色版本见书末）

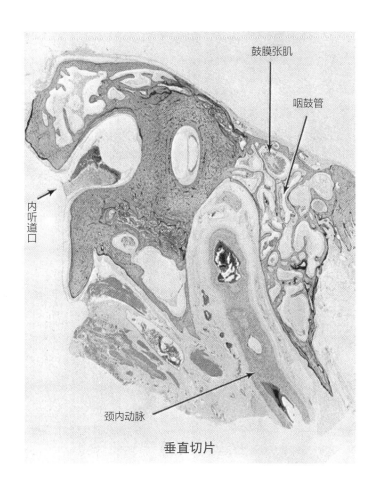

鼓膜张肌

咽鼓管

内听道口

颈内动脉

垂直切片

◀ 图 1-43　内听道通向颅后窝。颈动脉和咽鼓管周区域气化良好（此图彩色版本见书末）

四、火棉胶浸染颞骨标本的水平位立体图像

图 1-44 至图 1-57 中展现的配对图像是相应已标示图像的立体对照图。标示图像仅用于帮助识别立体视野中的特征性解剖结构。这些立体图像是在对火棉胶标本块进行切片时用 Donaldson 相机拍摄的，显示了水平位的颞骨三维解剖结构。图 1-44 至图 1-50 显示的是从上至下的系列图像，图 1-51 至图 1-57 显示的是特定兴趣点的解剖结构图像，这些都是精心挑选出来的。

为了更好地体会三维效应，必须聚精会神地观察配对图，确保图像占据你的全部视野。此外，眼睛的平面需要与页面的平面保持平行。然后，让你的眼睛"散焦"，使图像融合。当然，也可以"透过"或者"越过"图像，而不是聚焦于图像本身，产生三维认知效果。我们相信，这些立体图片将有利于在三维空间上体会耳部解剖，并帮助理解书中的二维图像。

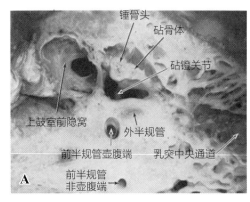

图中标注：
锤骨头
砧骨体
砧镫关节
上鼓室前隐窝
外半规管
前半规管壶腹端
乳突中央通道
前半规管非壶腹端
A

◀ 图1-44　此图像来自72岁女性的标本，图中显示一个巨大的上鼓室前隐窝，向下开口于中鼓室。上鼓室向后缩窄至鼓窦入口，接下来与乳突气房系统相通。前半规管壶腹外侧壁可见壶腹嵴（对应图1-8层面）（图B和图C彩色版本见书末）

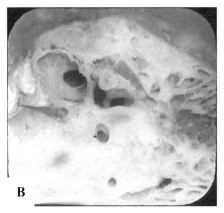

B

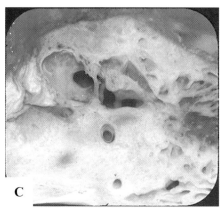

C

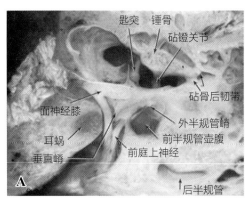

图中标注：
匙突　锤骨
砧镫关节
砧骨后韧带
面神经膝
外半规管嵴
前半规管壶腹
耳蜗
前庭上神经
垂直嵴
后半规管
A

◀ 图1-45　在更深一层，我们可以看到面神经膝。它是颅中窝入路进入内听道的重要标志。垂直嵴（Bill's bar）将前面的面神经与后面的前庭上神经分开。外半规管和后半规管均可见。内听道外侧段较中段狭窄，耳蜗位于其前方，前半规管壶腹位于其后方。砧骨短脚通过砧骨后韧带附着在砧骨窝壁（对应图1-10层面）（图B和图C彩色版本见书末）

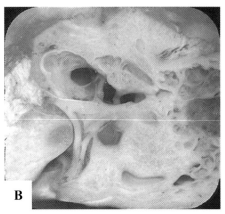

B

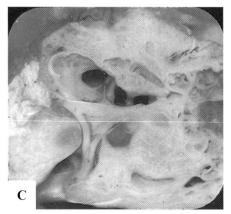

C

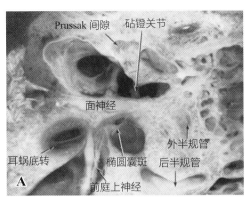

图 A 标注：
Prussak 间隙　砧镫关节
面神经
外半规管
耳蜗底转　椭圆囊斑　后半规管
前庭上神经
A

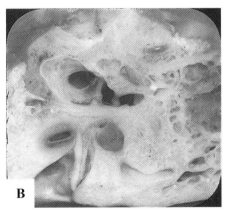
B

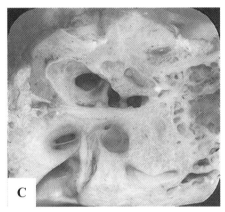
C

◀ 图 1-46　Prussak 间隙位于锤骨头部和颈部的外侧。砧骨通过豆状突与镫骨形成关节。图中可见面神经的鼓室（水平）段。耳蜗的底转外显露。前庭上神经及其椭圆囊神经清晰可见。椭圆囊斑的耳石平面朝向后内方（对应图 1-11 层面）（图 B 和图 C 彩色版本见书末）

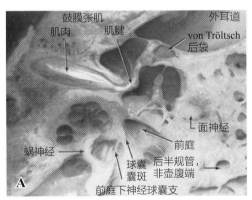

图 A 标注：
鼓膜张肌　外耳道
肌肉　肌腱　von Tröltsch 后袋
面神经
蜗神经　前庭
球囊　后半规管，非壶腹端
囊斑
前庭下神经球囊支
A

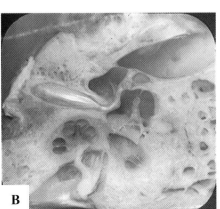
B

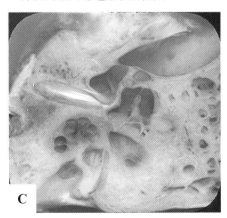
C

◀ 图 1-47　外耳道已被广泛打开，与内听道位于同一平面。von Tröltsch 后袋是锤后皱襞和鼓膜之间的间隙。可见到面神经的乳突（垂直）段起始处。正常情况下，镫骨的前足弓是直的，后足弓是弯曲的。耳蜗的三转都能看到。注意蜗顶指向前、外、下，位于匙突内侧。前庭下神经的球囊支穿过筛区。鼓膜张肌及其肌腱完全显露（对应图 1-17 层面）（图 B 和图 C 彩色版本见书末）

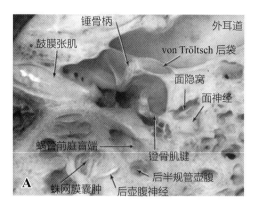

锤骨柄
外耳道
鼓膜张肌
von Tröltsch 后袋
面隐窝
面神经
蜗螺前庭窗端
镫骨肌腱
后半规管壶腹
蛛网膜囊肿
后壶腹神经
A

◀ 图 1-48　鼓膜紧张部的圆锥状非常明显。镫骨肌腱附着在镫骨头。鼓岬完全显露。后壶腹神经穿过单管到达后半规管壶腹。内听道内有一个小蛛网膜囊肿，导致蜗神经轻微移位，但没有引起蜗神经萎缩（对应图 1-20 层面）（图 B 和图 C 彩色版本见书末）

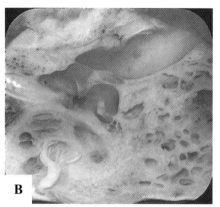

B

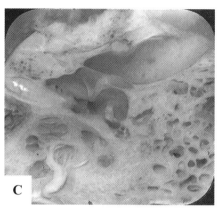

C

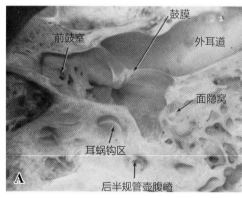

鼓膜
前鼓室
外耳道
面隐窝
耳蜗钩区
后半规管壶腹嵴
A

◀ 图 1-49　图中可见到鼓膜脐部的锤骨柄。可见前鼓室和下鼓室。面隐窝和鼓室窦分别位于面神经的外侧和内侧。耳蜗的钩区位于后半规管壶腹附近。注意后半规管壶腹嵴（对应图 1-21 层面）（图 B 和图 C 彩色版本见书末）

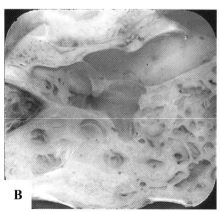

B

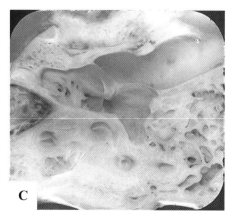

C

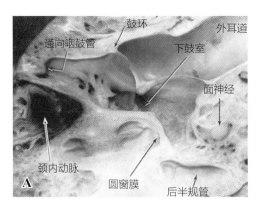

鼓环
通向咽鼓管
外耳道
下鼓室
面神经
颈内动脉
圆窗膜
后半规管

A

◀ 图 1-50　可见到耳蜗的底转和圆窗。前鼓室通向咽鼓管骨部的鼓室口（对应图 1-25 层面）（图 B 和图 C 彩色版本见书末）

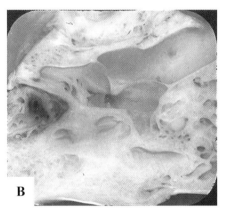

B

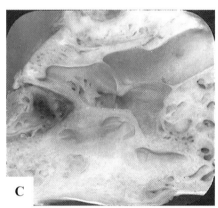

C

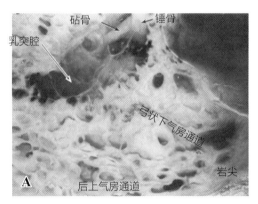

砧骨
锤骨
乳突腔
弓状下气房通道
岩尖
后上气房通道

A

◀ 图 1-51　此图像来自 67 岁女性的标本，显示了一个广泛气化的颞骨。后上气房通道通向气化的岩尖。弓状下通道穿过前半规管弓，也通向岩尖。注意半规管环抱着该结构的骨管外壁（图 B 和图 C 彩色版本见书末）

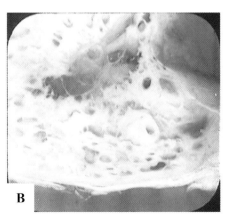

B

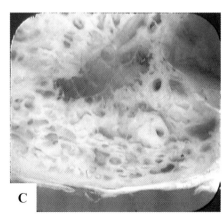

C

第 1 章　颞骨断层切片图像　025

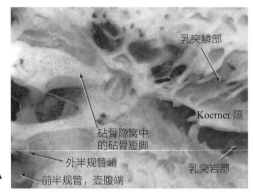

A

图 1-52 此图像来自 67 岁男性的标本，显示的是 Koerner（岩鳞状）隔，它标志着乳突外侧（鳞部）与内侧（岩部）交界处。可见外半规管嵴和前半规管壶腹端（图 B 和图 C 彩色版本见书末）

乳突鳞部

Koerner 隔

砧骨隐窝中的砧骨短脚

外半规管嵴

乳突岩部

前半规管，壶腹端

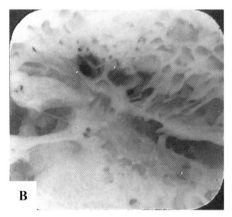

B

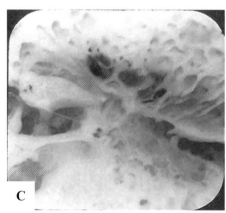

C

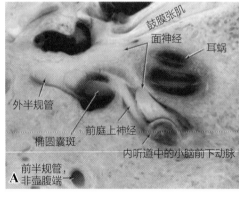

A

图 1-53 此图像来自 87 岁男性的标本，显示小脑前下动脉深入内听道。图中可见面神经内听道段及鼓室段。前庭神经上支及其椭圆囊分支，椭圆囊斑可见（图 B 和图 C 彩色版本见书末）

鼓膜张肌

面神经

耳蜗

外半规管

椭圆囊斑

前庭上神经

内听道中的小脑前下动脉

前半规管，非壶腹端

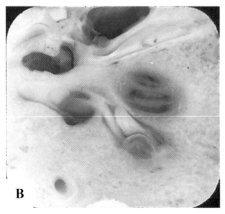

B

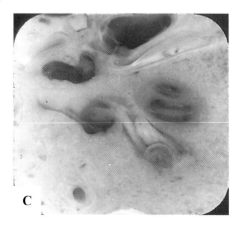

C

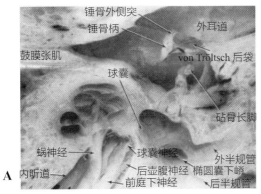

图中标注：
锤骨外侧突、锤骨柄、外耳道、鼓膜张肌、von Tröltsch 后袋、球囊、砧骨长脚、蜗神经、球囊神经、外半规管、后壶腹神经、椭圆囊下嵴、后半规管、前庭下神经、内听道

◀ 图 1-54　此图像来自 68 岁女性的标本，显示了蜗神经和前庭神经下支及其 2 个分支：后壶腹神经和球囊神经可见。椭圆囊下嵴标志着外半规管的非壶腹端与椭圆囊之间的界限。可见蜗轴、骨螺旋板、螺旋缘、Corti 器和螺旋韧带。球囊向下逐渐缩窄至联合管（女，68 岁）（图 B 和图 C 彩色版本见书末）

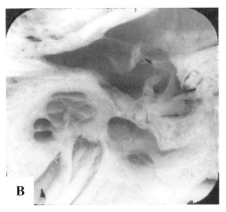

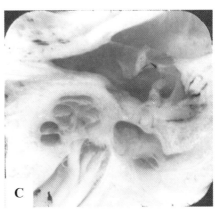

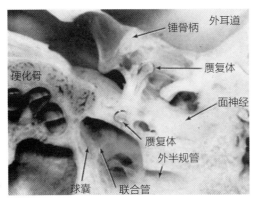

图中标注：
外耳道、锤骨柄、赝复体、硬化骨、面神经、赝复体、外半规管、球囊、联合管

◀ 图 1-55　此图像来自 62 岁男性的右耳标本，该男性在去世前 2 年因耳硬化症接受镫骨切除术。一个明胶海绵金属丝赝复体被植入并附着在砧骨上。术后听力得到改善。赝复体的被纤维组织部分包裹。可见从球囊到蜗管之间的联合管（图 B 和图 C 彩色版本见书末）

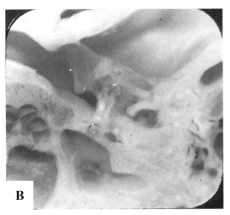

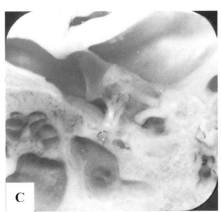

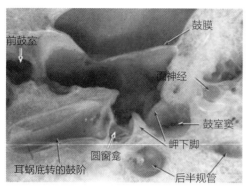

前鼓室

鼓膜

面神经

鼓室窦

岬下脚

圆窗龛

耳蜗底转的鼓阶

后半规管

▲ 图 1-56　此图像来自 69 岁男性的标本，显示了位于面神经内侧的鼓室窦，被岬下脚将其与圆窗龛分隔开。其内侧是后半规管壶腹端。颈内动脉管紧贴于耳蜗底转（图 B 和图 C 彩色版本见书末）

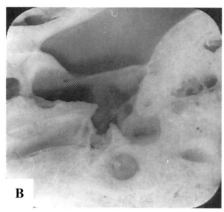
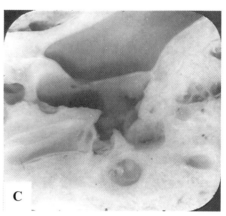

前鼓室

外耳道

下鼓室

面神经

蜗管钩区

后半规管壶腹端

▲ 图 1-57　此图像来自 68 岁女性的标本，前鼓室是经过鼓环前缘的冠状平面之前的中耳腔部分。它通向咽鼓管。注意蜗管的钩状区和进入后半规管壶腹的椭圆囊口（图 B 和图 C 彩色版本见书末）

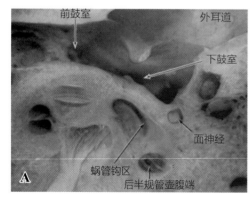
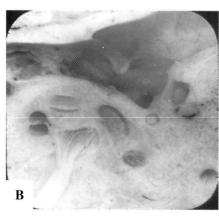
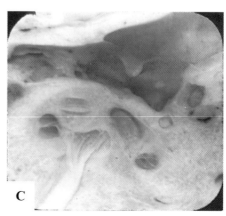

第 2 章 耳廓和外耳道
The Pinna and External Auditory Canal

一、耳廓

通常,"耳朵"这个词让人联想到一种两侧对称、以软骨为框架的头颅附件,即耳廓(或耳郭)。这种结构起到聚焦和定位声音的作用;耳成形术(垂耳矫正术)如果做得不好,会使后一个功能的误差从 4° 扩大到 20°[1]。耳廓通常与头部矢状面成 30°,而耳廓与乳突骨皮质成 90°(±15°)[2]。耳廓的生长与整个身体的生长相一致,直至 9 岁左右;一般来说,左耳比右耳小[2]。本章所述不涉及耳廓先天性畸形和疾病。可以说,由于其胚胎发育的多组分特性,耳廓外形表现出很大的变异性。尽管存在这种变异性,但在人类的耳廓中还是可以识别出某些相对恒定的特征。

耳廓的形状几乎完全取决于其下附着的软骨框架轮廓。耳廓呈法兰状,内侧面凸出,内 1/3 附着于头部,外侧面凹入。耳廓外侧面的主要凹入部分是耳甲(图 2-1)。向前,耳甲延伸超过外耳道口直至耳屏。向上、向后耳甲分别以对耳轮及其前脚为界。耳甲的下缘止于对耳屏,耳廓后压迹将对耳屏与后部的对耳轮分开,屏间切迹将对耳屏与前部的耳屏分开。耳甲被耳轮脚分为上部的耳甲艇和下部的耳甲腔;后者向外耳道深陷。前下方,耳轮脚借耳前切迹与耳屏分开。耳轮边缘卷曲,从耳轮脚向上向后滑至耳垂;有些会在其后上有一个突起,为 Darwinian 结节或耳廓结节。还有两个值得注意的凹陷:当对耳轮向前上弯曲时,分成两个分支,这两个分支之间的凹陷称为三角窝;舟状窝是一个沟渠状的凹槽,将耳轮和对耳轮分开。垂耳缺少对耳轮,其结果是耳轮更加突出;因此,在矫正手术中须再造一个对耳轮。

耳廓内侧面是外侧面的反向浮雕状。舟状隆起、甲状隆起和三角隆起分别对应于外侧面各自的凹陷。类似地,内侧的凹陷(如对耳轮横沟、耳轮脚沟和对耳轮窝)与耳廓外侧面的隆起相对应,并被耳廓的颅骨附着处掩盖。

耳廓的骨架由弹性软骨组成,弹性软骨的轮廓决定了它的形态;软骨厚度为 0.5～2mm[3]。它包括两块卷曲的软骨板,由终末切迹分开。较大的软骨板支撑着耳廓的主体;较小的软骨板位于耳屏之下,通过一个狭窄的峡部与较大的软骨板相连。虽

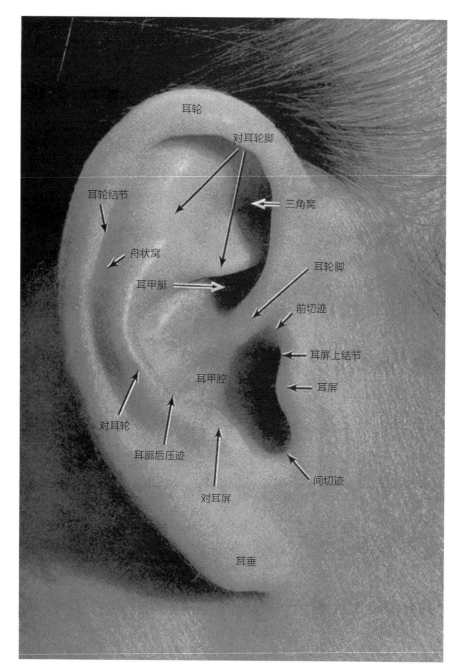

◀ 图 2–1　图为著者（AJG）的右耳廓，显示了耳廓外侧面的主要解剖特征

耳轮

对耳轮脚

耳轮结节

三角窝

舟状窝

耳轮脚

耳甲艇

前切迹

耳屏上结节

耳甲腔

耳屏

对耳轮

耳廓后压迹

间切迹

对耳屏

耳垂

然软骨的形态特征决定了几乎相同的耳廓表面形态，仍有一些结构因皮肤及皮下组织的遮盖效果而变得平顺。在前方，耳轮脚的上面升成耳轮嵴。在下方，对耳屏耳轮缝将耳轮的尾部（耳轮尾）从对耳屏上分开，而耳轮尾就是耳轮末端的后下部。

　　耳廓通过皮肤、软骨及由肌肉和韧带组成的复合体附着于颅骨。三个外部韧带和肌肉，都是按照上、前、后命名的。上韧带连接骨性外耳道的上部与耳轮软骨嵴，前韧带连接颧骨与耳轮、耳屏，后韧带连接耳甲隆起与乳突。

　　三块外部肌肉起于头皮的帽状腱膜。耳上肌止于三角窝隆起处，耳前肌止于耳轮嵴，耳后肌止于耳甲腔隆起处。

6 对耳廓内肌的发育程度个体差异很大，在男性很少出现；其中 4 对位于外侧面，2 对位于内侧面。在外侧面，耳轮大肌从耳轮嵴发出，呈切线形附着于耳轮前上形成的曲线。耳轮小肌包绕着耳轮脚。耳屏肌覆盖在耳屏上方，对耳屏肌横跨耳轮尾部和对耳屏下方的对耳屏耳轮裂。在内侧面，耳廓横肌连接舟状窝的隆起和耳甲腔。耳廓斜肌连接三角窝的隆起和耳甲艇。

皮肤和皮下组织重塑了软骨框架的不规则轮廓；内侧皮肤只是疏松地附着，而外侧皮肤则由皮下结缔组织紧贴在软骨上。常见的皮肤附件结构都存在，包括皮脂腺、汗腺及毛发。皮脂腺既在耳廓内侧分布，也在外侧分布，尤其是在耳甲和三角窝区域 [4]。汗腺很稀疏。整个耳廓被退化的毛发覆盖；老年男性的毛发可能又长又粗，尤其是在耳屏和对耳屏上。

耳垂，这一耳廓下部的附属器，本质上是一个纤维脂肪结节。虽然耳垂没有明确的生理功能，但它的脂肪组织可作为自体组织移植的储备材料，其解剖部位的便捷性使其成为佩饰物理想的悬挂部位。

二、外耳道

（一）正常解剖

外耳道长约 2.5cm，是声音传递到中耳的通道。它还有保护中耳和内耳不受异物和环境温度波动影响的作用 [1]。其外侧 1/3 由弹性软骨支撑，它向上、向后走行；其前部被两个或三个不固定出现的垂直裂缝穿过，称为 Santorini 裂（图 2-6）；这些裂隙是感染或肿瘤在外耳道和腮腺之间传播的潜在途径。

外耳道的内侧 2/3 是骨性的，它向前方和下方走行。由于纤维软骨和骨壁的角度不同，给成人做耳镜检查时，必须向上和向后拉动耳廓，以使之成为一条直线。

外耳道最窄的部分，或者叫峡部，位于外耳道骨部和软骨部交界处内侧。鼓下隐窝是骨性耳道下部的凹陷。由于与鼓膜成角，外耳道前下比后上长约 6mm，因此在鼓膜和前下部骨性外耳道壁之间形成一个锐角（图 2-2）。虽然外耳道前壁气化的情况不常见，但我们收集了一些这样的病例（图 2-3）。

骨性外耳道的皮肤比纤维软骨部的皮肤薄得多（图 2-4），厚度约 0.2mm [3]，与鼓膜上皮相延续。皮下没有腺体或毛囊。覆盖在乳突气房上的骨性外耳道后壁可能极薄（图 2-4）。

骨性外耳道皮肤的菲薄状况具有以下临床意义：①在操作过程中很容易受到创伤，如清理耵聍时；②在鼓膜切开术等手术过程中容易撕裂；③使骨膜容易受到温度刺激，从而导致在冷水中游泳而形成外生骨瘤。

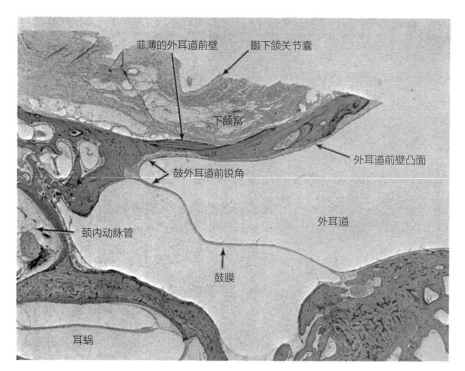

菲薄的外耳道前壁　　颞下颌关节囊

下颌窝

外耳道前壁凸面

鼓外耳道前锐角

颈内动脉管

外耳道

鼓膜

耳蜗

◀ 图 2-2　此图像来自 32 岁女性的标本，此水平切面显示正常骨性外耳道（EAC）的解剖。外耳道前壁与鼓膜形成锐角。前壁过凸会妨碍耳镜检查鼓膜前部的视野。手术造成的前壁缺损可导致下颌窝内容物疝入外耳道（此图彩色版本见书末）

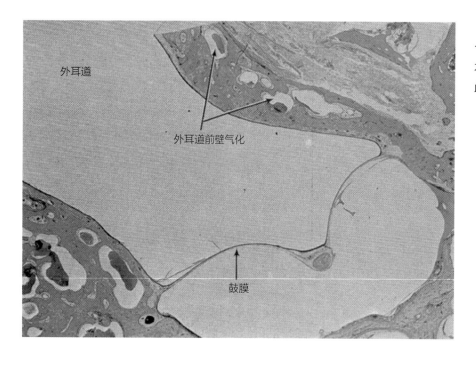

外耳道

外耳道前壁气化

鼓膜

◀ 图 2-3　在我们收集的颞骨标本中，有几个鼓骨气化的病例，此图像来自 70 岁男性的标本

外耳道纤维软骨部分的皮肤平均厚度为 0.5～1mm [3]，表皮分为 4 层（基底层、鳞状上皮层、颗粒层和角质层），覆盖在皮下组织层之上。外侧 1/3 的纤维软骨部布满毛囊，但内侧分布较少。皮脂腺和特化的顶泌腺（耵聍腺）（图 2-5 至图 2-7）从毛囊的外根鞘发育而来，因此其数量分布与毛囊相似。此外，这一特化的顶泌腺主要分布于耳道的上、下壁。在外耳道的任何部分都没有发现与毛囊相关的竖毛肌。

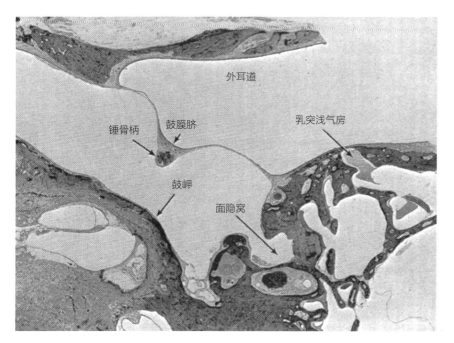

外耳道

锤骨柄　鼓膜脐　　　　　乳突浅气房

鼓岬

面隐窝

◀ 图 2-4　此图像来自 67 岁女性的标本，手术扩大外耳道（外耳道成形术）必然受限于其骨壁的厚度，无论前后

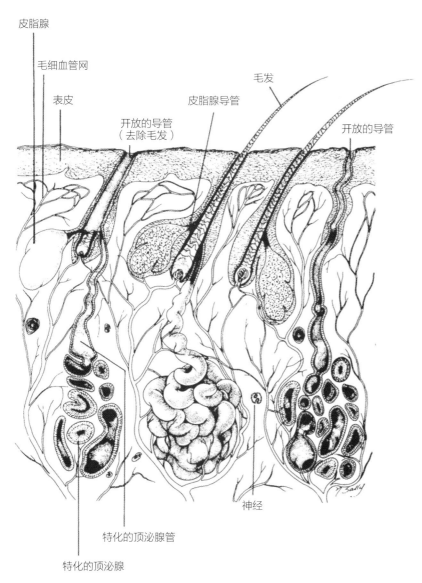

皮脂腺

毛细血管网

表皮

开放的导管
（去除毛发）

皮脂腺导管

毛发

开放的导管

神经

特化的顶泌腺管

特化的顶泌腺

◀ 图 2-5　此示意图显示外耳道皮肤的附件和分泌系统
图片由 Main 和 Lim [5] 提供

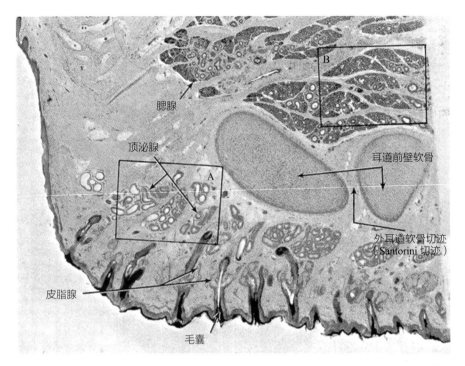

◀ 图 2-6 这张显微图片显示了一个 3 月龄婴儿纤维软骨部外耳道（EAC）的前壁。皮脂腺（产生脂肪）和顶泌腺（耵聍）在组织学上与相邻腮腺的腺体组织有明显区别。位于纤维软骨前壁的 **Santorini** 切迹为细菌性及肿瘤性疾病在 **EAC** 和腮腺之间的传播提供便利。框出的 **A** 区和 **B** 区分别在图 **2-7** 和图 **2-8** 中以更高的放大倍数显示

图中标注：腮腺、顶泌腺、耳道前壁软骨、外耳道软骨切迹（Santorini 切迹）、皮脂腺、毛囊、A、B

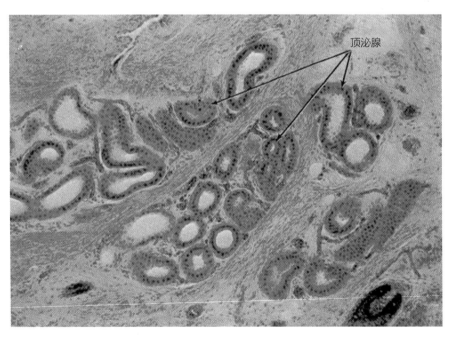

◀ 图 2-7　此图像为图 2-6 所框出的 A 区的高倍放大图像，显示了顶泌腺螺旋状分泌部的横切面。这些是特化的汗腺

图中标注：顶泌腺

顶泌腺是外耳道的耵聍腺（图 2-7）。它们位于真皮，皮脂腺的深面，有三个主要组成部分[3]：螺旋形分泌部、真皮内的分泌管和末端漏斗。肌上皮细胞层与螺旋形分泌部有关。

Main 和 Lim[5] 在这些腺体中发现了顶泌和外泌两种分泌方式。此外，他们发现这些特殊的顶泌腺分泌大量成分混杂的颗粒和分泌小泡。其分泌产物的确切性质尚不清楚。这些很容易与腮腺区分开，腮腺主要由浆液细胞组成（图 2-8）。皮脂腺（图 2-9）通过很短的分泌管将几个腺泡的混合产物排入毛囊。这些皮脂腺表现出全浆分泌模式；它们只含有一种类型的分泌颗粒，推测由角鲨烯和饱和脂肪酸组成[5]。

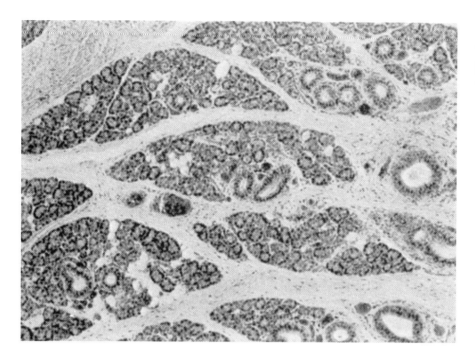

◀ 图 2-8　此图像为图 2-6 所框出的 B 区的高倍放大图像，显示了腮腺浆液细胞

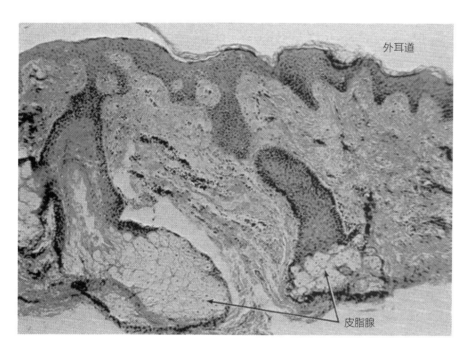

外耳道

皮脂腺

◀ 图 2-9　这张外耳道纤维软骨部的皮肤显微图片显示了皮脂腺。这些腺体以及毛囊在耳道的出口处最多

　　急性局限性外耳道炎是皮脂腺或顶泌腺的细菌感染。这是一种非常疼痛的疾病，需要积极的抗生素和止痛治疗。常见的病因是在受细菌污染的水中游泳。

　　慢性外耳道炎是外耳道皮肤的一种低度炎症性疾病，典型症状是瘙痒和渗出，也有非常难以治疗的特点。表皮下的纤维组织增生可能导致外耳道狭窄，需要手术矫正。

　　人类的耵聍在很大程度上是皮脂腺（产生脂肪）和顶泌腺（耵聍）产物的结合；此外还包含不同组分的脱落上皮细胞。耵聍栓塞是传导性听力损失的常见原因。

耵聍的物理特性存在遗传和种族差异；高加索人和黑种人倾向于分泌湿性棕色耵聍，而东方人常分泌干性灰色耵聍[6]。这些外观和稠度的差异可能与免疫球蛋白和溶菌酶含量的差异有关[7]。这些差异与外耳道在免疫功能中作用的关系尚不清楚，很可能是不相关的。

（二）外生骨瘤

外生骨瘤是外耳道的良性骨瘤，通常因在冷水中游泳引起的冷冻性骨膜炎导致（图2-10）。在组织学上，外生骨瘤表现为与周期性生长模式一致的层状结构（图2-11和图2-12）。

外耳道外生骨瘤常没有临床症状，直到它们增大到妨碍上皮碎片和水渍从外耳道中排出，进而引起外耳道炎和波动性听力损失。此外，外生骨瘤也可能通过累及鼓膜和（或）锤骨柄而造成听力损失。可以通过手术切除并且在外耳道骨壁的上皮缺损区域植皮来缓解症状。

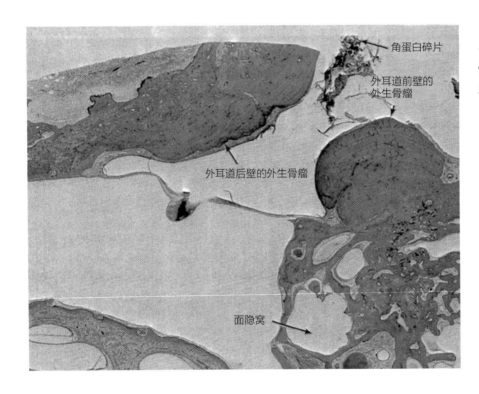

角蛋白碎片

外耳道前壁的外生骨瘤

外耳道后壁的外生骨瘤

面隐窝

◀ 图 2-10 此图像来自 75 岁男性的标本，显示了外耳道前壁和后壁隐匿性（无症状）外生骨瘤

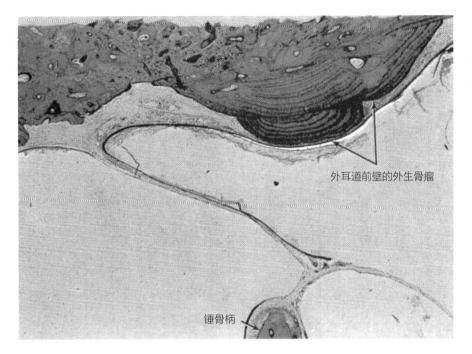

外耳道前壁的外生骨瘤

锤骨柄

◀ 图 2-11　此图像来自 60 岁男性的标本，可以发现一个有趣的现象，即第二个外生骨瘤形成于一个已经存在的外生骨瘤表面

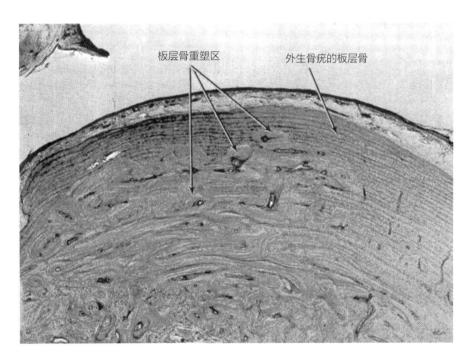

板层骨重塑区　　外生骨疣的板层骨

◀ 图 2-12　此图像来自 61 岁男性的标本，高倍镜下显示出典型外生骨瘤的常见层状结构，其间伴有间断的局灶性重塑。层数可能与冷水对外耳道的刺激次数有关

第 3 章 中耳
The Middle Ear

一、鼓膜

鼓膜呈不规则圆形，稍呈圆锥形，圆锥形的顶端位于鼓膜脐，它标志着锤骨柄的尖端。在成人中，它与外耳道上壁约成 140°。鼓膜沿锤骨柄轴方向的垂直径为 8.5～10mm，而水平直径为 8～9mm [8]。锤凸（图 3-1）是位于锤骨柄上端的外侧突形成的突起。锤骨柄在脐部和外侧突处与鼓膜紧密相连，整个长度（锤纹）清晰可见。锤骨前襞和锤骨后襞分别从锤骨外侧突延伸到鼓前棘和鼓后棘。两者将鼓膜分为下方较大的紧张部和上方较小的三角形松弛部（或 Shrapnell 膜）。

鼓膜上隐窝被称为 Prussak 间隙，这是以人名命名的结构 [9]。松弛部构成了这个间隙的外界，因为它向上附着在 Rivinus 切迹或鼓切迹的骨缘。锤骨外侧悬韧带从锤骨头、颈部的结合处延伸到 Rivinus 切迹的边缘，构成了这个间隙的前上界。向后，Prussak 间隙开口于上鼓室。锤骨前皱襞、锤骨后皱襞标志着 Prussak 间隙的下界。

鼓膜紧张部增厚的边缘，即鼓环（鼓膜缘）（图 3-2），将鼓膜锚定在沟槽状的鼓沟中。Rivinus 切迹上部区域鼓环和鼓沟缺失。当通过外耳道鼓膜瓣入路显露中耳时，如果要避免鼓膜穿孔，外科医生必须将鼓环从鼓沟中分起。

紧张部和松弛部结构不同。紧张部，顾名思义是拉紧的部分，由三层组成：①外侧表皮层；②内侧黏膜层；③中间纤维层，即固有层。表皮层与外耳道皮肤相连续（见第 2 章），黏膜层与中耳黏膜相连续。中间层由呈内侧的环状、外侧的放射状排列的纤维组织构成。紧张部很少有弹性纤维 [10]。

中耳急性感染时，鼓膜会急性发炎。在鼓膜固有层和表皮层之间形成水疱或大疱并不少见。当外科医生行鼓膜切开术（切开鼓膜）时千万不能被水疱所误导，结果没有将鼓膜三层全部切开。

松弛部虽然松弛，但实际上比紧张部厚 [10]。Shrapnell 首次描述了松弛部结构 [11]，它也由表皮层、固有层和黏膜层构成。表皮层由 5～10 层上皮细胞组成，固有层由不规则排列的胶原和弹性纤维组成，黏膜层则与紧张部一样，为单层鳞状细胞。

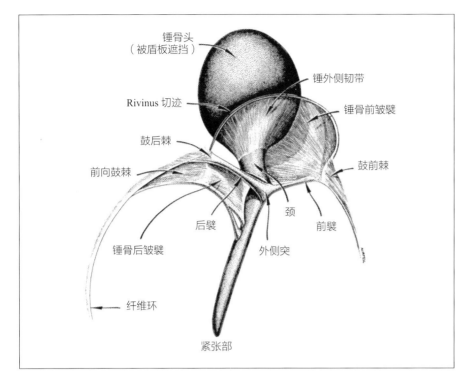

锤骨头
（被盾板遮挡）

锤外侧韧带

Rivinus 切迹

锤骨前皱襞

鼓后棘

鼓前棘

前向鼓棘

后襞   颈   前襞

锤骨后皱襞

外侧突

纤维环

紧张部

▲ 图 3-1　此示意图显示 Prussak 间隙的上、前、下界。因锤骨前襞和锤骨后襞延伸附着于 Rivinus 切迹，故 Shrapnell 膜（未显示）为 Prussak 间隙外侧壁

图片由 Proctor [76] 提供

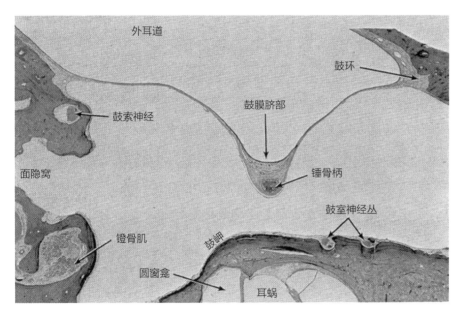

外耳道

鼓环

鼓索神经

鼓膜脐部

面隐窝

锤骨柄

鼓室神经丛

镫骨肌

鼓岬

圆窗龛

耳蜗

▲ 图 3-2　此图像来自 63 岁男性的标本，显示了鼓膜脐部，锤骨柄被鼓膜固有层所包裹（图3-19）。（纤维）鼓环嵌附于鼓沟内。鼓室神经丛在鼓岬区域位于沟内上行

　　当外伤或感染导致鼓膜穿孔时，鼓膜纤维组织的增殖程度决定了鼓膜愈合处的厚度。愈合处鼓膜可以形成致密的中间纤维层，抑或不形成纤维层，从而导致形成仅由表皮层和黏膜层构成的薄膜（图3-3）。它在不同区域的厚度也存在差异，且可有透明变性的区域（图3-4）。当愈合处鼓膜陷入中耳时，则形成内陷袋（图3-5 和图3-6）。这些内陷囊袋可以黏附固定于中耳结构上，如果没有黏附，中耳正压则可将其外翻突入外耳道（图3-7）。

　　为了鼓膜成形术（封闭穿孔鼓膜）在功能上能够成功，如何避免术后前鼓耳道前角的纤维闭塞（钝角）愈合是非常重要的。图3-8 和图3-9 显示，鼓室成形术后该角纤维组织增生导致锤骨固定。

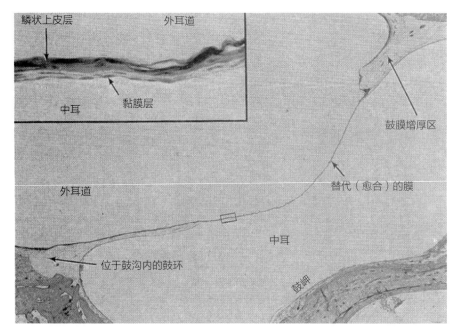

图中标注：
鳞状上皮层
外耳道
中耳
黏膜层
外耳道
鼓膜增厚区
替代（愈合）的膜
中耳
位于鼓沟内的鼓环
鼓岬

◀ 图 3-3 此图像来自 **54** 岁男性的标本，可见慢性中耳炎引起的鼓膜组织学改变。虽然鼓膜完整，但在其前缘出现纤维性增厚，以及一个较大面积的愈合膜（新膜）。后者为先前穿孔的部位，其特征是缺乏固有层（鼓膜纤维层）。小插图为是该区域的放大图。在耳镜检查时，常可见愈合膜，除非其非常大，否则对听力没有影响

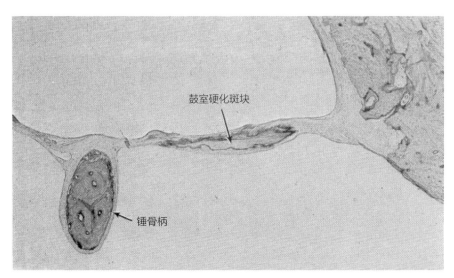

图中标注：
鼓室硬化斑块
锤骨柄

◀ 图 3-4 此图像来自 **45** 岁男性的标本，鼓膜前部可见鼓室硬化斑块。经耳镜下观察，这种病灶外观呈白色，通常被误认为是"钙化斑块"。鼓室硬化灶由中耳炎演变导致。较大的鼓室硬化块可使鼓膜或锤骨柄固定从而影响听力

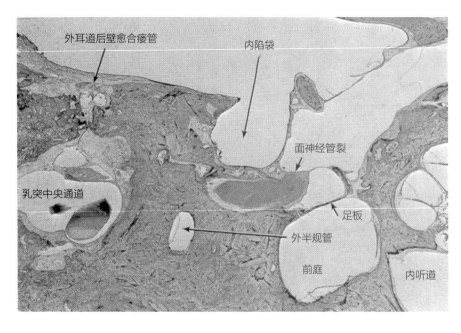

图中标注：
外耳道后壁愈合瘘管
内陷袋
面神经管裂
乳突中央通道
足板
外半规管
前庭
内听道

◀ 图 3-5 此图像来自 **48** 岁女性的标本，鼓膜后方可见内陷袋形成，前方可见愈合膜，砧骨长脚被吸收，此外，可见自乳突部通向外耳道的愈合瘘管。这些改变是因为慢性中耳乳突炎导致的

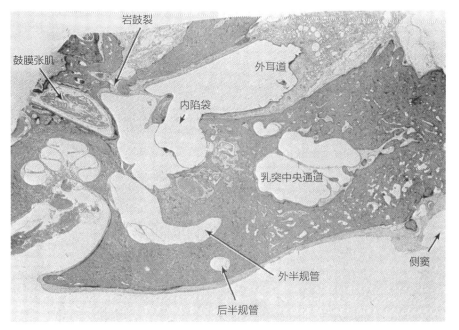

岩鼓裂

鼓膜张肌

外耳道

内陷袋

乳突中央通道

侧窦

外半规管

后半规管

◀ 图 3-6 此图像来自 67 岁男性的标本，显示了鼓膜后部形成较深的内陷袋。砧骨长脚已被吸收，乳突中央通道被硬化骨质所包绕。这些病变是前述的慢性中耳炎及乳突炎导致的

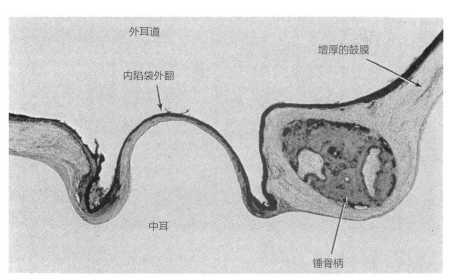

外耳道

内陷袋外翻

增厚的鼓膜

中耳

锤骨柄

◀ 图 3-7 此图像来自 65 岁女性的标本，如果鼓膜内陷袋没有黏附到中耳结构，则会因受到中耳压力状态影响而外翻或内陷

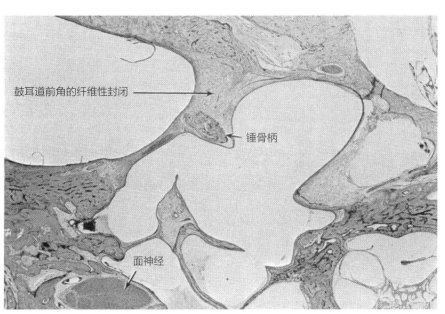

鼓耳道前角的纤维性封闭

锤骨柄

面神经

◀ 图 3-8 此图像来自 19 岁男性的标本，显示了颞肌筋膜修补鼓膜前部穿孔（鼓膜成形术）后，出现锤骨固定和听力下降（图 3-9）（此图彩色版本见书末）

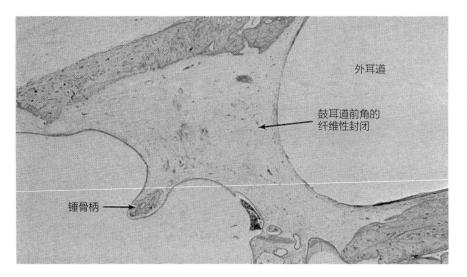

外耳道

鼓耳道前角的
纤维性封闭

锤骨柄

◀ 图 3-9 该图为图 3-8 所示 19 岁男性标本的对侧耳，前部穿孔行鼓室成形术后整个鼓膜呈纤维性增厚并伴有听力下降。这种意外可以通过正确植皮来避免

二、听骨

听小骨将声能从鼓膜传递到内耳。锤骨、砧骨和镫骨的大小、形状和结构如图 3-10 所示。

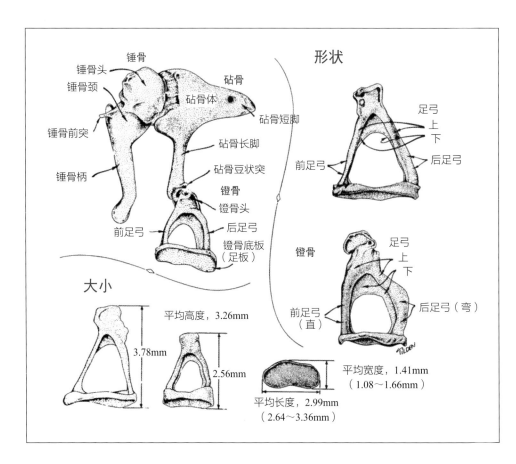

形状

锤骨
锤骨头
锤骨颈
砧骨
砧骨体
砧骨短脚
锤骨前突
砧骨长脚
锤骨柄
砧骨豆状突
镫骨
镫骨头
前足弓
后足弓
镫骨底板（足板）

足弓
上
下
前足弓
后足弓

镫骨
足弓
上
下
前足弓（直）
后足弓（弯）

大小

平均高度，3.26mm
3.78mm
2.56mm

平均宽度，1.41mm
（1.08～1.66mm）
平均长度，2.99mm
（2.64～3.36mm）

◀ 图 3-10 该图显示听骨链各结构及不同形状和尺寸的镫骨

图片由 Anson 和 Donaldson[77] 提供

（一）锤骨

听小骨中最外侧的是锤骨，它由头、颈、外侧突、前突和柄组成。锤骨前突（薄突、Folianus 突）为锤骨颈至岩鼓裂（Glaserian 裂）的菲薄骨性突起，由鼓索神经伴行（图 3-11 至图 3-13）。如果说锤骨前突具有某些重要功能，这是值得商榷的，因为成人中锤骨前突常被发现是断裂（图 3-14）或部分吸收（图 3-15），但无听力下降。锤骨借锤骨前韧带固定于岩鼓裂，锤骨前韧带与砧骨后韧带共同构成听小骨运动轴（图 3-16）。一定不能把锤骨前韧带与锤骨前悬韧带混淆了。

锤骨前韧带的致密纤维组织与锤骨骨膜相邻 [12]，穿过岩鼓裂到达蝶骨角棘。同时在其内侧面有鼓索神经向前穿过前鼓索小管进入岩鼓裂。

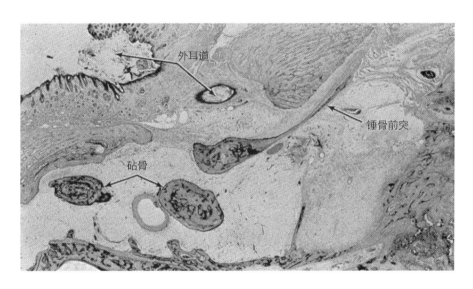

◀ 图 3-11　此图像来自 5 月龄男性的标本，显示中耳腔充满间充质。本图显示出很长的锤骨前突，这是正常结构

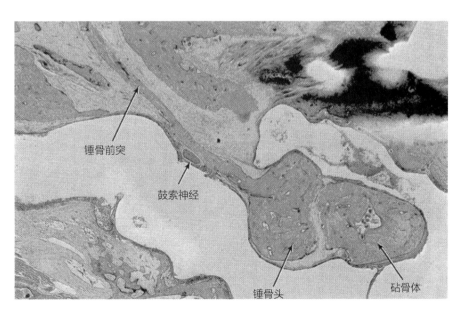

◀ 图 3-12　此图像来自 39 岁男性的标本，锤骨前突被认为是膜内骨化形成，并与软骨内生骨形成的锤骨其余部分发生二次融合

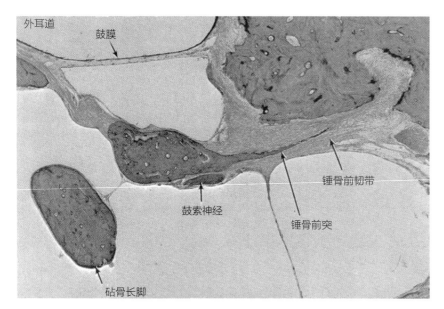

外耳道
鼓膜
锤骨前韧带
鼓索神经
锤骨前突
砧骨长脚

◀ 图 3-13　此图像来自 65 岁男性的标本，锤骨前突和锤骨前韧带形成听骨链转轴的前极。锤骨前韧带可延伸到蝶骨角棘（此图彩色版本见书末）

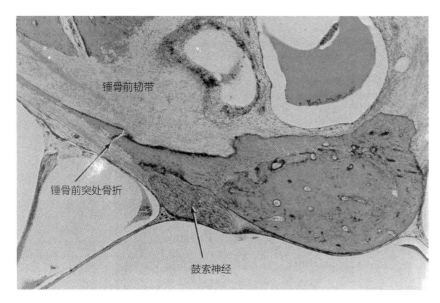

锤骨前韧带
锤骨前突处骨折
鼓索神经

◀ 图 3-14　此图像来自 85 岁女性的标本，在成人颞骨中，锤骨前突常可见骨折

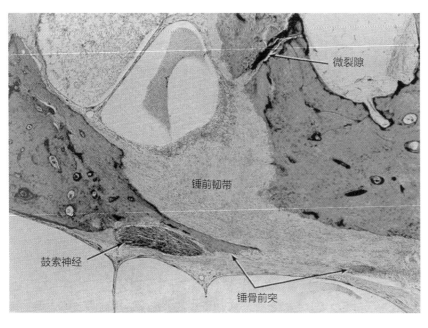

微裂隙
锤前韧带
鼓索神经
锤骨前突

◀ 图 3-15　此图像来自 85 岁女性的标本，可见锤骨前突部分吸收，鼓索神经通常走行于锤骨表面靠近前突底部的凹槽中

锤骨外侧突含有一个软骨帽，借此附着于鼓膜紧张部（图 3-17 和图 3-18）。由于鼓膜固有层分开并包绕锤骨柄尖端（脐），该部位与鼓膜连接紧密（图 3-19）。在手术中，除了脐部，鼓膜可以很容易地与锤骨分离。

锤骨外侧突和脐之间即锤骨柄的中部，由于其轻度内弯，与鼓膜固有层轻微分离，仅附着黏膜皱襞，也就是锤骨皱襞（图 3-20）。钳夹在锤骨外侧突和脐之间也就是锤骨柄中部的赝复体极少甚至几乎没有和正常鼓膜固有层接触到。

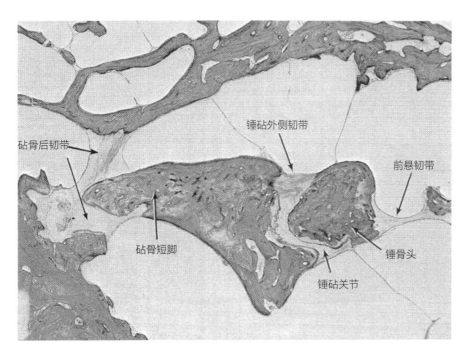

砧骨后韧带

锤砧外侧韧带

前悬韧带

砧骨短脚

锤骨头

锤砧关节

◀ 图 3-16　此图像来自 47 岁男性的标本，显示的锤骨前悬韧带位于如图 13-15 所示锤骨前韧带上方，尽管位于听骨链旋转轴外侧，它们不会影响声能传递过程（此图彩色版本见书末）

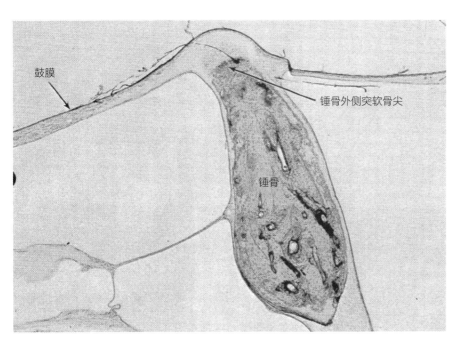

鼓膜

锤骨外侧突软骨尖

锤骨

◀ 图 3-17　此图像来自 28 岁男性的标本，尽管锤骨外侧突紧密附着于鼓膜，手术时较易剥离而不至于造成穿孔（此图彩色版本见书末）

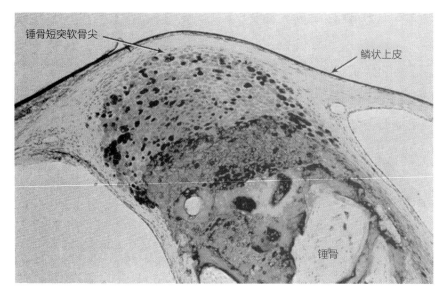

图中标注：锤骨短突软骨尖、鳞状上皮、锤骨

◀ 图 3-18　此图像来自 72 岁男性的标本，锤骨外侧突有软骨帽结构，在此区域鼓膜与锤骨较易剥离

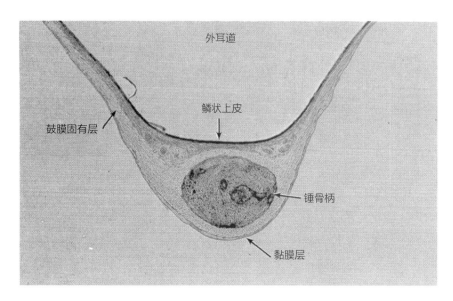

图中标注：外耳道、鳞状上皮、鼓膜固有层、锤骨柄、黏膜层

◀ 图 3-19　此图像来自 28 岁男性的标本，在脐部，因鼓膜固有层包绕锤骨柄，所以在此处将锤骨从鼓膜上分离较为困难（此图彩色版本见书末）

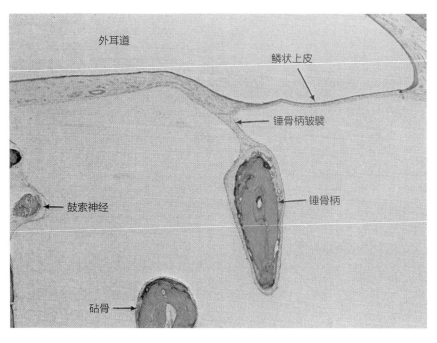

图中标注：外耳道、鳞状上皮、锤骨柄皱襞、锤骨柄、鼓索神经、砧骨

◀ 图 3-20　此图像来自 63 岁男性的标本，在锤骨柄中部，锤骨柄常通过锤骨柄皱襞与鼓膜相连（锤骨柄皱襞或锤骨襞）

通常锤骨柄位于鼓膜前后界的中间位置（图3–21），但也可能更靠前（图3–22）。锤骨柄前置的外科意义在于，它为鼓膜前部穿孔的修补、外耳道骨瘤或狭窄的处理带来困难。如果锤骨柄前置伴有外耳道前壁后凸，对于鼓膜和外耳道的手术操作会特别困难。

赝复体设计中如何将赝复体固定在锤骨柄上（图3–25和图3–26），锤骨柄横截面呈椭圆形结构（图3–23和图3–24）是重要的决定因素。

锤骨由5条韧带、1个关节、鼓膜张肌腱及鼓膜固定。5条韧带中有3条位于旋转轴以外，具有悬吊功能，具体包括：①锤骨前悬韧带，位于锤骨前韧带上方，连接锤骨头与上鼓室前壁（图3–16）；②锤骨外侧悬韧带（图3–27和图3–28），连接锤骨颈与鼓切迹（ Rivinus切迹 ）；③锤骨上悬韧带，将锤骨头与鼓室天盖之间的缝隙桥接起来。

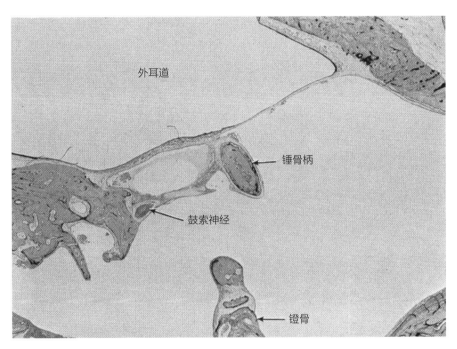

◀ 图3–21　此图像来自87岁男性的标本，在前后维度，锤骨柄一般位于接近鼓膜中部

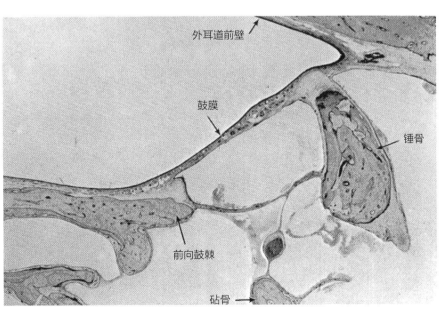

◀ 图3–22　此图像来自79岁男性的标本，显示锤骨柄位于鼓膜前部。尽管这种解剖变异不影响听力，但是会增加鼓膜成形术后锤骨纤维化固定的风险（图3–8和图3–9）

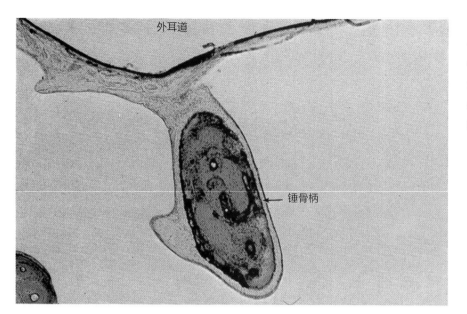

外耳道

锤骨柄

◀ 图 3-23　此图像来自 28 岁男性的标本，除脐部外，锤骨柄横切面呈椭圆形，在设计赝复体时必须要考虑该解剖学特征（此图彩色版本见书末）

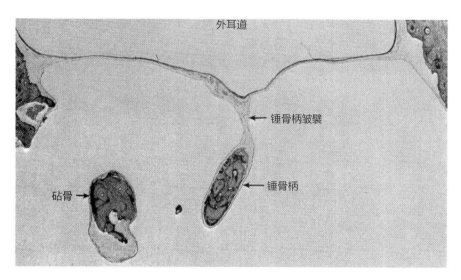

外耳道

锤骨柄皱襞

砧骨

锤骨柄

◀ 图 3-24　此图像来自 60 岁女性的标本，锤骨柄在锤骨外侧突和脐之间的区域与鼓膜分离，仅有锤骨皱襞的黏膜和它们相连，这是赝复体理想的附着部位

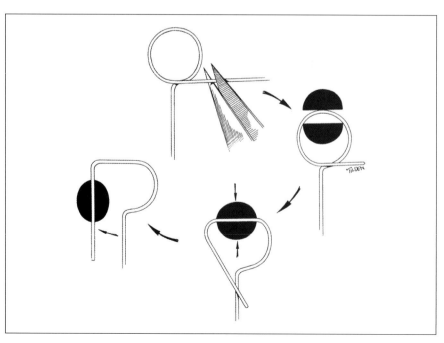

◀ 图 3-25　与砧骨长脚连接时（圆形横切面）相比，赝复体与椭圆形切面的锤骨柄连接时需要更长的金属襻，该图显示了这种环的制作。黑色半圆代表小镊子的钳口 [78]

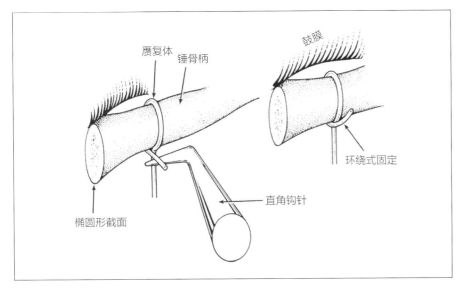

◀ 图 3-26 金属赝复体以环绕方式固定于锤骨柄上，如果赝复体固定疏松，会不可避免地造成创伤性骨炎和赝复体脱出[78]

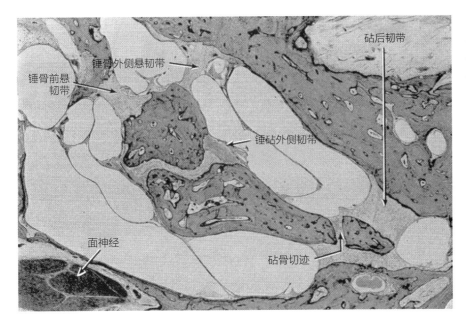

◀ 图 3-27 此图像来自 77 岁男性的标本，显示锤骨前悬韧带和锤骨外侧悬韧带。首次由 Lempert 和 Wolff [79] 报道了砧骨短脚切迹，在本图可以清晰显示，但其起源和功能（如果有）尚不明确

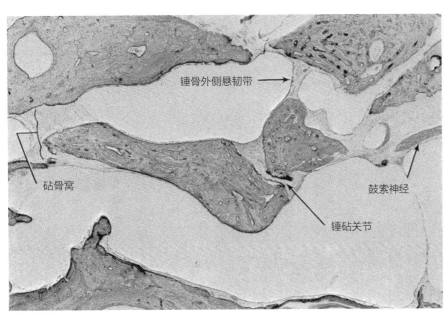

◀ 图 3-28 此图像来自 65 岁男性的标本，锤骨外侧悬韧带连接锤骨颈与鼓切迹

由于听小骨运动振幅微小，这些韧带并不会影响声音的传播，但可提高听小骨对于高强度低频刺激的阻尼反应，同时减少当中耳压力出现较大改变时听小骨产生的位移。锤骨前韧带与锤骨前突均位于听骨旋转轴上。锤骨后皱襞下缘增厚形成锤骨后韧带，从锤骨颈延伸至前向鼓棘（图3-29）。鼓膜的作用是将锤骨柄贴附在鼓沟。

此外，锤骨由锤砧关节囊和砧镫关节囊固定，锤砧关节囊的特征是有两处增厚部位，即锤砧内侧韧带和锤砧外侧韧带。

鼓膜张肌腱从匙突向外延伸附着于锤骨颈及锤骨柄。它的部分纤维从前绕过锤骨柄止于鼓膜（图3-30至图3-32）。鼓膜张肌的作用是向内牵拉锤骨柄，从而向鼓膜施加张力。

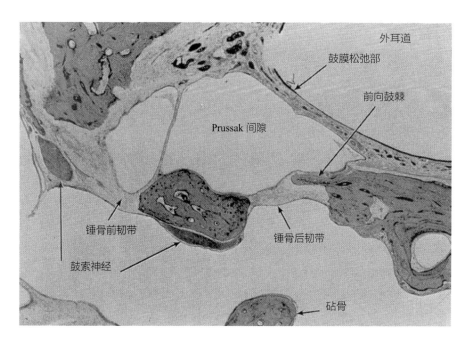

◀ 图 3-29　此图像来自 64 岁女性的标本，锤骨后皱襞下缘增厚形成锤骨后韧带，它从锤骨的颈部延伸到前向鼓棘（此图彩色版本见书末）

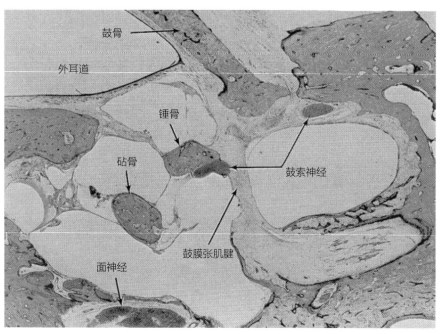

◀ 图 3-30　此图像来自 81 岁男性的标本，在本例耳中可见鼓膜张肌腱附着在锤骨颈及锤骨柄

正常情况下，鼓膜张肌腱的牵拉力与鼓膜固有层的弹力相对抗。当鼓膜发生大穿孔时，鼓膜张肌腱在没有对抗力的情况下，可导致锤骨柄下端向内侧移位（图 3-33 和图 3-34）。在某些病例中，锤骨柄最终与鼓岬接触。耳外科重建过程中，如鼓膜成形术，可以小心地切断鼓膜张肌腱，而不是将锤骨柄拉回原位。

经常会有上鼓室前壁和上壁发出的骨性突起接近锤骨头。在某些情况下，仅有一层疏松纤维组织将它们分隔开（图 3-35 至图 3-40）。Davies[13] 推断是上鼓室膨胀的发育过程失败及鼓室上皮对骨棘结构吸收不当，造成锤骨头与上鼓室间隙狭小。在某些哺乳动物中，常可观察到锤骨与上鼓室壁发生融合，如飞狐或果蝠[1]。

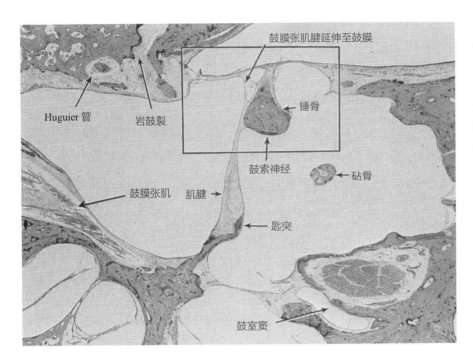

◀ 图 3-31 此图像来自 72 岁男性的标本，鼓膜张肌腱除正常情况下止于锤骨颈后方外，有小分支向外延伸至鼓膜，向前，可见鼓索神经通过 Huguier 管穿出岩鼓裂。该图显示耳硬化症患者行镫骨切除术后（图 3-32）

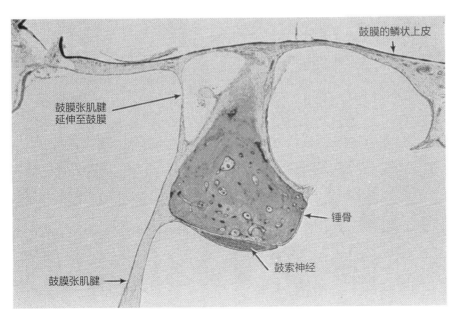

◀ 图 3-32 此图像为图 3-31 框出范围的高倍放大图

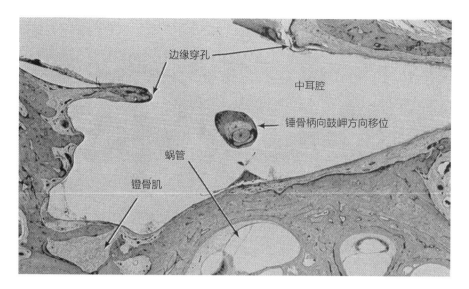

边缘穿孔

中耳腔

锤骨柄向鼓岬方向移位

蜗管

镫骨肌

◀ 图 3-33　此图像来自 35 岁男性的标本，该患者有反复耳溢液病史，可见鼓膜穿孔，锤骨柄向鼓岬方向移位

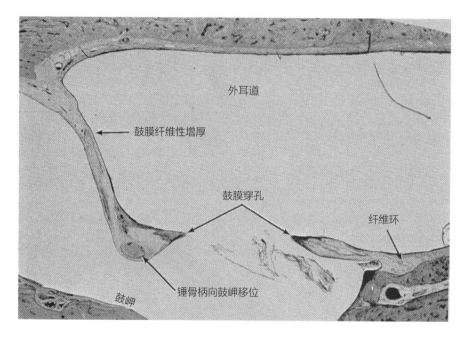

外耳道

鼓膜纤维性增厚

鼓膜穿孔

纤维环

锤骨柄向鼓岬移位

鼓岬

◀ 图 3-34　此图像来自 74 岁女性的标本，当鼓膜大穿孔时，鼓膜张肌缺乏对抗力导致锤骨柄向内侧移位

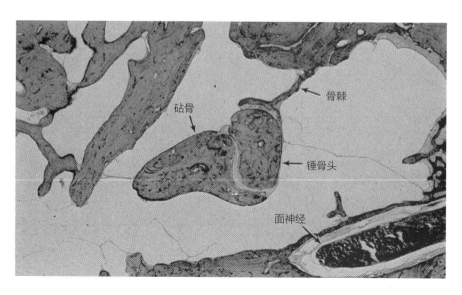

砧骨

骨棘

锤骨头

面神经

◀ 图 3-35　此图像来自 22 岁女性的标本，可见源自上鼓室外侧壁的骨棘延伸至接近锤骨头外侧，但无明显听力下降

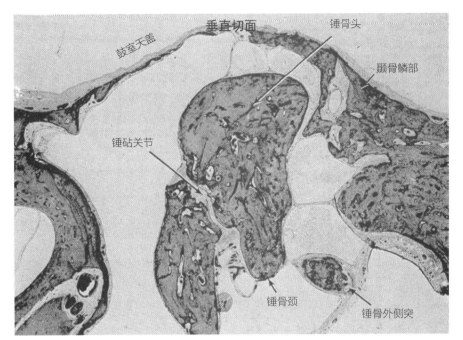

垂直切面

鼓室天盖　　　　　　　　锤骨头

颞骨鳞部

锤砧关节

锤骨颈　　锤骨外侧突

◀ 图 3-36　此图像来自 55 岁女性的标本，从上鼓室垂直切面图观察可见锤骨头与颞骨鳞部非常接近，此处可观察到鼓室天盖的正常厚度

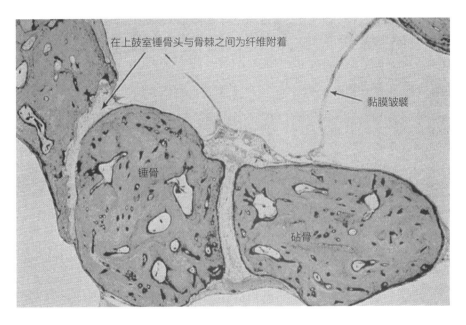

在上鼓室锤骨头与骨棘之间为纤维附着

黏膜皱襞

锤骨

砧骨

◀ 图 3-37　此图像来自 77 岁男性的标本，起自上鼓室前壁（颞骨鳞部）的骨棘与锤骨头存在纤维附着点，无听力下降记录

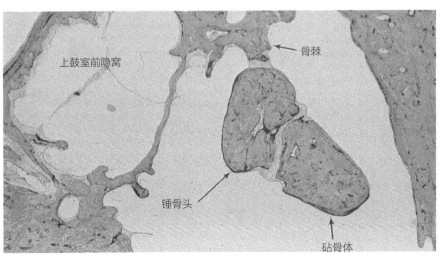

上鼓室前隐窝

骨棘

锤骨头

砧骨体

◀ 图 3-38　此图像来自 22 岁男性的标本，起自上鼓室外侧壁的骨棘与锤骨头存在纤维附着点并没有造成听力下降（此图彩色版本见书末）

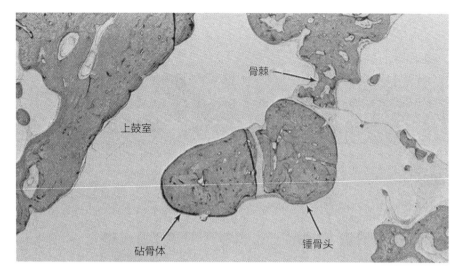

▲ 图 3-39　此图像来自 36 岁男性的标本，起自上鼓室外侧壁的骨棘与锤骨头外侧存在纤维附着点。我们推测在某些情况下，这些纤维连接可能造成骨性强直和锤骨固定

骨棘

上鼓室

砧骨体

锤骨头

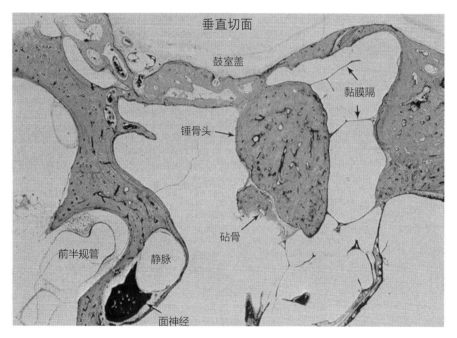

垂直切面

鼓室盖

黏膜隔

锤骨头

砧骨

前半规管

静脉

面神经

▲ 图 3-40　此图像来自 87 岁女性的标本，垂直切面显示锤骨头上方与鼓室天盖纤维性连接，无听力下降记录。面神经管内有一条异常粗大的静脉，为解剖变异，可能是一个永存侧主静脉（此图彩色版本见书末）

　　我们在 1200 块颞骨标本中发现了 15 例存在锤骨头强直，这些病例并没有明显中耳畸形或疾病。锤骨强直可通过鼓气耳镜或触诊进行临床诊断，镫骨固定与其表现相似，需要鉴别诊断[14-17]（图 3-41 至图 3-43）。

（二）砧骨

　　砧骨是最大的听小骨，分为体、短脚、长脚及豆状突。砧骨体与锤骨头一起位于上鼓室。受益于他们的齿轮型的鞍状关节，砧骨的运动与锤骨运动紧密配合（见后述）；这套装置具有"继发砧骨效应"[14, 15]，由于这种效应的存在，锤骨固定会干扰声能通过砧骨的传递。

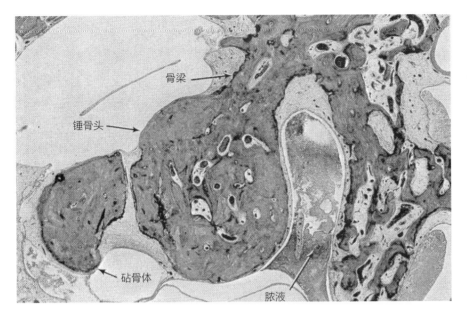

骨梁

锤骨头

砧骨体

脓液

◀ 图 3-41　此图像来自 64 岁女性的标本，为慢性中耳炎患者，锤骨固定于上鼓室前外侧壁，有轻度传导性听力下降

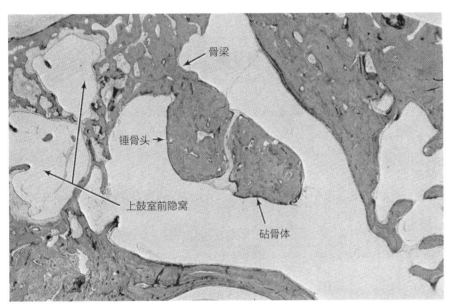

骨梁

锤骨头

上鼓室前隐窝

砧骨体

◀ 图 3-42　此图像来自 60 岁女性的标本，为耳硬化症和传导性听力下降的患者，此图为左侧上鼓室水平切面，可见锤骨头被薄的骨梁（非耳硬化）固定，该骨梁从上鼓室前壁一直延伸至锤骨头前部

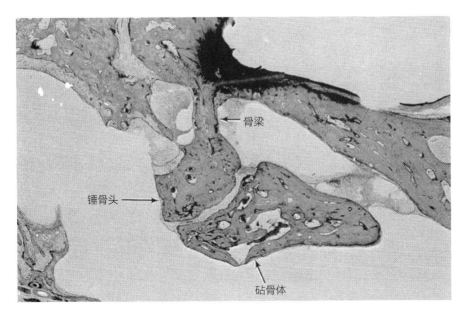

骨梁

锤骨头

砧骨体

◀ 图 3-43　此图像来自 82 岁女性的标本，可见锤骨头与上鼓室外侧壁由骨板（非耳硬化）形成强直。同时患有耳硬化症，离世前 13 年曾行镫骨切除术获得极佳的听力改善

砧骨短脚向后延伸，位于砧骨后隐窝内（砧骨窝）（图 3-27）；在某些情况下，砧骨短脚可呈细长状（图 3-44）。砧骨长脚向下延伸，与锤骨柄平行，止于豆状突；这个突起的凸面与镫骨头的凹面形成动关节的砧镫关节（图 3-45）。与锤骨柄的卵圆形切面不同，砧骨长脚的水平横截面是圆形的（图 3-46 至图 3-48）。设计赝复体时要考虑到这些形状的区别。

砧骨由三条韧带固定，砧骨后韧带将砧骨短脚固定在砧骨窝，向前，内侧和外侧锤砧韧带将砧骨体固定于锤骨头（图 3-27 和图 3-49）。

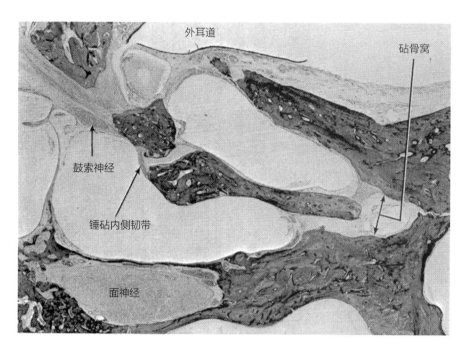

◀ 图 3-44　此图像来自 82 岁女性的标本，显示了听骨旋转轴，可见砧骨短脚又细又长，让这一名称显得不太相称

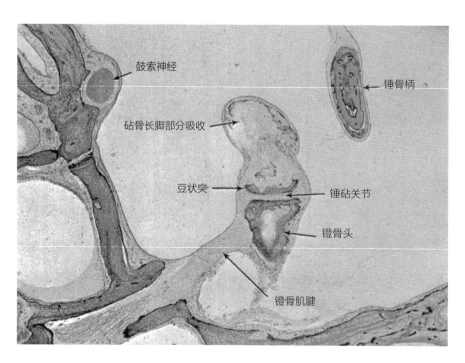

◀ 图 3-45　此图像来自 71 岁男性的标本，镫骨头与砧骨豆状突形成砧镫关节，也是镫骨肌腱附着点。骨质疏松症可能导致砧骨长脚部分吸收

颞骨组织病理学检查发现砧骨后韧带可发生钙化，然而，目前尚不明确它在声音传导过程中的作用。有学者提出过砧骨上韧带，然而，我们还不能确认这样的结构[4]。

由于中耳慢性炎症导致砧骨长脚非常容易发生骨炎性吸收（图 3-45）。

在新生儿中，锤骨和砧骨都有很大的骨髓间隙（图 3-50），可能会一直持续到成年。

砧骨长脚会出现轻微的气化现象，形成凹坑（图 3-51）。高度气化极为罕见（图 3-52 和图 3-53），但在这样的病例中，外科操作时容易发生骨折。

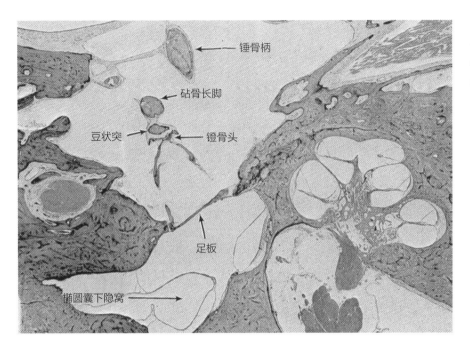

◀ 图 3-46　此图像来自 63 岁男性的标本，砧骨长脚、豆状突和镫骨头的解剖关系

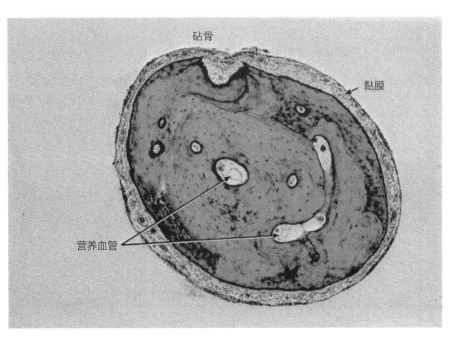

◀ 图 3-47　此图像来自 54 岁女性的标本，砧骨长脚的横截面大致呈圆形，砧骨内及表面黏膜富含血管

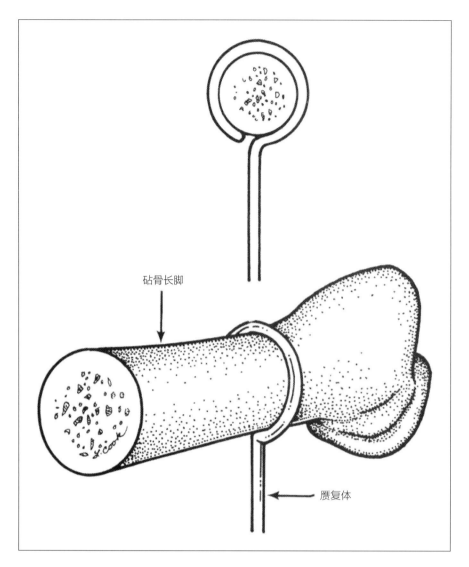

◀ 图 3-48　此示意图显示砧骨长脚的横截面呈圆形，可适用于简单的环形赝复体 [78]

砧骨长脚

赝复体

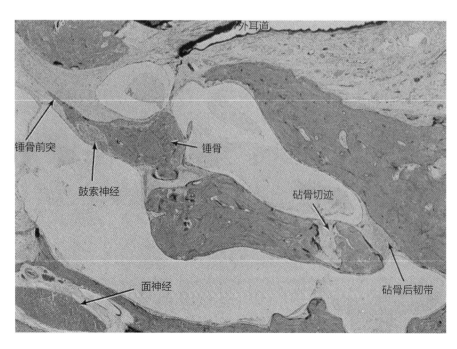

外耳道

锤骨前突

锤骨

鼓索神经

砧骨切迹

面神经

砧骨后韧带

◀ 图 3-49　此图像来自 53 岁女性的标本，可见持续存在的砧骨短脚切迹，它的胚胎起源和功能尚不明确，该结构最初由 **Lempert** 和 **Wolff** [79] 报道。在该标本中，鼓索神经走行于锤骨前突基部内侧的凹槽内

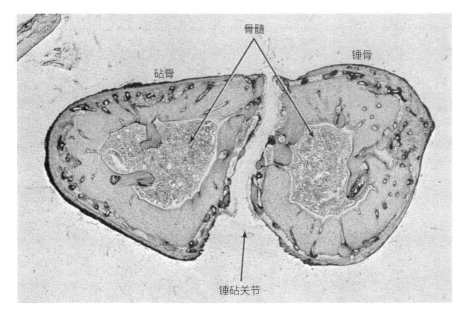

骨髓

砧骨

锤骨

锤砧关节

▶ 图 3-50 此图像来自 25 日龄女性的标本，显示婴儿期，锤骨和砧骨常包含有一个中心骨髓核

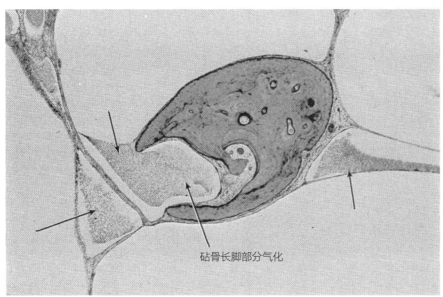

砧骨长脚部分气化

▶ 图 3-51 此图像来自 77 岁男性的标本，砧骨长脚有一含气的凹陷。在耳外科手术过程中能够看到这些凹坑。这种气化空腔内容纳着富含蛋白质沉淀物的液体（箭）。有时在昏迷和（或）循环衰竭终末期的患者中耳乳突腔内出现积液

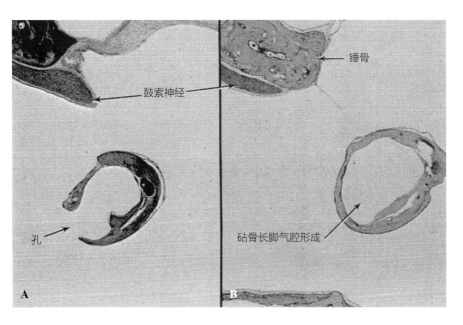

鼓索神经

锤骨

孔

砧骨长脚气腔形成

A

B

▶ 图 3-52 此图像来自 44 岁女性的标本，砧骨长脚和砧骨体（图 3-53）广泛气化。开口位于其前内侧，距其下端约 2 mm（A）。当气化区域继续向上延伸时（B），仅留一层骨壳

（三）镫骨

镫骨是听骨链中最小且最内侧的一环；由头、足板（镫骨基部）、两个足弓或肢组成 [4]。前足弓比后足弓更直、更纤细（图 3-10 和图 3-54）。镫骨后足弓上方有一个不规则区域，是镫骨肌腱的附着部位，附着点多变。镫骨足弓包绕的弓状区域为闭孔，有时附有一层黏膜。

镫骨足板同环韧带一起封闭前庭窗（图 3-55 和图 3-56）。镫骨足板的形状、厚度和弯曲度各异。它的侧面为镫骨嵴，是一个不稳定出现的纵行嵴。前庭侧的表面可以呈平面、略微凸起或凹陷。镫骨头在其凹部与砧骨的豆状突连接（见后述），同时它还有一个肌突，为镫骨肌腱附着处。

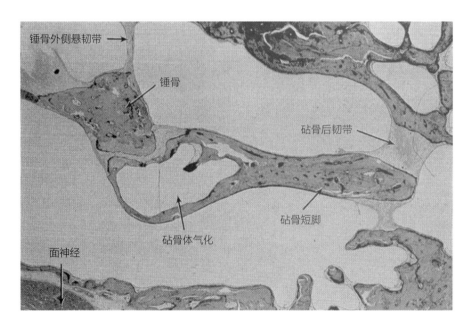

◀ 图 3-53　此图像来自 44 岁女性的标本，与图 3-52 为同一耳，可见气化扩展到砧骨体（此图彩色版本见书末）

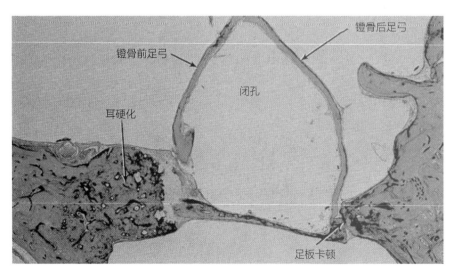

◀ 图 3-54　此图像来自 86 岁女性的标本，镫骨横切面显示镫骨足弓和镫骨头，镫骨没有颈部。进展期的耳硬化病灶集中在镫骨足板前缘，造成镫骨足板后缘卡在前庭窗口，导致轻度传导性听力下降

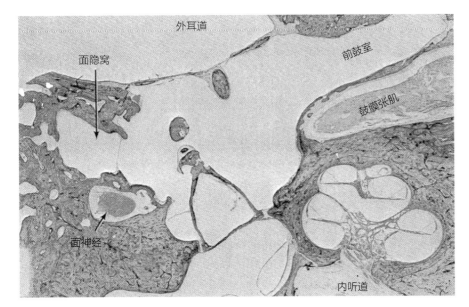

外耳道

面隐窝

面神经

前鼓室

鼓膜张肌

内听道

▲ 图 3-55　此图像来自 45 岁男性的标本，显示正常镫骨和周围结构之间的关系。后足弓比前足弓更弯曲。足弓后倾是因为受到了镫骨肌的牵拉，通常在尸检样本中观察到

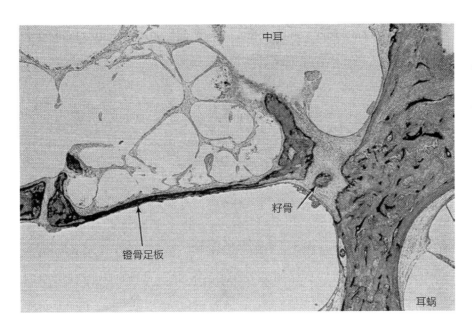

中耳

籽骨

镫骨足板

耳蜗

▲ 图 3-56　此图像来自 78 岁男性的标本，有一个不常见的发现是镫骨前庭关节的前部发现一个籽骨

　　镫骨足弓的相对厚度和弯曲度因人而异，镫骨肌腱的附着部位也是如此。因此，镫骨头和镫骨足弓的内外结构可能也会存在差异。

　　为适应砧骨豆状突形成的中心凹的深度和镫骨头肌突的位置存在变异。在胚胎发育过程中，闭孔与镫骨动脉相关，镫骨动脉曾穿过镫骨囊胚（见第 9 章），据推测，如果这两种结构在发育过程中的相互作用出现错误会形成镫骨小柱（图 3-57）。在克汀病患者中，镫骨常显示异常（图 3-58）。Mondini 畸形可能与镫骨足板缺陷有关，导致脑脊液耳漏和脑膜炎[18]。

　　切除镫骨又不使其骨折的最可靠方法是切断镫骨肌腱，轻压镫骨头后部，使其向前摇动，并且始终保持压力处于镫骨足弓平面。

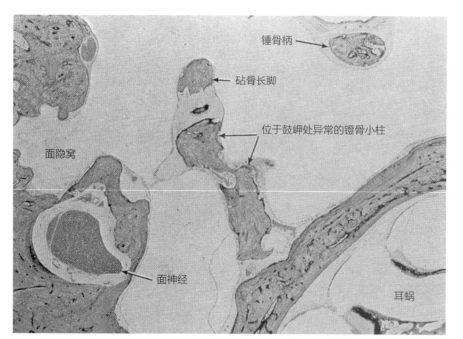

锤骨柄
砧骨长脚
位于鼓岬处异常的镫骨小柱
面隐窝
面神经
耳蜗

◀ 图 3-57 此图像来自 30 岁男性的标本，为传导性耳聋患者，可见先天性镫骨足弓畸形。镫骨头发育良好，但足弓被一个厚的小柱代替，该小柱与紧靠前庭窗下方的鼓岬纤维性连接，镫骨足板变形并固定

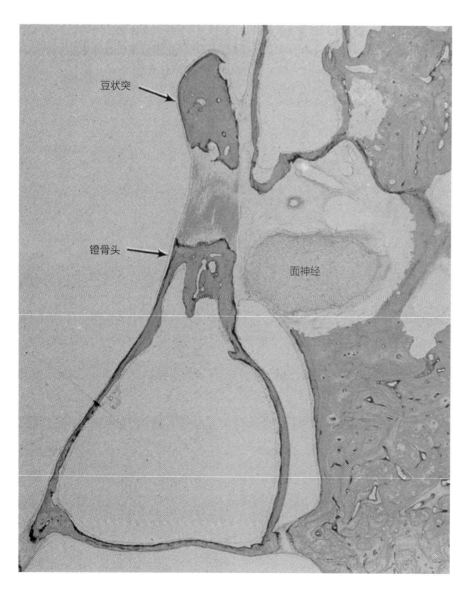

豆状突
镫骨头
面神经

◀ 图 3-58 此图像来自 43 岁女性的标本，为先天性耳聋患者的右耳，显示克汀病典型的中耳异常表现。镫骨肌、肌腱缺失，锥隆起和面隐窝也是如此。镫骨头和砧骨豆状突靠在鼓室后壁上。面神经骨管广泛缺损

三、听骨关节

听骨关节连接两块骨质，从这个角度说它是真关节。关节表面附有软骨，有或没有关节间盘。每个关节都有一个由韧带纤维组成的真关节囊，该纤维均来自于相连骨骼的骨膜，内衬滑膜。

尽管听小骨关节足够牢固，可以承受生理状态下的各种压力，但它们很容易由于中耳的直接创伤、颞骨骨折或手术操作等造成损伤（图 3-59）。当关节囊部分撕裂，听小骨可能发生移位形成听骨部位脱臼，或者整个关节囊完全撕裂，则听小骨完全脱位。

（一）锤砧关节

锤砧关节连接锤骨与砧骨，是一种不承重、有滑膜的动关节（图 3-60）。尽管 Wolff 和 Bellucci [12] 指出关节表面的纵切面图上相对应的关节面呈互锁腭状面(图 3-61)，但人们通常将其描述为鞍状。关节周围有弹性组织包囊，其中有一个关节间盘。关节囊分为三层，包括腔内的滑膜、中耳黏膜和中间的纤维层。关节囊结构不均匀，在其上方，关节囊内侧的纤维层更长且密度更大，称为锤砧内侧韧带（图 3-62 至图 3-64 ），在下方，关节囊外侧更厚，则被称为锤砧外侧韧带。关节囊的纤维长度，密度，厚度存在着部位间的差异，这些因素都会相互作用，控制着交错咬合的两个听骨。

关节软骨为双层，靠近听小骨的为深层，由软骨内成骨形成，或者由软骨基质直接骨化而来，后一骨化过程的特征是来自于膜内成骨的次级软骨或软骨样软骨 [19]。浅层是原始软骨，由滑膜产生并被滑膜维持，被认为与骨骺软骨相类似。

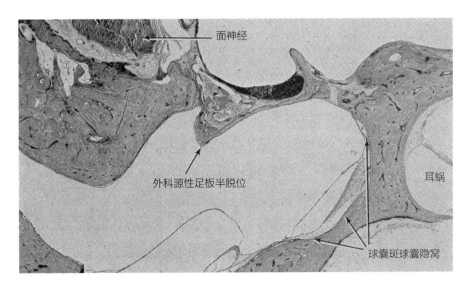

面神经

外科源性足板半脱位

耳蜗

球囊斑球囊隐窝

◀ 图 3-59　此图像来自 60 岁女性的标本，显示手术引起的镫骨足板后缘向内半脱位。该患者离世前 14 年行改良乳突根治术。膜迷路显示正常，术后无感音神经性听力损失

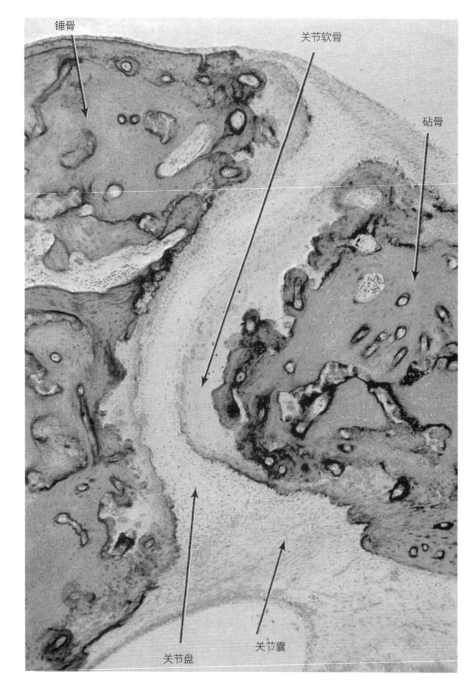

锤骨   关节软骨

砧骨

关节盘   关节囊

◀ 图 3-60 此图像来自 10 周龄男性的标本，显示了正常的锤砧关节

（二）砧镫关节

砧镫关节（图 3-65）也是一个非承重、有滑膜的动关节，连接砧骨豆状突凸面（图 3-66）和镫骨头的凹面。豆状突可能只是作为一个附属骨而存在。砧镫关节存在关节间隙，但并不是都存在关节间软骨。砧镫关节囊纤维长于锤砧关节囊纤维，但是厚度相似，且厚度有差异。在砧镫关节的下方，关节囊后部纤维有时与镫骨肌腱的纤维合并，可以使镫骨肌收缩，除了将镫骨头向后牵拉，同时可以将砧骨长脚向后方牵拉。

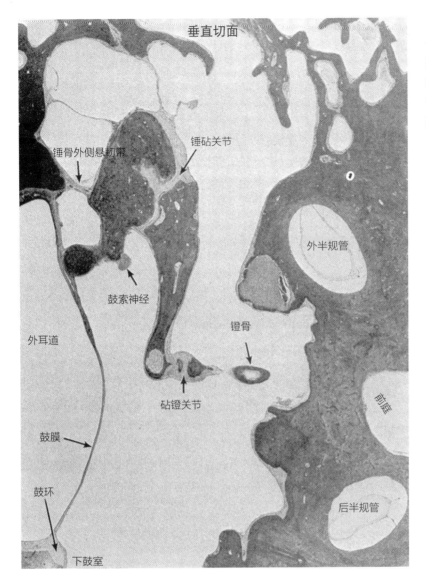

垂直切面

锤骨外侧悬韧带

锤砧关节

鼓索神经

外半规管

镫骨

外耳道

砧镫关节

前庭

鼓膜

鼓环

后半规管

下鼓室

◀ 图 3-61 此图像来自年龄不详男性的标本，纵切面图像可见锤砧关节和砧镫关节，锤骨外侧韧带的下方间隙为 Prussak 间隙（此图彩色版本见书末）

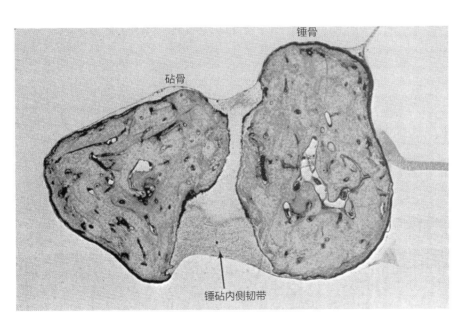

锤骨

砧骨

锤砧内侧韧带

◀ 图 3-62 此图像来自 9 岁男性的标本，显示了锤砧关节囊内侧增厚，形成锤砧内侧韧带（此图彩色版本见书末）

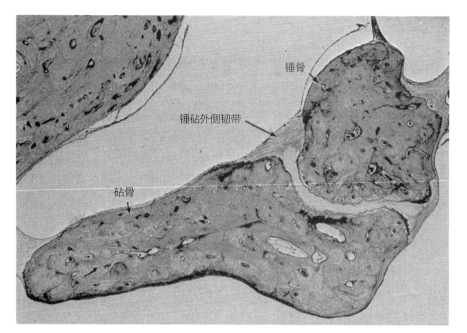

錘骨

錘砧外侧韧带

砧骨

◀ 图 3-63 此图像来自 9 岁男性的标本，略低于图 3-62 的层面，关节囊增厚形成锤砧外侧韧带（此图彩色版本见书末）

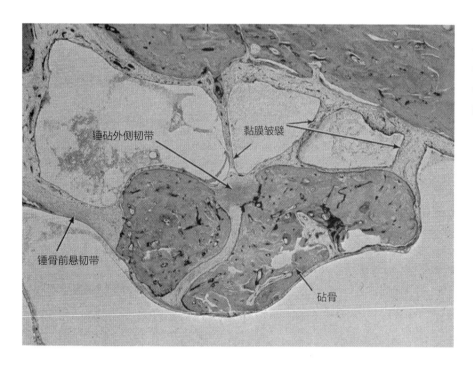

锤砧外侧韧带

黏膜皱襞

锤骨前悬韧带

砧骨

◀ 图 3-64 此图像来自 81 岁男性的标本，锤骨前悬韧带位于锤骨前韧带之上，上鼓室外侧壁的黏膜褶皱将血供传送到听小骨

　　在耳硬化症手术中，通常在足板打孔前切除镫骨头和足弓。砧镫关节非常脆弱，在镫骨头上方向鼓岬方向给予一定的下压力，就会导致砧镫关节分离，而不会造成镫骨损伤，这样处理镫骨头和足弓的骨折就会很容易。

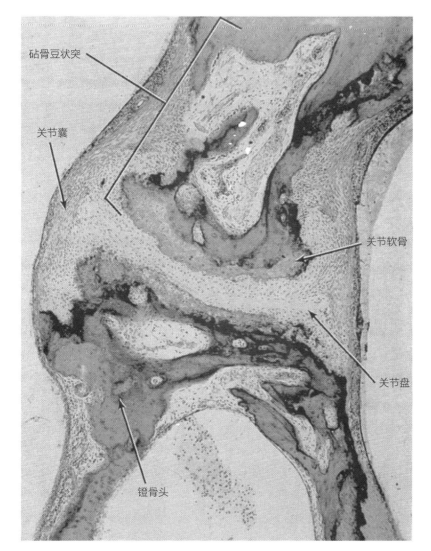

砧骨豆状突

关节囊

关节软骨

关节盘

镫骨头

◀ 图 3-65 此图像来自 10 周龄男性的标本，显示了砧镫关节。砧骨豆状突关节面为凸面，而镫骨头为凹面。豆状突常含有纤维组织岛；这种纤维组织成分可能是造成慢性中耳炎患者豆状突易被吸收的原因

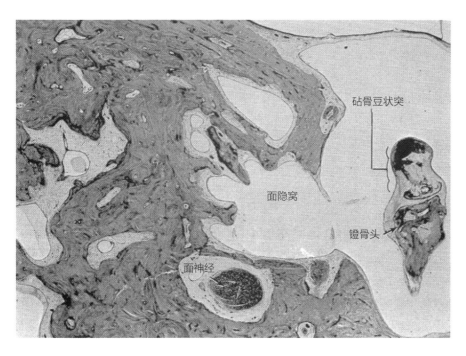

砧骨豆状突

面隐窝

镫骨头

面神经

◀ 图 3-66 此图像来自 58 岁男性的标本，可见砧骨豆状突位于镫骨头凹陷处。面隐窝位于砧镫关节正后方

（三）镫骨前庭关节

镫骨前庭关节连接镫骨足板和前庭窗。耳硬化症多好发于此部位，一直是研究的热点，又被称为韧带联合、微动关节和半关节。环状韧带将镫骨足板固定于前庭窗；在周围，它的结缔组织纤维与骨外膜及骨内膜相融合，Wolff 和 Bellucci [12] 证实有纤维从镫骨足板骨内膜表面跨越到骨迷路鼓室面骨膜，并且骨内膜韧带纤维与耳蜗基底转的螺旋韧带纤维相连续。

早在 1873 年 [327]，人们就发现了镫骨前庭关节间隙（图 3-67）的存在，但后来被认为是人为造成的 [329]。随着晚近对于镫骨前庭关节形态学的研究，Bolz 和 Lim [20] 发现 70% 的成人颞骨存在这个间隙，该间隙常位于镫骨前庭关节后极（图 3-67），由于在儿童的颞骨中并没有发现此间隙，所以推测这些间隙是由于摩擦、压力或外伤等原因后天形成的囊。

（四）关节的老化

锤砧关节和砧镫关节均会出现老化病理改变，其中软骨样软骨会转变为软骨 – 骨基质 [19]。

Etholm 和 Belal [21] 描述了关节退行性病变的三个阶段：Ⅰ级老化表现为关节软骨磨损（图 3-68）、空泡化和纤维化；Ⅱ级老化表现为关节间隙变窄，关节软骨变薄和钙化，关节囊和关节盘中有透明样沉淀物（图 3-69 和图 3-70），Ⅲ级老化则出现关节间隙的闭塞，以及关节软骨、关节囊和关节盘的钙化（图 3-71 至图 3-73）。

锤砧关节和（或）砧镫关节的纤维化固定和骨性强直对听力影响很小或没有影响 [21]，因此无病理学意义。

四、肌肉

（一）镫骨肌

镫骨肌是人体最小的骨骼肌，位于鼓室后壁面神经管旁的骨沟中。这一个羽状肌是横纹肌及非横纹肌纤维的混合物，它们汇聚成肌腱，肌腱自锥隆起孔发出后进入鼓室。肌腱附着于镫骨头和（或）后弓，附着部位多变 [4]（图 3-74 至图 3-76）。镫骨肌的神经支配来自于面神经。当镫骨肌收缩时，牵拉镫骨足板前缘向外，后缘向内。镫骨的这种倾斜状态能够牵拉环形韧带，这样会固定足板，同时能减少对听刺激的反应。

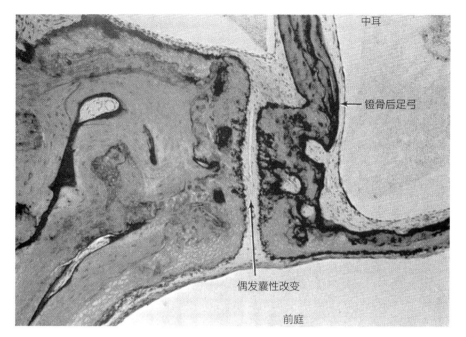

中耳

镫骨后足弓

偶发囊性改变

前庭

◀ 图 3-67 此图像来自 61 岁女性的标本，70% 的成人颞骨中，镫骨前庭关节后部会有小间隙（囊）

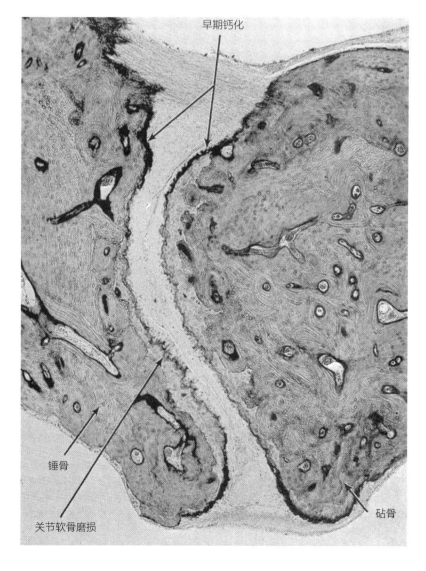

早期钙化

锤骨

关节软骨磨损

砧骨

◀ 图 3-68 此图像来自 16 岁女性的标本，显示锤砧关节发生（Ⅰ级）老化改变

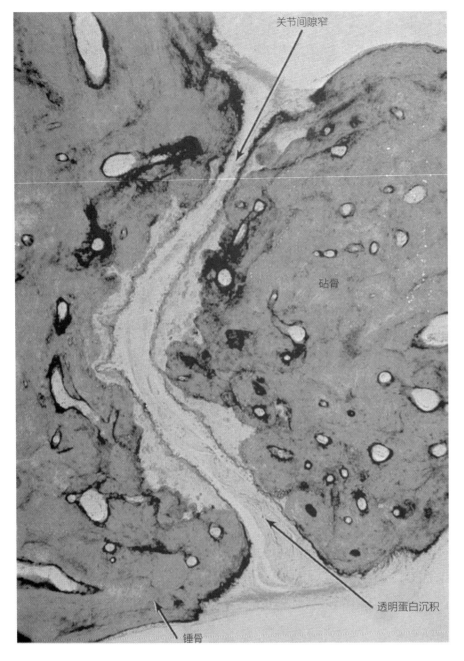

关节间隙窄

砧骨

透明蛋白沉积

锤骨

▶ 图 3-69　此图像来自 34 岁女性的标本，显示锤砧关节的关节间隙变窄，软骨透明样变，关节软骨内有透明蛋白沉积，这些都是 Ⅱ 级老化改变的特征

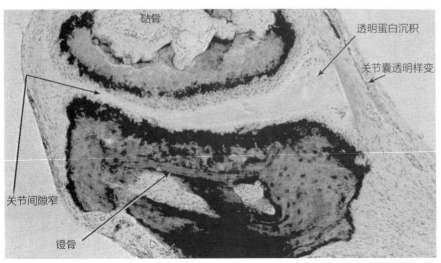

砧骨

透明蛋白沉积

关节囊透明样变

关节间隙窄

镫骨

▶ 图 3-70　此图像来自 59 岁男性的标本，显示砧镫关节为 Ⅱ 级改变，可见关节囊透明样变、透明蛋白沉积和关节间隙变窄

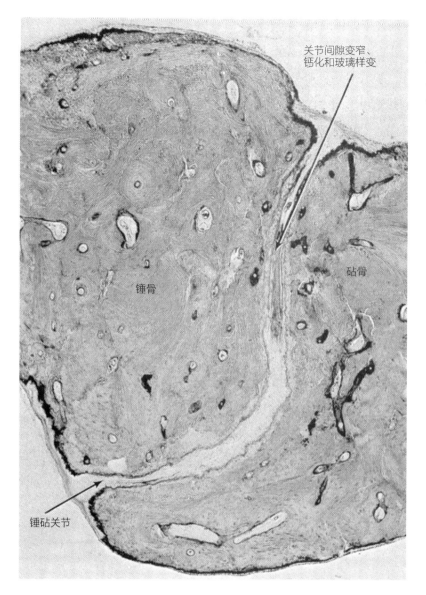

关节间隙变窄、钙化和玻璃样变

砧骨

锤骨

锤砧关节

◀ 图 3-71 此图像来自 60 岁女性的标本，显示锤砧关节为 Ⅱ 级老化改变，可见关节间隙变窄、钙化和玻璃样变

（二）鼓膜张肌

鼓膜张肌，与镫骨肌协同，修正听骨链的运动。鼓膜张肌（图 3-77）起自于咽鼓管软骨部，包绕其骨性半管和邻近的蝶骨大翼部分。鼓膜张肌半管是一个骨鞘，也就是半管，容纳着这一 2cm 长肌肉的大部分。纤维组织汇聚成一个中心纤维核，向后延伸，进而形成肌腱。该肌腱的最内侧纤维附着于匙突（匙形）的凹面，肌腱的主体在该点向外转，附着在锤骨颈及锤骨柄的前内面。应该注意到的是匙突不能像滑轮一样发挥机械作用。

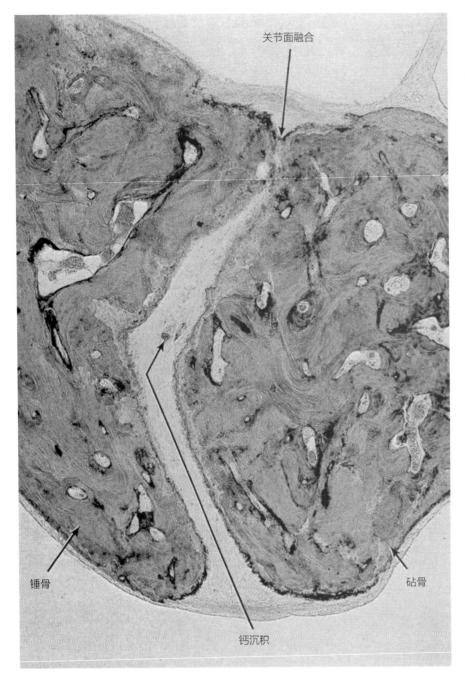

关节面融合

锤骨

钙沉积

砧骨

◀ 图 3-72　此图像来自 65 岁男性的标本，显示锤砧关节为严重的（Ⅲ级）关节炎改变：外侧关节间隙消失，而内侧有散在的钙沉积。关节软骨不规则变薄和钙化，关节囊呈萎缩性改变

　　Lupin [22] 基于解剖研究认为，鼓膜张肌是腭帆张肌纤维的延续（图 3-78）。它的神经支配是来源于支配翼内肌的三叉神经分支。在组织学方面，可以同时观察到横纹肌纤维和非横纹肌纤维。肌肉束和肌腱纤维被不同数量的脂肪组织所包围（图 3-79），这种组织便于它们收缩时适应在骨性半管中的空间限制。鼓膜张肌的作用是向内牵拉锤骨柄，从而增加鼓膜张力。

　　鼓膜张肌的自发性收缩可能会导致耳朵听到咔嗒声或波动性耳鸣和（或）眩晕。一直有人主张切断鼓膜张肌腱来缓解这些症状 [23]。

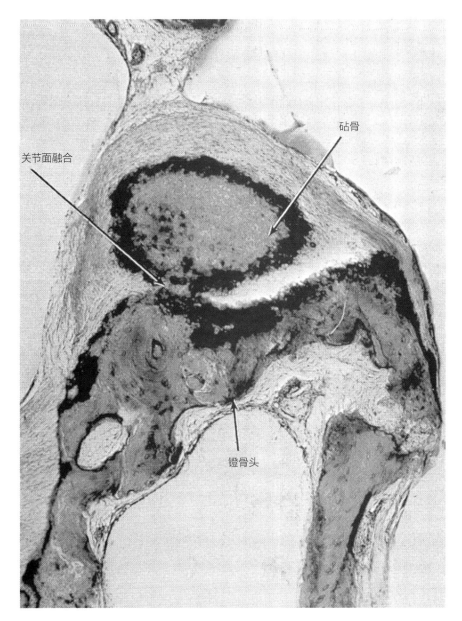

关节面融合

砧骨

镫骨头

◀ 图 3-73　此图像来自 96 岁女性的标本，可见砧镫关节表面发生融合（Ⅲ级），但该患者的听力测试显示没有传导性听力损失

（三）异位和异常肌肉

　　Wright 和 Etholm[24] 在一项 500 个颞骨标本的研究中，发现了 28 例存在异位或异常肌肉（图 3-80）。没有一例肌肉异常为双侧发生，有 3 耳存在着两种不同的异常。最常见的异位肌肉是沿着面神经走行的，都邻近面神经管或位于面神经管内。他们将这种变异归因于间叶细胞沿着舌镫骨韧带（透明内带，见第 9 章）的残留，该韧带是在胚胎第 7 周时将原始的镫骨连接在 Reichert 软骨的透明外带上。

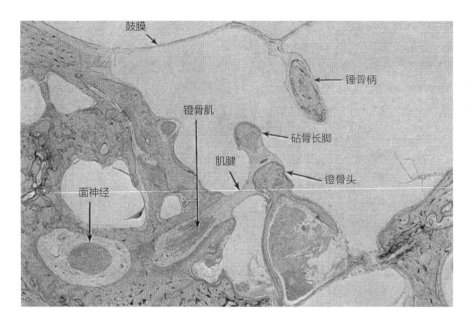

鼓膜

锤骨柄

镫骨肌

砧骨长脚

肌腱

镫骨头

面神经

◀ 图 3-74　此图像来自 5 岁女性的标本，显示镫骨肌腱通常附着于镫骨头和砧镫关节囊（此图彩色版本见书末）

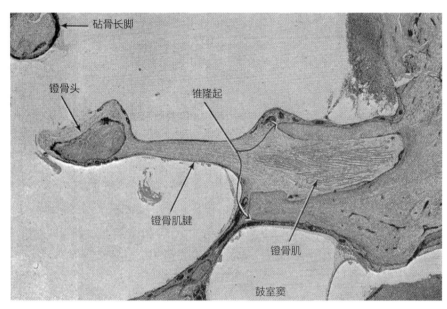

砧骨长脚

镫骨头

锥隆起

镫骨肌腱

镫骨肌

鼓室窦

◀ 图 3-75　此图像来自 44 岁男性的标本，显示镫骨肌腱从锥隆起发出，附着于镫骨头

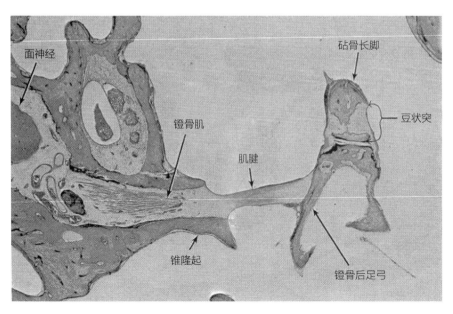

面神经

砧骨长脚

镫骨肌

豆状突

肌腱

锥隆起

镫骨后足弓

◀ 图 3-76　此图像来自 73 岁女性的标本，显示镫骨肌腱附着在镫骨后足弓（此图彩色版本见书末）

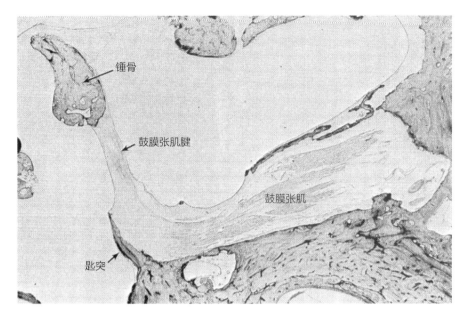

錘骨

鼓膜张肌腱

鼓膜张肌

匙突

◀ 图 3-77　此图像来自 45 岁男性的标本，鼓膜张肌腱在匙突（匙状）成直角转弯，后附着于锤骨颈（此图彩色版本见书末）

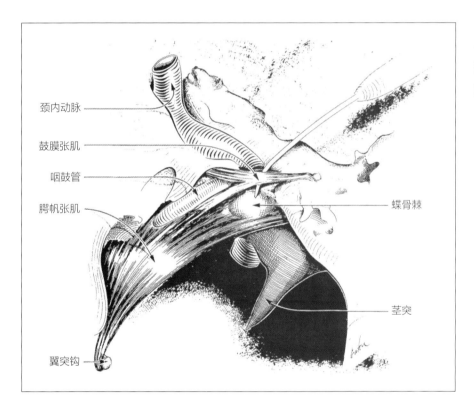

颈内动脉

鼓膜张肌

咽鼓管

腭帆张肌

翼突钩

蝶骨棘

茎突

◀ 图 3-78　此示意图显示了鼓膜张肌腱可能是来源于腭帆张肌

图片由 Lupin[22] 提供

　　他们在 3 块颞骨标本中观察到鼓膜张肌分为内束和外束。外束沿着鼓膜张肌的正常路径到达匙突。3 例中的 2 例，其内束在面神经管内异常走行，汇入镫骨肌而终止。在某些哺乳动物中，鼓膜张肌可能表现为 2 个起始点，其中 1 个为半管，1 个为中耳的内壁[1]。

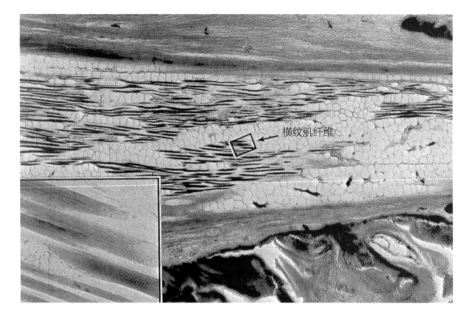

横纹肌纤维

◀ 图 3-79　此图像来自 66 岁男性的标本，正常情况下，鼓膜张肌的肌束周围被脂肪组织包绕。据推测，这种结构能够使骨性半管内肌肉更好的收缩。鼓膜张肌主要由横纹肌纤维组成（左下小插图）

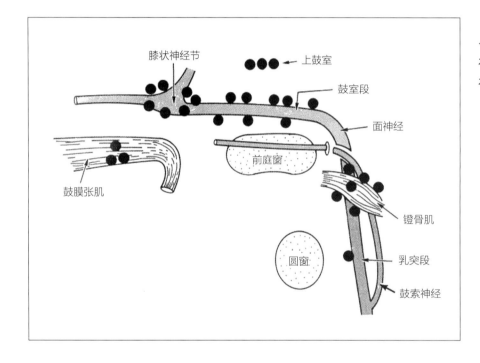

膝状神经节　　　　　　上鼓室

　　　　　　　　　　　鼓室段

　　　　　　　　　　　面神经

前庭窗

鼓膜张肌

　　　　　　　　　　　镫骨肌

　　　　　　　　　　　乳突段

圆窗

　　　　　　　　　　　鼓索神经

◀ 图 3-80　Wright 和 Etholm [24] 在 500 例耳标本中发现有 25 例存在异位肌肉束，如该图黑点所示

　　Wright 和 Etholm [24] 还在 6 个耳标本中观察到镫骨肌异常，其中有 2 例的镫骨肌肌腱、肌和锥隆起发育不成熟，2 例的镫骨肌腱缺失，2 例存在双镫骨肌。在 2 例双镫骨肌中的 1 个多出来的肌肉束，位于正常肌肉的上方（图 3-81），而且它的肌腱并没有进入鼓室。著者认为，由于发育异常导致的透明间带与镫骨过早分离是造成这些异常的原因。他们注意到镫骨异常常伴有肌肉异常。Hoshino 和 Papalella [25] 在接受过耳科手术的病例中，发现约有 1% 的病例存在镫骨肌缺失，并且与其他先天性异常无关。中耳异位肌肉的存在似乎缺乏临床意义。

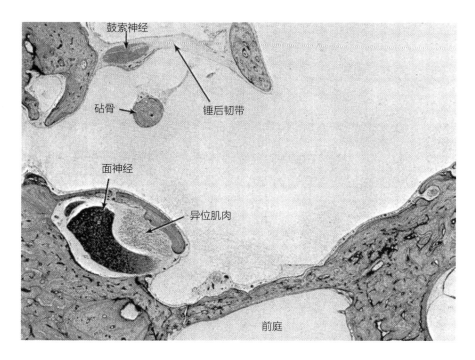

图中标注：鼓索神经、砧骨、锤后韧带、面神经、异位肌肉、前庭

◀ 图 3-81　此图像来自 30 岁男性的标本，位于面神经管鼓室段的异位肌肉

五、中耳的腔室

鼓室是在矢状平面的一个裂缝，其垂直径及前后径约为 15mm；在横向维度上，它上部扩展到 6mm，下部扩展到 4mm，中部缩窄为 2mm（图 3-82），它通过咽鼓管发生气化，咽鼓管将其连接到鼻咽腔；向后，乳突窦连接着鼓室和乳突气房。中耳腔由听骨系统横穿，被覆黏膜。

鼓室底壁（颈静脉壁），主要由颈静脉球组成，由于覆盖有气房，其形态并不规则（图 3-83）。在其底部后方是茎突根部，该部形成茎突隆起。

鼓室后壁（又称乳突壁），向下缩窄，有许多个解剖结构。在后壁下部，锥隆起居于诸多鼓室气房中，镫骨肌出现在这里，鼓索隆起位于锥隆起外侧和鼓膜后缘的内侧；在这个隆起处有一个孔，称为后鼓索小管（或鼓索小管的鼓孔），鼓索神经自此进入鼓室。面隐窝位于外侧的鼓索隆起及内侧的锥隆起之间。砧骨窝作为其上界，由砧骨后韧带将砧骨短脚固定在此。再上方上鼓室通向鼓窦。鼓室后壁有 3 个嵴连接 3 个隆起：鼓索嵴连接鼓索隆起和锥隆起，茎突嵴连接茎突隆起和鼓索隆起，锥嵴连接茎突隆起和锥隆起[26]。

中耳前壁（颈内动脉管壁）下方变窄，由颈内动脉的薄骨壳构成，该处通常被气房所覆盖。位于前壁更上方的是咽鼓管口，再上方有鼓膜张肌居于半管内。

鼓室上壁（又称天盖壁或鼓室天盖），将鼓室和颅内分开。在一个尸检的系列研究中，6% 的病例显示该壁存在着裂隙[27]。

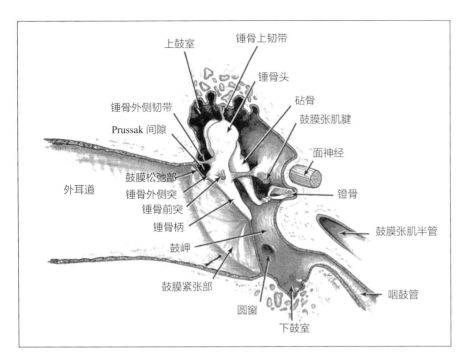

◀ 图 3-82 中耳腔示意图
图片由 Deaver[80] 和 Brodel[81] 提供

上鼓室
锤骨上韧带
锤骨头
砧骨
鼓膜张肌腱
锤骨外侧韧带
Prussak 间隙
面神经
外耳道
镫骨
鼓膜松弛部
锤骨外侧突
锤骨前突
锤骨柄
鼓膜张肌半管
鼓岬
鼓膜紧张部
圆窗
咽鼓管
下鼓室

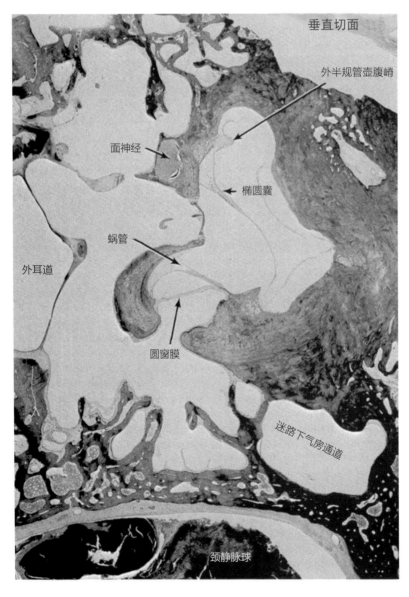

垂直切面

外半规管壶腹嵴

面神经

椭圆囊

蜗管

外耳道

圆窗膜

迷路下气房通道

颈静脉球

◀ 图 3-83 此图像来自年龄不详男性的标本，显示前庭窗和蜗窗相对位置。面神经在上鼓室和中鼓室的内侧壁走行，下鼓室通常布满骨小梁，迷路下气房可能是胆脂瘤和肿瘤向周围扩展的部位（此图彩色版本见书末）

外侧壁（膜壁）由鼓膜、骨性鼓环和来自于颞骨鳞部的骨板 – 盾板或 Leidy 盾组成[28]。盾板侵蚀破坏是上鼓室胆脂瘤的典型影像学特征。

鼓室内壁（迷路壁）有 3 个重要的凹陷型结构，即鼓室窦、圆窗龛和前庭窗龛（图3-84）。鼓室窦位于岬小桥和岬下脚之间，岬小桥桥接着上方的鼓岬和锥隆起；岬下脚是从茎突隆起延伸到圆窗龛后唇的骨嵴[29]。圆窗龛位于岬下脚前下方、鼓岬的后下方，鼓岬由耳蜗基底转的骨壁向外隆起而形成。前庭窗龛位于岬小桥的前上方，鼓膜张肌的匙突位于它的更前上方。位于其后上方的是面神经管隆起，当时面神经正横过鼓室内壁，之后便沿着乳突壁下行。

在疾病描述或手术中一般将中耳分为四个区域：①中鼓室（固有中耳）是位于鼓膜和骨性鼓环内侧的区域。②上鼓室，在鼓膜紧张部上缘画一个水平面，上鼓室是在这个平面以上的鼓室腔，它大约占整个鼓室垂直径的1/3，容纳着锤骨头、砧骨体和砧骨短脚。③前鼓室，在鼓环前缘画一个冠状面，前鼓室是该冠状面以前的部分，它通向咽鼓管的鼓室口。④下鼓室，在鼓环最下缘画一个水平面，下鼓室是位于该水平面以下的部分。

耳外科医生需注意下鼓室深度常存在变异。这种差异可归因于它的 3 种起源点[30]，即鼓骨、耳囊和岩骨。较浅的下鼓室通常与位于其下方的颈静脉球有关，这种解剖学特征在鼓室成形术并不受欢迎，因为在鼓室成形术，其中一个目的是保留或者获得气化的下鼓室腔。耳外科医生要熟练掌握中耳的正常及变异解剖结构，特别是当需要清除病变组织（如肉芽、胆脂瘤等），同时保留其功能的时候。

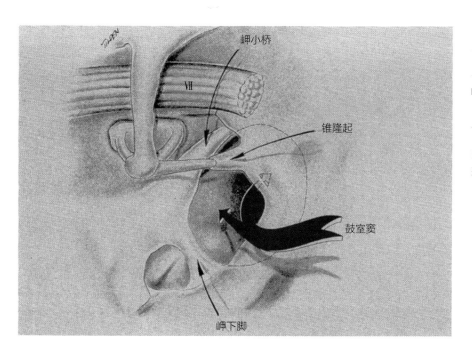

◀ 图 3-84 鼓室窦是鼓室内壁的三个主要凹陷结构之一。上界为岬小桥，下界为岬下脚，鼓室窦向后扩展的深度因人而异，有时可达到几毫米

图片由 Donaldson 等[82] 提供（此图彩色版本见书末）

（一）上鼓室前隐窝

上鼓室前隐窝位于锤骨头的前方。其上界为颅中窝，前界为岩尖、颅中窝，外下界是鼓骨，面神经和膝状神经节是其内界，向后与上鼓室相通（图3-85至图3-87），也被称为"上鼓室窦"[31]，这个隐窝大小有较大变异；如果上鼓室前隐窝很大，它可能被有孔的隔膜将其与上鼓室部分分隔开。

上鼓室的胆脂瘤常侵及上鼓室前隐窝。外科医生需注意内侧的面神经和膝状神经节骨管可能有裂孔。

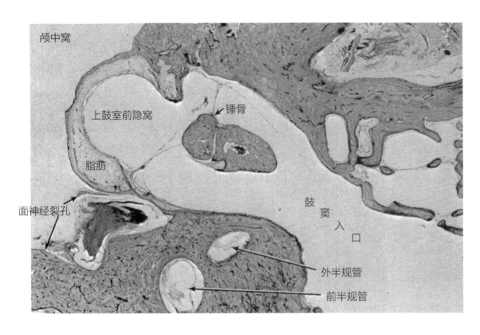

◀ 图3-85 此图像来自46岁男性的标本，在此耳标本中，上鼓室前隐窝突入颅中窝。这种结构使其在颅中窝手术过程中容易穿破（此图彩色版本见书末）

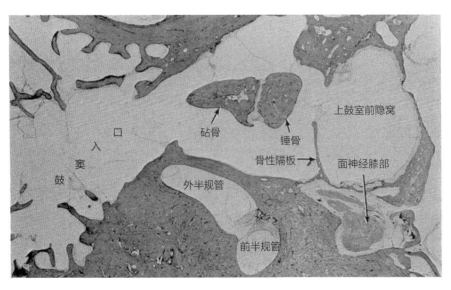

◀ 图3-86 此图像来自75岁女性的标本，骨板可以将上鼓室前隐窝与上鼓室部分分隔

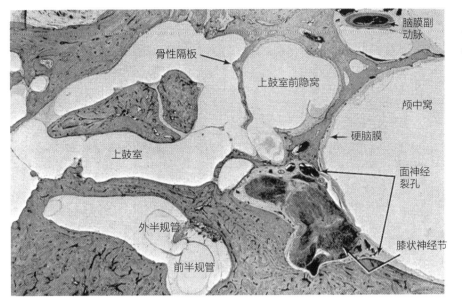

◀ 图 3-87　此图像来自 50 岁男性的标本，面神经膝状部位于颅中窝硬脑膜的正下方

图中标注：脑膜副动脉、骨性隔板、上鼓室前隐窝、颅中窝、硬脑膜、面神经裂孔、膝状神经节、上鼓室、外半规管、前半规管

（二）前庭窗龛

前庭窗龛位于中鼓室后部的内壁中，容纳有镫骨（图 3-84 和图 3-88）。它的上界是面神经，下界是鼓岬。匙突位于其前方，后部是岬小桥、鼓室窦和锥隆起。

随着下列这些手术的出现，前庭窗已经成为一个重要的解剖部位，如为了治疗慢性感染的鼓室成形术、为了治疗耳硬化症的镫骨手术、为了治疗梅尼埃病的迷路手术及为了治疗先天性中耳畸形的重建手术。镫骨易发生骨折或半脱位，面神经也可能存在骨管缺失并从管内疝出情况而被损伤。有关中耳和前庭窗的空间关系见图 3-89。

（三）圆窗龛

圆窗龛（蜗孔窝）是位于鼓室内侧壁后下方的小凹，深度存在个体差异（图 3-84 和图 3-90）。一条骨嵴，即岬下脚将圆窗龛与后上的鼓室窦隔开，圆窗龛前上以鼓岬为界，下方以下鼓室为界（图 3-91）。

豚鼠圆窗膜超微结构的研究 [32-34] 显示圆窗膜为三层，外层面对鼓室腔，有 4 种不同类型的细胞，即嗜锇细胞、厌锇细胞、暗颗粒细胞和杯状细胞。游离上皮表面有大量微绒毛，微绒毛细胞扁平，大部分无纤毛。内层面向鼓阶，由一层薄细胞组成，这些薄细胞具有长而薄的细胞质，可以延伸到鼓阶中，这种细胞结构与 Reissner 膜外淋巴面的细胞结构非常相似，中间层由密集的纤维细胞网格组成，散布在含有胶原和弹性纤维、血管、有髓和无髓神经纤维的大细胞间隙中。

圆窗膜在功能上类似于骨迷路上的柔软区，能够使内耳淋巴液随着镫骨足板的运动而运动。先天性圆窗缺失导致的传导性耳聋已能够通过外科开窗术成功治疗 [35]。某些毒性物质（细菌外毒素、化学溶液）可透过圆窗膜进入内耳导致感音神经性耳聋。

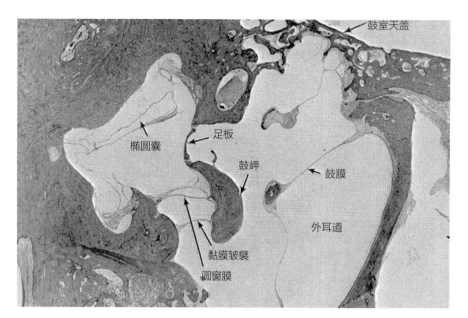

图中标注：鼓室天盖、椭圆囊、足板、鼓岬、鼓膜、外耳道、黏膜皱襞、圆窗膜

◀ 图 3-88　此图像来自 47 岁男性的标本，纵切面描绘了内耳和中耳结构的解剖关系

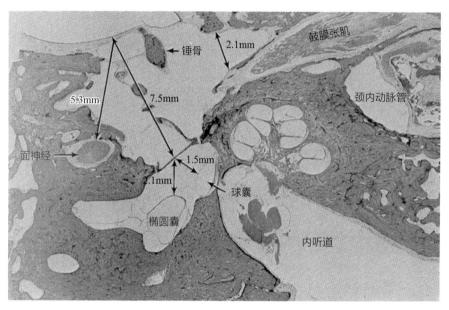

图中标注：锤骨、2.1mm、鼓膜张肌、5.3mm、7.5mm、颈内动脉管、面神经、1.5mm、2.1mm、球囊、椭圆囊、内听道

◀ 图 3-89　此图为成人耳部的正常平均值 [4]

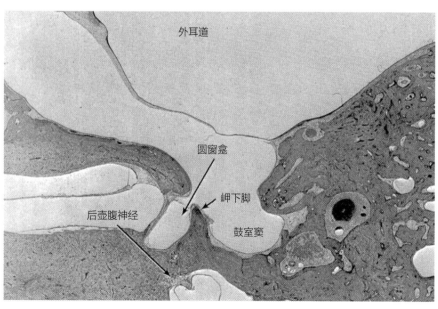

图中标注：外耳道、圆窗龛、岬下脚、后壶腹神经、鼓室窦

◀ 图 3-90　此图像来自 83 岁男性的标本，可见岬下脚与圆窗龛、鼓室窦的关系。通常在成人颞骨中，可观察到一个从圆窗龛至后半规管壶腹的微裂隙。鼓膜后部病理性变薄并内陷，可能是中耳炎导致的结果

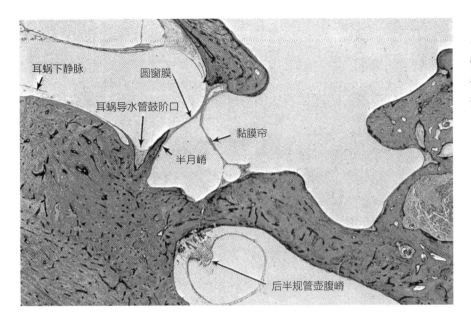

耳蜗下静脉

圆窗膜

耳蜗导水管鼓阶口

半月嵴

黏膜帘

后半规管壶腹嵴

◀ 图 3–91　此图像来自 68 岁男性的标本，耳蜗导水管的鼓阶口位于圆窗半月嵴的内侧。耳蜗下静脉为内耳的主要静脉

　　圆窗龛相对于外耳道后下互成角度，圆窗膜大部分处于水平位，但当它向前弯曲朝向鼓阶时，则呈更加垂直的方位。圆窗龛常常隐藏于一个不完整的黏膜帘之后，该黏膜帘横跨圆窗龛嘴处（图 3–91）。

　　Goodhill 等[36]认为气压伤或头部外伤性时出现的突发性感音神经性耳聋的一个原因是圆窗膜破裂。当对疑似圆窗瘘进行外科探查时，切勿将黏膜皱襞误认为圆窗膜。为了能看到圆窗膜，需去除圆窗龛的骨唇。功能正常的圆窗龛对于有效的声音传播至关重要。鼓室成形术的目的是获得一个具有保护作用的鼓膜，以及鼓膜后有一个气化的圆窗龛。

　　有些人认为切断后壶腹神经能够有效缓解良性阵发性位置性眩晕[37]。容纳该神经的单管正位于圆窗膜后附着部下面。切除后壶腹神经易损伤圆窗膜和后半规管壶腹。

（四）鼓室窦

　　鼓室窦位于中鼓室后部的内侧壁，是 3 个压迹中的一个（图 3–92），另外两个是圆窗和前庭窗。上面是以岬小桥和外半规管为界，后面是以后半规管位为界，下面是以岬下脚、茎突隆起和颈静脉壁为界[38]。其内侧以骨迷路为界，外侧是以锥隆起和面神经为界。它向后扩展的大小多变，位于面神经内侧（图 3–93 至图 3–95）。

　　鼓室窦能够容纳多种病变组织，如胆脂瘤。常规的手术入路不能直接看到此区域[39-41]。镜子会让观察该区域变得更方便，可以用 3mm 或 4mm 的直角钩针和带有弯度的金属吸引器头探查其深度。为了进入鼓室窦常常需要部分切除骨性鼓环。

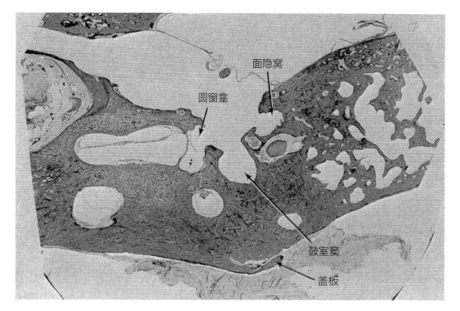

圆窗龛　　面隐窝

鼓室窦

盖板

◀ 图 3-92　此图像来自 47 岁男性的标本，面神经外侧是面隐窝，内侧是鼓室窦。岬下脚将圆窗龛与鼓室窦隔开。盖板是部分覆盖内淋巴囊的骨隔

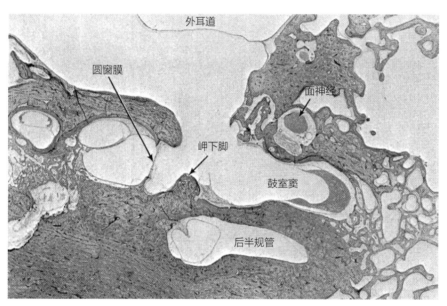

外耳道

圆窗膜

面神经

岬下脚

鼓室窦

后半规管

◀ 图 3-93　此图像来自 49 岁男性的标本，显示鼓室窦延伸至面神经的内侧和后侧几毫米。由于气化途径不同，鼓室窦和乳突气房之间总会有一个骨性分隔（此图彩色版本见书末）

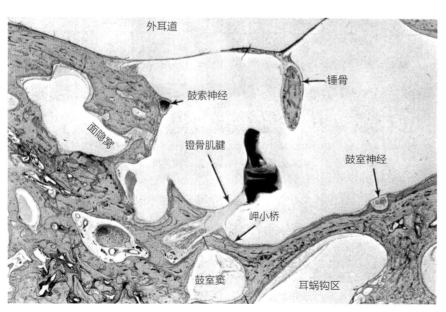

外耳道

锤骨

鼓索神经

面隐窝

镫骨肌腱

鼓室神经

岬小桥

鼓室窦　　耳蜗钩区

◀ 图 3-94　此图像来自 9 岁男性的标本，显示岬小桥（小嵴）形成鼓室窦上界，从锥隆起延伸到鼓岬。面隐窝位于面神经外侧，是自乳突进入中耳的路径（后鼓室切开术）

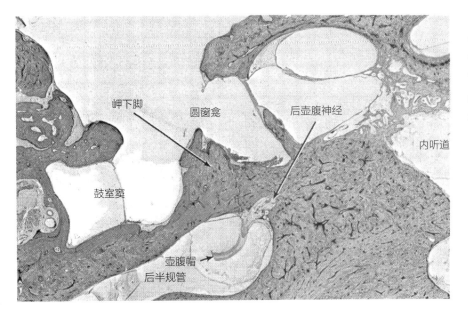

岬下脚　　圆窗龛　　后壶腹神经

内听道

鼓室窦

壶腹帽
后半规管

◀ 图 3-95　此图像来自 40 岁男性的标本，可以看到鼓室窦和圆窗龛与岬下脚的关系。后壶腹神经在单管内，可通过中耳入路进行手术

（五）面隐窝

面隐窝是中耳后壁的一个深度不定的小凹。其内侧以面神经管和茎突复合体为界，外侧是以鼓骨为界（图 3-96）。茎突复合体[26] 是用于描述第二鳃弓上部衍生物的术语，一旦发生骨化，就会在所有成人颞骨中形成 3 个突起，即锥隆起、茎突隆起和鼓索隆起。面隐窝像鼓窦一样，是能够容纳病变组织（如胆脂瘤）的潜在部位。

外科医生会发现面隐窝内侧壁内的面神经偶尔出现骨管缺失的情况，这样容易损伤面神经（图 3-97）。在完壁式鼓室成形术中，从乳突到中耳的路径会通过面隐窝，这是一个通常被称为后鼓室切开术的外科操作。

六、咽鼓管

咽鼓管，这一鼻咽和中耳之间由黏膜内衬的通道，既让颞骨气化腔室通风，同时又能保护这些腔室以免被细菌感染。外 1/3 为骨部，内 2/3 为纤维软骨部，这两个部分在峡部连接。成人咽鼓管的总长度为 31～38mm[42, 43]。

（一）咽鼓管骨部

咽鼓管的骨性部分位于颈内动脉的外侧（图 3-98）；分隔这些结构的薄骨常有裂隙，颈鼓动脉可从中穿过。咽鼓管峡部是两个结构的过渡区，软骨形成其前外侧壁和上壁，骨部构成其后内侧壁和下壁（图 3-99）。黏膜层为低柱状纤毛上皮，伴有大量的杯状细胞，这些细胞都在基底膜固有层和疏松结缔组织上。咽鼓管的鼓口位于中

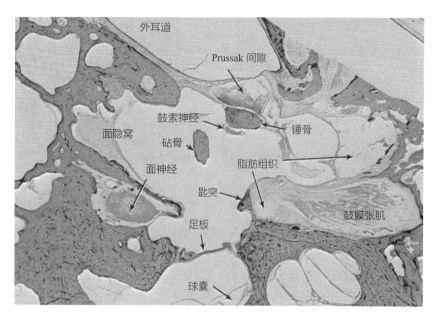

外耳道
Prussak 间隙
鼓索神经
锤骨
面隐窝
砧骨
脂肪组织
面神经
匙突
鼓膜张肌
足板
球囊

◀ 图 3-96　此图像来自 60 岁女性的标本，显示了中耳结构解剖关系

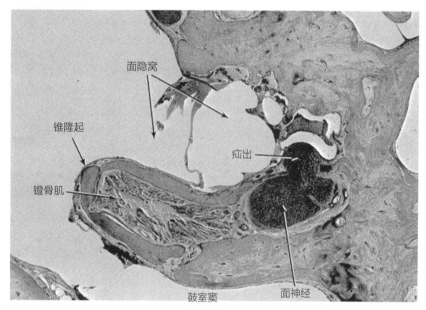

面隐窝
锥隆起
疝出
镫骨肌
鼓室窦
面神经

◀ 图 3-97　此图像来自 61 岁男性的标本，面神经的乳突段突入面隐窝（此图彩色版本见书末）

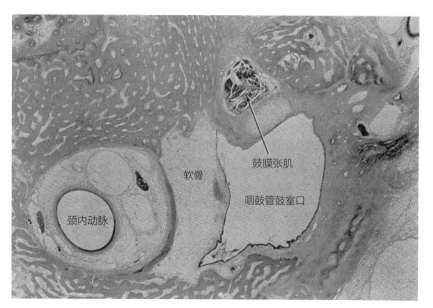

软骨
鼓膜张肌
咽鼓管鼓室口
颈内动脉

◀ 图 3-98　此图像来自 1 月龄婴儿的标本，该图和下面 3 幅图是从后向前连续的 4 个显微结构图，为咽鼓管冠状面的垂直切面。本切面是咽鼓管鼓口，显示薄骨片分隔颈内动脉和咽鼓管软骨部

图片由 Drs. Doyle and Rood，University of Pittsburgh 提供

耳腔前壁，比下鼓室的下壁高 4～6mm，咽鼓管鼓口的管腔呈三角形，直径 3～5mm。咽鼓管骨部向前下走行抵达峡部，峡部的垂直直径收缩至 2～3mm，水平直径收缩至 1～1.5mm。

（二）咽鼓管纤维软骨部

咽鼓管的这个部分横截面形如弯钩，管腔由较大的内侧软骨板和较小的外侧软骨板维持（图 3–100）。咽鼓管筋膜位于内侧软骨板下缘和外侧软骨板游离缘之间，咽鼓

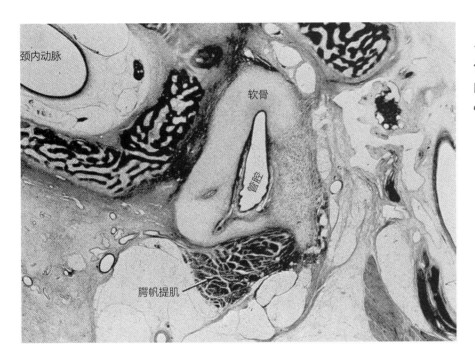

◀ 图 3–99　本切面显示软骨部和骨部连接处的咽鼓管（咽鼓管峡）

图片由 Drs. Doyle and Rood, University of Pittsburgh 提供

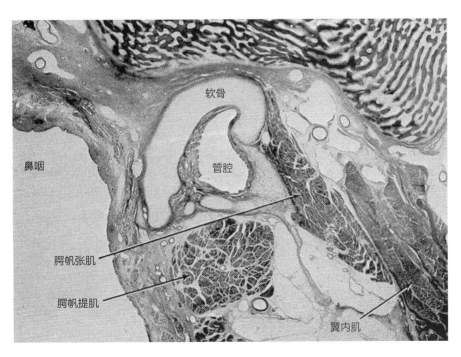

◀ 图 3–100　本切面显示了咽鼓管软骨部横截面呈典型 J 形弯钩状。该图显示腭帆提肌、腭帆张肌和翼内肌的解剖关系

图片由 Drs. Doyle and Rood, University of Pittsburgh 提供

管切迹是内侧板下缘中间 1/3 处的凹槽，它能够容纳腭帆提肌。

咽鼓管软骨部组织学特征随年龄发生变化，在新生儿中，软骨部完全透明，而成年后，可以在内、外骨板连接处内侧发现弹性成分聚集。

成人的咽鼓管咽口位于鼓室口下方约 15mm 处（图 3-101）。静息状态时，咽口呈 8mm×4mm 的垂直狭缝，咽口的后唇是可动部分，形成了圆枕，Rosenmüller 隐窝位于圆枕的后部。

图 3-102 至图 3-105 是一系列显示成人咽鼓管解剖特征的显微图片。

（三）咽鼓管内衬黏膜

咽鼓管内衬的黏膜主要由混有散在分布杯状细胞的假复层纤毛柱状上皮细胞组成，而咽口则分布有大量的杯状细胞（图 3-106 至图 3-108）。起支持作用的固有层厚度不定，可分为 3 层：①上皮细胞正下方的基底膜；②淋巴组织层，其厚度随个体年龄成反比；③复合管泡状腺层。咽鼓管黏膜由混有立方纤毛上皮和杯状细胞的假复层纤毛柱状细胞组成[44]。一些作者[45, 46]认为鼻咽部的淋巴组织无法到达或进入咽鼓管咽口，而是一个独特的管外淋巴团（也称 Gerlach 扁桃体）。

（四）腭肌

腭帆张肌起源于蝶骨嵴、舟状窝、咽鼓管软骨外侧板和咽鼓管咽筋膜[47]，走行几乎与狭缝状管腔平行。在前下方，它形成一个肌腱，绕着翼突内侧板的翼突钩，并向内侧止于软腭。其在咽鼓管开放中的关键性作用是将咽鼓管软骨的外侧板向下拉。有观点认为，它的部分纤维与鼓膜张肌纤维相连续[22]（见前述，图 3-78）。其神经支配

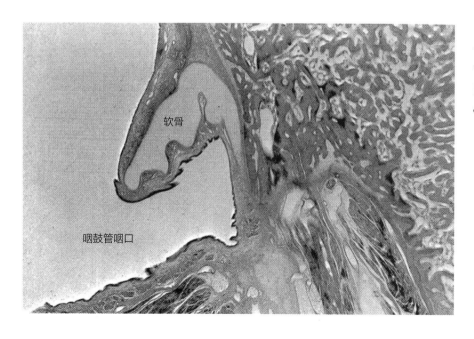

▲ 图 3-101　本切面显示了咽鼓管的咽口

图片由 Drs. Doyle and Rood, University of Pittsburgh 提供

软骨

咽鼓管咽口

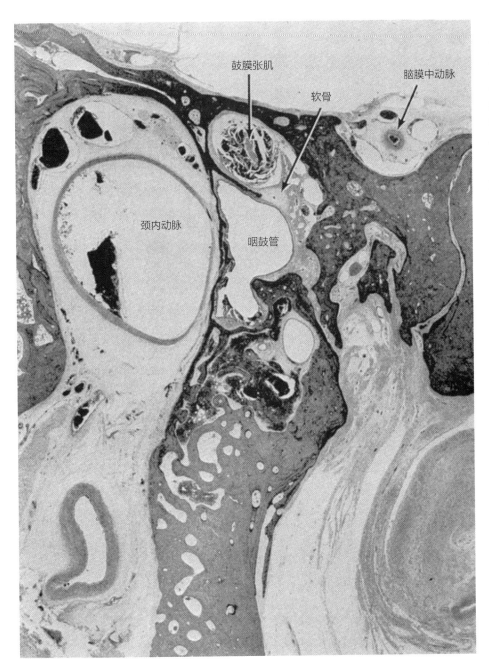

鼓膜张肌

软骨

脑膜中动脉

颈内动脉

咽鼓管

◀ 图 3–102　下面 4 幅图像（图 3–102 至图 3–105）为成人咽鼓管冠状面的从后向前连续垂直切面图。薄的骨隔板将骨性咽鼓管骨部与颈内动脉分开

图片由 Dr. Sando，University of Pittsburgh 提供

来源于三叉神经的下颌分支。

　　腭帆提肌起源于颈内动脉管前的岩骨下面，以及咽鼓管的内侧软骨板。其肌腹走行与咽鼓管平行，止于软腭。刺激迷走神经咽丛后，腭帆提肌收缩并增厚，从而抬高咽鼓管并扩大其管腔（图 3–100）。

　　咽鼓管咽肌起源于咽鼓管内侧软骨板的下方，向下分开止于咽后壁和甲状软骨上角。它也受迷走神经支配。

　　在静息状态下，咽鼓管由于被动机制而关闭，所谓被动机制包括软骨弹性、周围组织的压力和附着的湿润黏膜[46]的毛细作用力。随着吞咽或打哈欠，腭帆张肌、腭帆

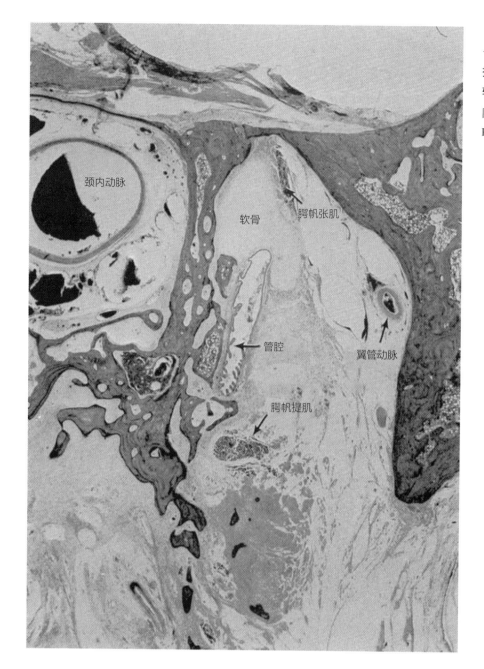

◀ 图 3-103 本咽鼓管切面，拍摄自咽鼓管峡部，显示其管腔、软骨部及邻近结构

图片由 Dr. Sando，University of Pittsburgh 提供

颈内动脉

软骨

腭帆张肌

管腔

翼管动脉

腭帆提肌

提肌和咽鼓管咽肌协同作用打开咽鼓管[42,43,46]。

咽鼓管功能障碍可导致：①分泌性中耳炎（分泌性中耳炎），当吞咽咽鼓管不能开放时出现；②咽鼓管关闭不良（自动发音），当咽鼓管不能关闭时出现。另一个功能障碍是腭肌阵挛，其中腭帆提肌和（或）鼓膜张肌的阵挛会引起耳内恼人的咔嗒声，咽鼓管的功能受咽鼓管周围脂肪的影响（Ostmann 脂肪垫[48]，图 3-109）。肥胖可能导致咽鼓管阻塞，而减肥则可使咽鼓管功能正常。

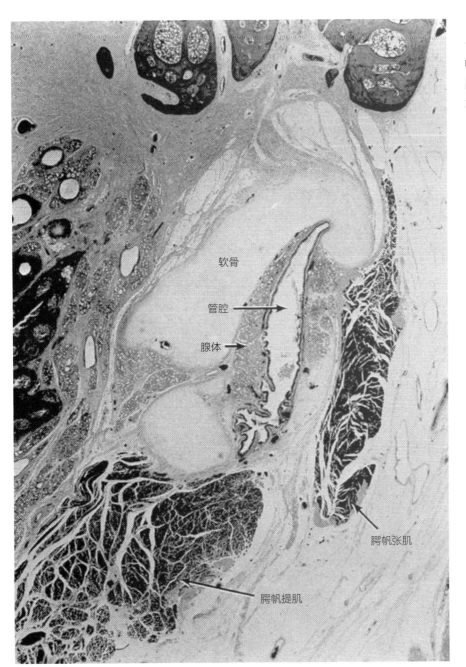

软骨

管腔 →

腺体 →

腭帆张肌

腭帆提肌

◀ 图 3-104　咽鼓管软骨部与腭帆张肌、腭帆提肌的关系

图片由 Dr. Sando，University of Pittsburgh 提供

七、中耳黏膜

（一）组织学

对人体中耳、乳突和咽鼓管的正常黏膜结构的了解将有助于理解中耳炎和中耳积液的相关机制（图 3-110）。

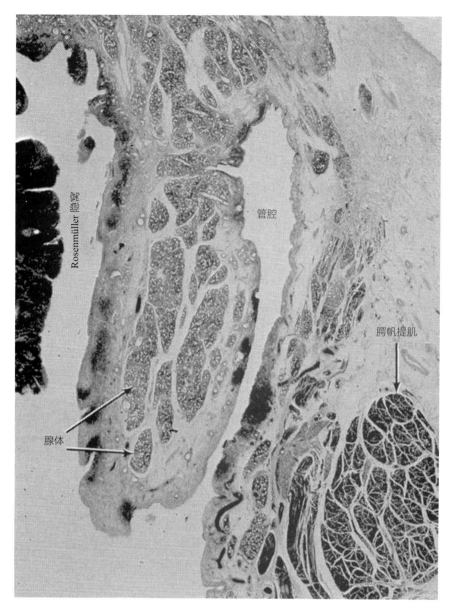

图片中文字标注：Rosenmüller 隐窝　管腔　腭帆提肌　腺体

◀ 图 3-105　本图可见咽鼓管咽口。也可以看到 Rosenmüller 隐窝和腭帆提肌

图片由 Dr. Sando，University of Pittsburgh 提供

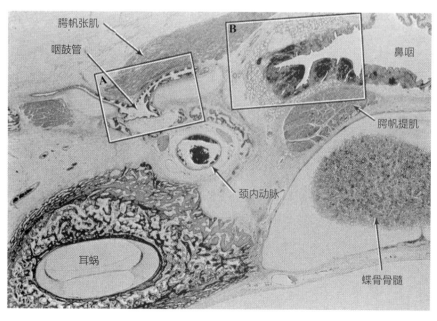

图片中文字标注：腭帆张肌　咽鼓管　B　鼻咽　A　腭帆提肌　颈内动脉　耳蜗　蝶骨骨髓

◀ 图 3-106　本显微图片和接下来两个框出的区域 A 和区域 B 放大图片都是来自于新生儿咽鼓管水平切面的显微照片

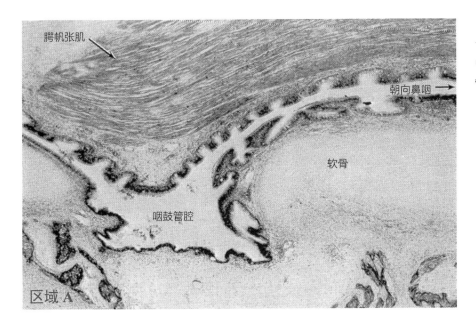

◀ 图 3–107 此图像为图 3–106 中区域 A 的放大图，显示了咽鼓管纤维软骨部的呼吸上皮

腭帆张肌

朝向鼻咽 →

软骨

咽鼓管腔

区域 A

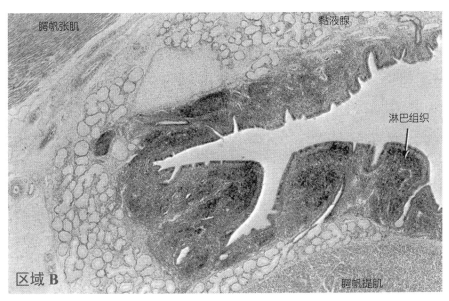

◀ 图 3–108 此图像为图 3–106 中区域 B 的放大图，显示了咽鼓管咽口的黏液腺和淋巴组织

腭帆张肌

黏液腺

淋巴组织

区域 B

腭帆提肌

　　Hentzer[49] 通过电镜观察将中耳黏膜细胞分为 5 种类型，即无分泌颗粒的无纤毛细胞、有分泌颗粒的无纤毛细胞、纤毛细胞、中间细胞和基底细胞。他分析了这 5 种细胞在中耳、乳突和咽鼓管内的分布，并将它们分为 7 个区域：①乳突部主要为纤毛细胞和无分泌颗粒的无纤毛细胞；②中耳腔后部具有更厚的上皮和另外两种细胞 – 有分泌颗粒的无纤毛细胞和基底细胞，也可以看到无纤毛的单层鳞状上皮；③上鼓室与中耳腔后部分布的上皮类型相似；但是，也可以看到单层无纤毛鳞状上皮；④在鼓岬区，假复层纤毛柱状上皮远多于纤毛立方上皮。可以看到杯状细胞以及上皮内和黏膜下腺体。单层非纤毛鳞状上皮不再出现；⑤在咽鼓管的鼓口，上皮细胞的分布与鼓岬区的相类似，除较少的腺体之外，还有比较多的有分泌颗粒的无纤毛细胞；⑥鼓膜松弛部为单层无纤毛上皮；⑦鼓膜紧张部上皮有假复层的纤毛柱状以及单层非纤毛立方上皮。鼓膜上未发现有成熟的杯状细胞。

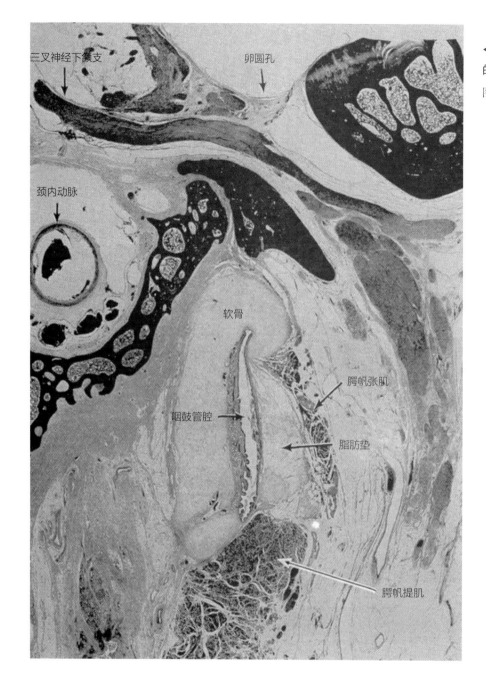

三叉神经下颌支

卵圆孔

颈内动脉

软骨

腭帆张肌

咽鼓管腔

脂肪垫

腭帆提肌

▲ 图 3-109　本图显示了咽鼓管的中部和邻近的解剖结构

图片由 Sando 等 [336] 提供

Hentzer [49] 从中得出结论，认为中耳黏膜是一种改良后的呼吸黏膜，他推测非纤毛细胞是中耳腔内唯一的分泌细胞，在其最活跃的分泌期，功能类似于杯状细胞。

（二）黏液纤毛运输系统

腺体和杯状细胞产生的分泌物能够产生一层黏液毯，纤毛细胞动员这层黏液毯形成黏液纤毛运输系统。Shimada 和 Lim [50]、Lim 等 [51] 和 Lim [44, 52] 的研究发现，纤毛细胞的分布与分泌细胞一致，纤毛的循序运动（协调摆动）负责黏液毯的推进。使用 6 倍或更高的放大率的显微镜，能够通过穿孔的鼓膜在下鼓室前部较容易地观察到纤毛活动，可以看到黏液鞘反光形成的闪烁。

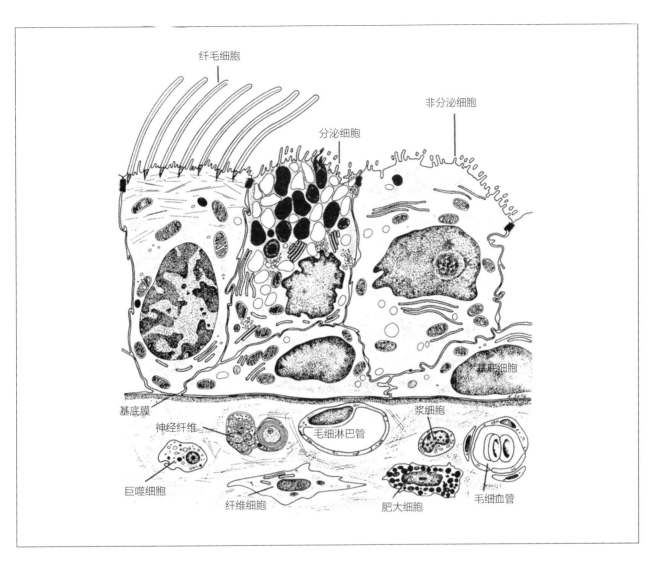

纤毛细胞

非分泌细胞

分泌细胞

基底细胞

基底膜

神经纤维

毛细淋巴管

浆细胞

巨噬细胞

纤维细胞

肥大细胞

毛细血管

▲ 图 3–110　这张示意图显示中耳黏膜的细胞类型

图片由 Lim [44] 提供

　　Lim [52] 描述了鼓室中 3 个不同的黏液纤毛的路径：①始于下鼓室并到达咽鼓管的下鼓室通道；②从上鼓室到咽鼓管的上鼓室道；③从鼓岬到咽鼓管的鼓岬道 [52]。咽鼓管同样具有黏液纤毛运输系统；其内衬的细胞能够分泌一种表面活性因子剂（如表面活性剂），降低表面张力，便于咽鼓管开放 [53]。乳突气房无黏液纤毛运输系统。

　　儿童咽鼓管阻塞导致鼓室乳突腔中产生特征性的浆液黏液性液体，而成人则为浆液性液体。这种差异可能与儿童的相关炎症反应有关，导致杯状细胞和腺体过度产生黏液。

　　咽鼓管阻塞合并鼓膜穿孔可以导致黏液样耳漏，尤其是儿童。

八、中耳的免疫系统

中耳的另一种防御机制包括黏膜上皮分泌免疫球蛋白 A（IgA）和抗菌酶、溶菌酶[54]。正常人中耳黏膜中也可见巨噬细胞[44]。在正常黏膜的上皮中能够发现酸性磷酸酶，它是溶酶体的细胞化学标志[55]，尽管其确切位置尚未确定[56, 57]，推测可能是一些溶酶体酶被黏膜分泌细胞整合到中耳的酶促防御系统中。示踪研究[58]记录了表面上皮细胞示踪粒子的胞饮作用，这些颗粒或者进入到血液或淋巴循环，或者被黏膜下层的巨噬细胞作用。

因此，黏膜下层也参与中耳防御。这层薄的结缔组织层是由成纤维细胞和纤维细胞及其相关的胶原纤维组成。黏膜下层也包含有散在游走的组织吞噬细胞，偶见浆细胞和淋巴细胞，同时有散在的肥大细胞团块；它弥漫着毛细血管和淋巴管，并且包含大量的神经纤维。通过免疫组织化学方法能够在黏膜下层检测到产生免疫球蛋白 A、E、G 和 M 的浆细胞；相反，在黏膜上皮细胞中仅观察到 IgA 染色（通过免疫荧光技术[59]）。这些免疫球蛋白被认为在局部免疫活性中发挥作用[60]。

（一）黏膜皱襞

中耳腔完全由黏膜覆盖，该处黏膜与咽鼓管和乳突窦的黏膜相连（见前述）。它也从鼓室壁延伸包绕中耳内结构，如具有各种韧带的听小骨和鼓室肌腱。这样，黏膜就会形成数个皱襞和囊袋。由于黏膜覆盖在锤骨前突、锤骨前韧带及关系密切的鼓索神经上，因此形成了锤骨前皱襞。这个皱襞从 Rivinus 切迹延伸到锤骨头、颈部，并与锤骨前襞（见前述）包围形成一个盲袋，即 von Tröltsch 前袋。当鼓索神经的后段从前向鼓棘延伸到锤骨颈，锤骨后皱襞将其包绕起来。von Tröltsch 后袋位于锤骨后皱襞和锤骨后襞之间。在图 3-111 中，Prussak 间隙与 von Tröltsch 后袋相通。鼓室上壁黏膜向下覆盖砧骨体和砧骨短脚从而形成砧骨皱襞。鼓室后壁黏膜延伸覆盖镫骨，包括闭孔，形成镫骨皱襞。

Proctor[61] 对这些皱襞的起源进行了详尽的描述，并绘制了详细的解剖图。它们之所以具有恒定性是与鼻咽部向外突出形成咽鼓管鼓室隐窝这一发育过程有关（见第 9 章）。约在妊娠 28 周，有 4 个称为初级囊或囊袋的芽状结构侵入中耳腔：①前囊，4 个中最小的，因为它向上延伸，在鼓膜张肌腱的前面，形成 von Tröltsch 前袋。②中囊，也向上延伸，形成上鼓室；进而长出 3 个球囊。前球囊形成上鼓室的前隐窝，而内侧球囊发展成砧骨上隐窝，后球囊与乳突气房系统的岩部气化有关。③上囊形成 von Tröltsch 后袋和砧骨下隐窝，因为它在锤骨柄和砧骨长脚的远端之间向后外侧扩展。随着持续的向后扩展，上囊也向内侧延伸，进入鼓窦并最终参与颞骨的鳞部气化过程。④后囊在下鼓室走行，形成圆窗龛、鼓窦和前庭窗龛的大部。在这四个主囊之间相互

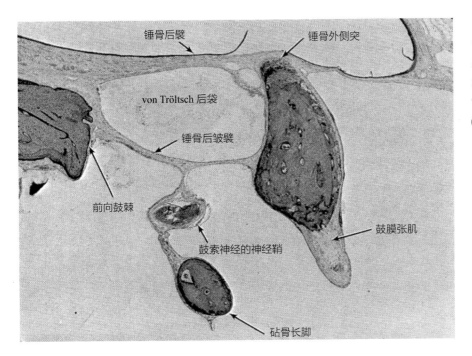

锤骨后襞　　　　锤骨外侧突

von Tröltsch 后袋

锤骨后皱襞

前向鼓棘

鼓索神经的神经鞘

鼓膜张肌

砧骨长脚

◀ 图 3-111　此图像来自 63 岁男性的标本，显示在锤骨外侧突水平鼓膜和听小骨的解剖，**von Tröltsch 后袋以锤骨后皱襞为内界**（此图彩色版本见书末）

接触形成黏膜皱襞，内含供应听小骨的血管（与腹部肠系膜非常相似）。

Proctor[61] 发现，至少在疾病的早期阶段，由于耳内的多个腔室的黏膜皱襞决定了病变（如胆脂瘤）的发展过程，而且也限定了疾病扩展的可能途径。他认为，只要黏膜皱襞完好无损，就有可能去除胆脂瘤及其内层上皮组织，同时仍然保持所涉及的中耳特定腔室的完整性以及听小骨的血液供应。然而，临床观察表明，这些皱襞对鼓室乳突腔晚期疾病的发生部位和发展程度影响极小。

（二）中耳小体

1859 年，von Tröltsch[337] 首次发现在鼓膜附近有一个小的"椭圆形小体"，因为是曾在一位听力下降的老年妇女的耳中见到，他认为这是一个病理性实体。Politzer[63] 和 Kessel[62] 也发现了类似的结构，由结缔组织固定在中耳腔、鼓窦和乳突处；他们认为这些结构是生理性的，而不是病理性的（图 3-112）。

Gussen[64] 研究了全部没有感染证据的 77 个成人颞骨，在所有标本中均发现了"Pacinian 小体"（该学者自定义的术语）。她强调说，它们在肠系膜样黏膜皱襞中的悬浮状态总是与 3 个听小骨或镫骨肌及鼓膜张肌腱有关。她还假设这些小体具备维持和协调听小骨运动动觉感受器的能力。

Lim 等[65] 对这些研究结果提出了质疑。他们用光学显微镜观察了 124 块颞骨，用电子显微镜研究了另外 27 块标本，虽然中耳小体最常见于乳突窦和上鼓室，但它们也存在于整个乳突腔（图 3-113）。大小差异很大，长度为 0.8～10mm，直径为 0.4～2.5mm。

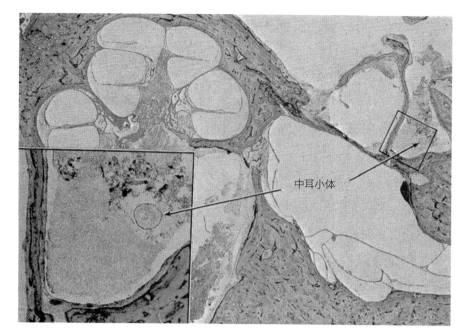

◀ 图3-112 此图像来自65岁男性的标本，中耳小体可大小不一，分散在整个中耳和乳突部。有中耳炎病史的标本中或6岁以下的儿童中未发现中耳小体。它们有何功能，目前尚不清楚

中耳小体

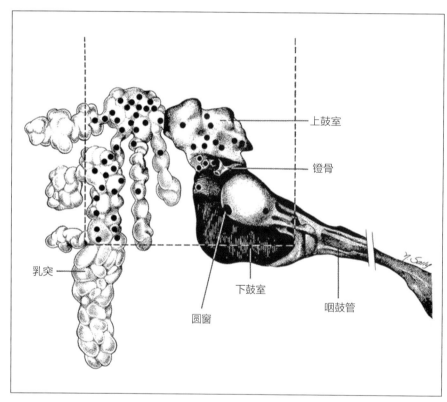

◀ 图3-113 本示意图显示Lim等[65]在151例颞骨标本发现的中耳小体分布情况，黑点为中耳小体的位置

上鼓室

镫骨

乳突

下鼓室

圆窗

咽鼓管

组织学研究表明，这些圆形或椭圆形的小体（图3-114）由一个环行黏膜、一个由同轴板状胶原纤维和纤维细胞的外囊和一个中心核组成。电子显微镜观察中心核，没有发现任何神经纤维，只发现了均匀的基质。6岁以下患儿或者有慢性中耳炎、分泌性中耳炎或乳突炎病史患者的标本中未发现这些小体。尽管此研究并没有揭示这些中耳小体的功能性质，但证明其不符合Pacinian小体的概念，虽然这些小体的生理功能不详，但耳显微外科医生们可能会在第一次见到时感到好奇。

（三）血管球小体

Guild[66] 首次描述了中耳存在血管球小体，即颈静脉球体。血管球小体可以沿着 Arnold 神经（迷走神经的鼓室支）走行，直至最远端与面神经的降部相交，也可以沿着 Jacobson 神经（舌咽神经的鼓室支）（图 3–115 和图 3–116）走行。Guill[67] 发现超过 50% 的颈静脉球体位于伴随有上述神经的颈静脉窝或颈静脉球外膜处。较少见于鼓室小管或面神经管的乳突段。

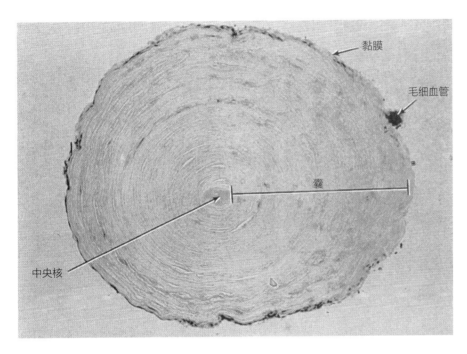

◀ 图 3–114　此图像来自 47 岁男性的标本，中耳小体的断面图显示其为多层结构。有一个明显的中心核，由板状囊环绕，表层被黏膜覆盖

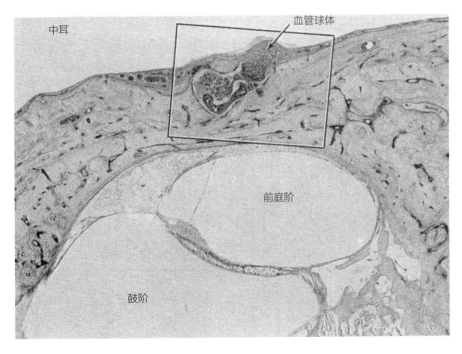

◀ 图 3–115　此图像来自 68 岁女性的标本，鼓岬上有一个正常的血管球体，与舌咽神经的鼓室支有关（图 3–116）

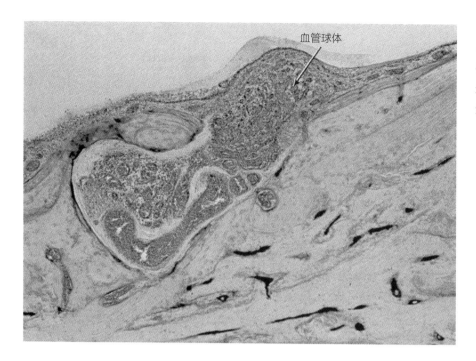

血管球体

◀ 图 3-116　此图像为 68 岁女性的标本，为图 3-115 中框出区域的放大图，显示了血管球体的细节（此图彩色版本见书末）

　　血管球瘤是中耳最常见的肿瘤[68]。这种相对良性的肿瘤也被称为颈动脉体样肿瘤[69]、颈静脉球瘤[70]、非嗜铬性副神经节瘤[71]、化学感受体瘤[72, 73] 和血管球细胞瘤[74]。最常见的称谓是血管球瘤。术语"鼓室球"之所以保留，是因为这些肿瘤起源于中鼓室，而那些起源于下鼓室的肿瘤被称为颈静脉球体瘤[75]。

　　颈静脉球肿瘤倾向于延伸到迷路下气房（图 3-83）。在气化良好的颞骨中，可以向前延侵袭至岩尖和颈内动脉周围区域（图 4-1），有时可以侵袭至乳突和颈静脉。手术切除肿瘤需要术前详细的评估，以防止或最小限度地损伤听力。

第 4 章 气化
Pneumatization

人类正常颞骨的气化程度变异性很大[83-87]。颞骨气化发育受多方面因素影响，如遗传、环境、营养、细菌感染及咽鼓管通气的充足性等。

Hug 和 Pfaltz[88] 通过 X 线检查对 73 例儿童的颞骨气化程度进行了评估，其中包含正常耳及有中耳疾病的患耳。他们研究发现，分泌性中耳炎及反复化脓性中耳炎对颞骨的气化均有抑制作用。数据同时表明，当感染受到控制后，气化过程又得以继续。但是，他们同时指出，一旦气化过程曾经被抑制过，颞骨的气房便无法达到正常的气化水平。

读者对于颞骨气化的三维解剖的理解，可以通过对火棉胶切片（图 1-44 至图 1-57）和外科切片（图 8-1 至图 8-28）的立体视图学习得以加强。

颞骨气化空间可以被分为 5 个区域，这些区域可以继续细分为多个小区。图 4-1 展示了这其中大部分的区域、分区及通气通道；颞骨气房完整的分区见表 4-1[89]。

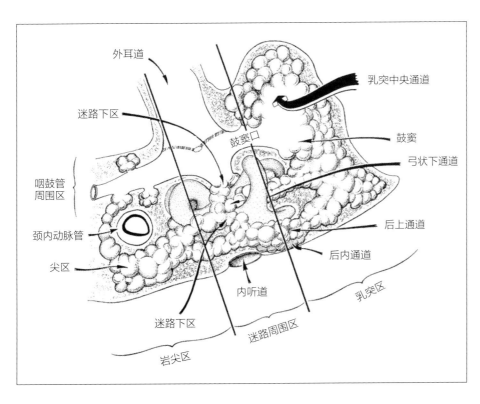

◀ 图 4-1 两个垂直平面，一个经前半规管平面，一个经蜗轴平面，用来划分颞骨的乳突、迷路周围及岩尖区的气房。迷路周围区域又进一步划分为迷路下区及迷路上区；在岩尖，可以看到管周及岩尖顶气房

表 4-1 颞骨的气化空间

● 中耳区 – 中鼓室 – 上鼓室 – 下鼓室 – 前鼓室 – 后鼓室	● 岩尖区 – 管周气房 – 尖顶气房

● 乳突区
 – 鼓窦区
 – 乳突中央通道
 – 乳突周围区
    ○ 天盖气房
    ○ 窦脑膜角气房
    ○ 乙状窦周围气房
    ○ 面神经管周围气房
    ○ 乳突尖气房
	● 附件区
	 – 颧突气房
	 – 鳞部气房
	 – 枕部气房
	 – 茎突气房

● 迷路周围区 – 迷路上气房 – 迷路下气房	● 气化通道 – 后上通道 – 后内通道 – 弓状下窝通道 – 迷路周围通道 – 管周通道

一、中耳区

中耳区可细分为五个分区：①紧张部内侧区域的中鼓室；②通过锤骨前襞和锤骨后襞水平平面以上的上鼓室；③通过鼓环最下缘水平平面以下的下鼓室；④通过鼓环前缘冠状平面之前的前鼓室；⑤通过鼓环后缘冠状平面之后的后鼓室区，包括鼓室窦和面隐窝。详细解剖见中耳解剖章节（见第 3 章）。

二、乳突区

出生时乳突有一个单腔，包括鼓窦和邻近的乳突小气房。它位置浅表且周围被板障骨包绕（图 4-2 至图 4-4）。

成年后，正常的乳突腔可分为气化型、板障型或硬化型。在板障型和硬化型，气化只局限于鼓窦和乳突中央通道。板障型内含骨髓样软组织，然而硬化型主要包含密质骨（图 4-5 至图 5-8）。即便是狭小的乳突，也可以很好地气化（图 4-9 和图 4-10）。对于图 4-5、图 4-7 和图 4-9 所示的狭窄乳突，在手术中，经面隐窝（后鼓室入路）进入中耳是非常困难的。

Zuckerkandl[90] 通过对 250 例人类颞骨研究发现，气化完全的占 36.8%；部分气化及部分板障的占 43.2%；完全板障或硬化型的占 20%。

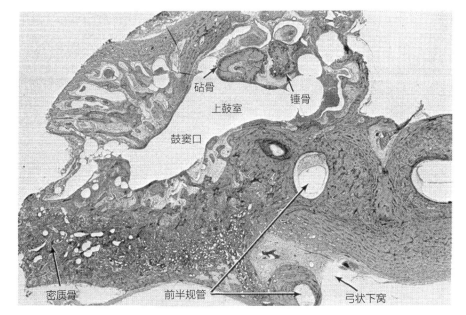

砧骨

上鼓室

锤骨

鼓窦口

密质骨

前半规管

弓状下窝

◀ 图4-2 下面3幅图像（图4-2 至图4-4）均来自41日龄女性的颞骨标本，这一居于上面的层面展示了这个年龄段其上鼓室及鼓窦口的气化。偶尔，间充质会在上鼓室及乳突中持续存在，直到出生后数月。鼓窦周围气房还没有出现。弓状下窝通向岩乳管，该管随即走行于前半规管的两肢之间

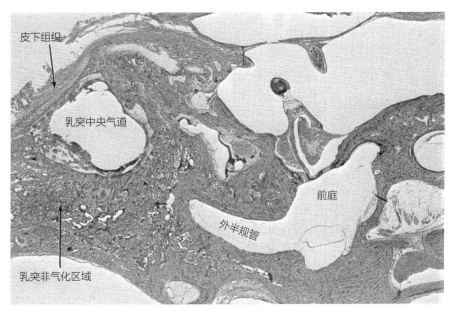

皮下组织

乳突中央气道

前庭

乳突非气化区域

外半规管

◀ 图4-3 在前庭窗水平，中耳及乳突中央通道均具有与该年龄（41日龄）相符的气化，乳突的皮质骨通常非常薄

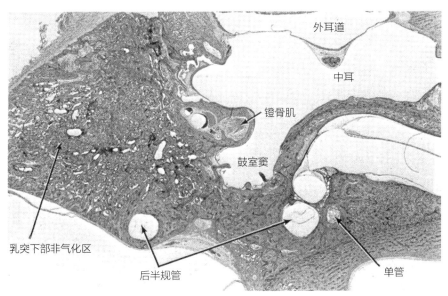

外耳道

中耳

镫骨肌

鼓室窦

乳突下部非气化区

后半规管

单管

◀ 图4-4 此图像来自41日龄女性的标本，在较低的平面，可见到下鼓室充分气化。乳突充满了硬质骨。在胚胎接近足月时，间充质由下鼓室、中鼓室向上鼓室及乳突逐渐溶解

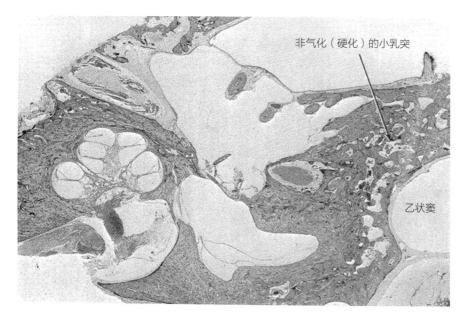

非气化（硬化）的小乳突

乙状窦

◀ 图 4-5　此图像来自 79 岁男性的标本，该层面显示乳突气房未发育，无炎症性病变。小乳突与乙状窦向外前移有关

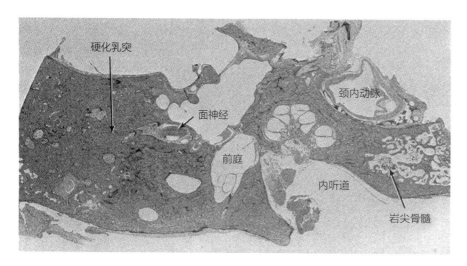

硬化乳突

面神经

颈内动脉

前庭

内听道

岩尖骨髓

◀ 图 4-6　此图像来自 65 岁女性的标本，显示了很典型的硬化型乳突。鼓膜的病理改变提示既往中耳炎病史。岩尖含有骨髓

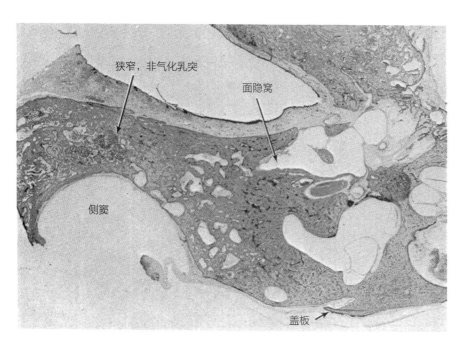

狭窄，非气化乳突

面隐窝

侧窦

盖板

◀ 图 4-7　此图像来自 80 岁女性的标本，显示狭窄的乳突与外移的乙状窦（侧窦）相关。图中可见内淋巴囊表面的盖板，前庭窗前方可见到硬化灶，无中耳炎征象（此图彩色版本见书末）

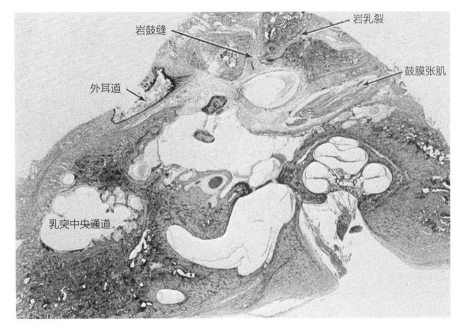

图中标注：岩鼓缝、岩乳裂、鼓膜张肌、外耳道、乳突中央通道

◀ 图 4-8　此图像来自 9 周龄婴儿的标本，显示中耳及乳突中央通道上部分充分气化。硬化骨包围乳突中央通道，乳突皮质通常很薄

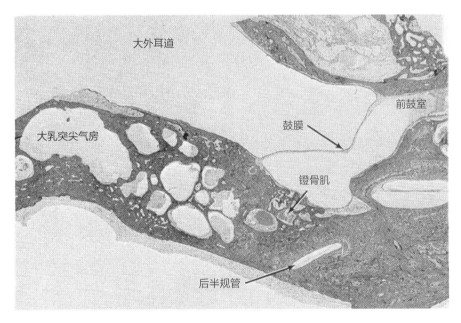

图中标注：大外耳道、前鼓室、鼓膜、大乳突尖气房、镫骨肌、后半规管

◀ 图 4-9　此图像来自 73 岁男性的标本，与宽大的外耳道（EAC）相比，乳突虽然气化良好，但很狭窄。大的乳突尖气房紧邻骨性外耳道

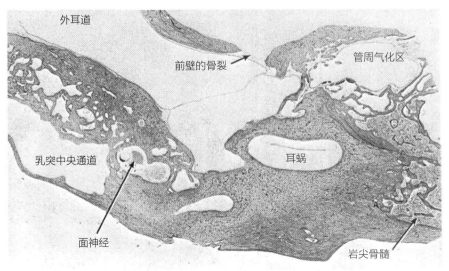

图中标注：外耳道、前壁的骨裂、管周气化区、乳突中央通道、耳蜗、面神经、岩尖骨髓

◀ 图 4-10　此图像来自 22 岁男性的标本，该颞骨标本展示了一个气化良好的狭窄乳突。管周区气化良好。外耳道前壁的骨裂是偶发的一个解剖变异

在那些迷路周围气房气化受到抑制的颞骨上，后半规管会在岩骨后表面形成一个凸起（图4-11）。同时，当弓状隆起区域气化受限时作为颅中窝底能标识前半规管位置的结构，弓状隆起会尤其凸显。

乳突的前外侧部分来源于颞骨鳞部；乳突的后内侧部分，包括乳突尖在内，来源于岩部。这些区域是根据颞骨外表面的岩乳裂来界定的，而在成年早期该骨缝会融合。很多情况下，这两部分的连接处在乳突内部会由一块不完整的骨板所分隔，即岩鳞隔，也叫Koerner隔[91]。Koerner隔的厚度和深度变异性很大，并可能会随着气化完全的乳突一同消失。Proctor[61]提出，Koerner隔是"成人鼓窦和乳突内的上囊和中囊之间黏膜皱襞持续和进一步发育"的结果。

在手术过程中，当遇到Koerner隔时，容易被误认为窦腔内侧壁（图4-12至图4-14）。当发现常见的解剖标志，如乳突天盖、外半规管凸起、乙状窦和鼓窦不在术野中时，鉴别Koerner隔也相对比较容易了。

乳突区可分为三个区域（图4-15）：①乳突的鼓窦区是一个大的上部中央气化腔，经过鼓窦入口与中耳的上鼓室相沟通。②乳突中央通道从鼓窦向下方延伸（图4-16）。它可能由一个不同大小的单腔或者一系列气房组成，可能部分被岩鳞裂（Koerner隔）分隔。③乳突周围区域可分为五组：a.天盖气房，作为天盖边界，位于乳突上方；b.窦脑膜角气房，占据乳突后上角，上邻硬脑膜骨板，后下邻乙状窦表面骨板；c.乙状窦周围气房，位于乙状窦外侧、内侧以及后方；d.面神经周围气房，位于面神经乳突段周围；e.乳突尖气房，占据乳突下面的突起，其被二腹肌嵴又分为内、外两组。

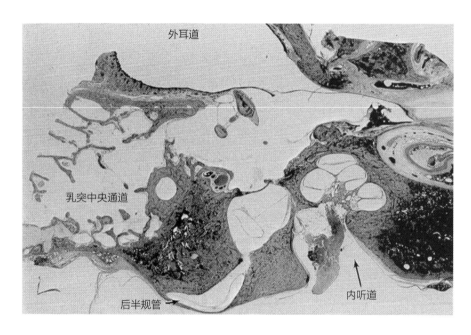

◀ 图4-11　此图像来自8月龄婴儿的标本，该颞骨标本显示乳突气化良好但迷路周围气化受抑制；因此，内听道短而宽，后半规管凸入颅后窝。在前方，紧张部被人为与鼓环分离

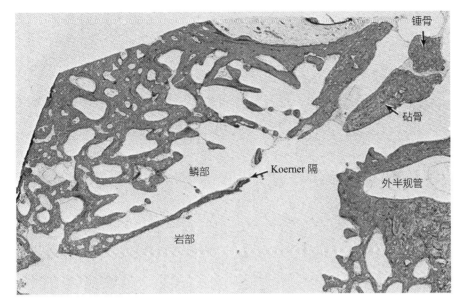

▶ 图 4-12 此图像来自 65 岁女性的标本，显示了 Koerner 隔将乳突分为前外侧鳞部和后内侧岩部

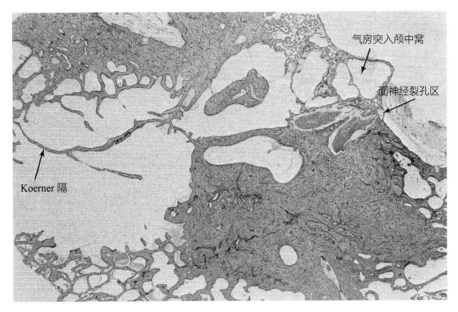

▶ 图 4-13 此图像来自 76 岁男性的标本，Koerner 隔将较大的乳突岩部与正常的小的鳞部分开。该标本显示上鼓室前隐窝突入颅中窝（此图彩色版本见书末）

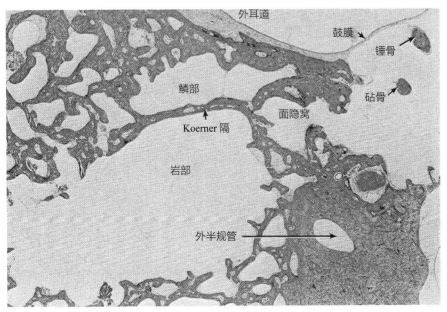

▶ 图 4-14 此图像来自 65 岁女性的标本，与图 4-12 来自同一耳的更低层面，提示与较大的乳突后内侧相比，前外侧鳞状部分较小。由于其气化的起源不同，面隐窝和乳突常被骨性分隔所分开

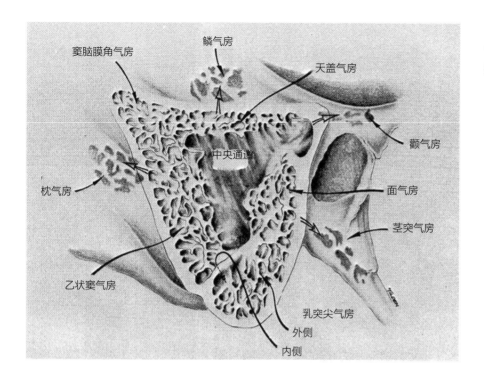

图 4-15 此示意图显示了乳突区和颞骨附属部分的气化区

窦脑膜角气房
鳞气房
天盖气房
颧气房
中央通道
面气房
茎突气房
枕气房
乙状窦气房
乳突尖气房
外侧
内侧

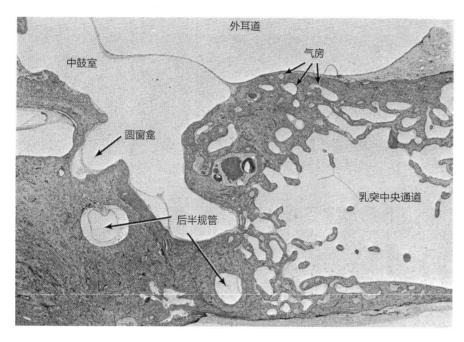

图 4-16 此图像来自 58 岁女性的标本，乳突中央通道从鼓窦向下延伸，被较小的气房包围，其中一些可延伸至外耳道后壁的骨皮质

外耳道
中鼓室
气房
圆窗龛
后半规管
乳突中央通道

三、迷路周围区

迷路周围区气房被分为迷路上气房（图 4-24）和迷路下气房（图 4-17），分别位于迷路上方和下方。

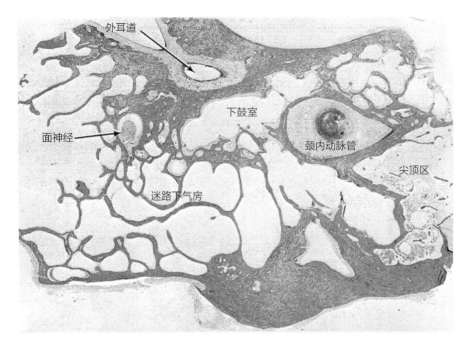

外耳道

下鼓室

颈内动脉管

尖顶区

面神经

迷路下气房

▶ 图 4-17　此图像来自 16 岁女性的标本，显示了迷路下区的广泛气化

四、岩尖区

岩尖区气房被分为：①管周区（图 4-18 和 4-19），即围绕咽鼓管骨性部分的气房，位于颈内动脉管的前外侧；②尖顶区（图 4-20 至图 4-24），位于颈内动脉管前内侧。管周气化很常见，但顶区气化少见（图 4-25）。

对于外科医生来说，尖顶区是颞骨最远的部分。它的气化可来自管周、迷路周围、后上、后中及弓状下窝通道。对岩尖积脓（岩尖炎）的外科引流，可经上述通道之一来完成[92-95]。Ramadier[96] 则提出了另外一个手术径路，即经耳蜗与颈内动脉管之间的骨迷路进行引流；然而多数耳科医师认为这个径路的手术操作难度太大几乎无法实现。图 4-20 至图 4-22 展示了介于后方的耳蜗、前方的面神经和颈内动脉之间有限的空间。目前，岩尖感染在世界上多数国家都已非常罕见。

五、附属区

有时，气化范围会超出中耳、乳突、迷路周围、岩尖区，可达邻近颞骨甚至邻近颅骨，形成附属气房区（图 4-15）：①颧弓区，为上鼓室或天盖区向前延伸的气房区域，位于颧弓根或颧弓；②鳞区：为位于颞线上方颞骨的鳞部，是天盖向上延伸的部分；③枕区，位于枕骨，为乙状窦周围气房向后方延伸的部分；④茎突区，较少见，为乳突尖向茎突根部延伸的气房。

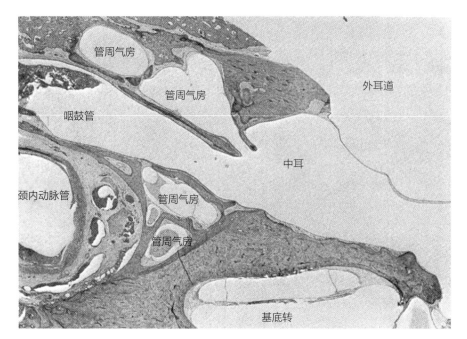

管周气房

管周气房

外耳道

咽鼓管

中耳

颈内动脉管

管周气房

管周气房

基底转

◀ 图 4-18　此图像来自 74 岁男性的标本，在此耳中，咽鼓管周围气房位于咽鼓管的内侧和外侧。颈内动脉与咽鼓管骨部由一块薄骨板分开

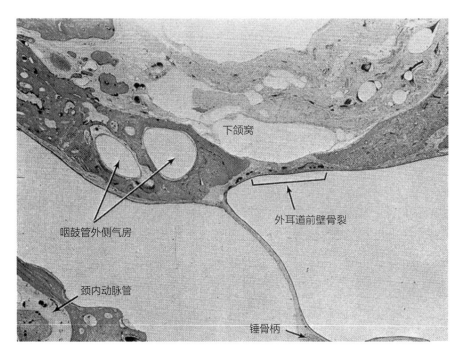

下颌窝

咽鼓管外侧气房

外耳道前壁骨裂

颈内动脉管

锤骨柄

◀ 图 4-19　此图像来自 53 岁女性的标本，在外耳道前壁有一个骨裂。在手术过程中，这个区域的解剖学变异有重要意义

六、气化通道

颞骨的气化是经过间充质溶解这一空心化过程而形成间隙造成的。空气充盈在每个间隙空间内，并且与其他气化间隙相通。这些气化通道对于耳外科医师来说非常熟悉，因为它们是引导耳外科医生通向颞骨病变部位的径路 [86, 97-99]。

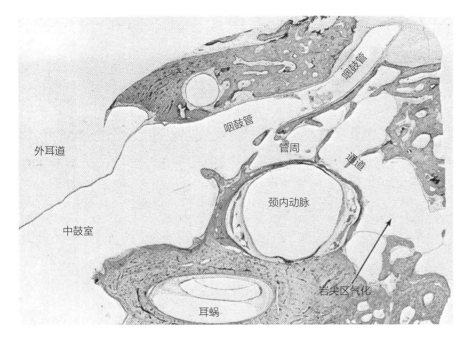

外耳道

咽鼓管

咽鼓管

管周

通道

颈内动脉

中鼓室

岩尖区气化

耳蜗

◀ 图 4-20　此图像来自 89 岁女性的标本，该颞骨显示岩尖区域的管周以及尖顶部的广泛气化。管周气房经常作为尖顶部气化的通道

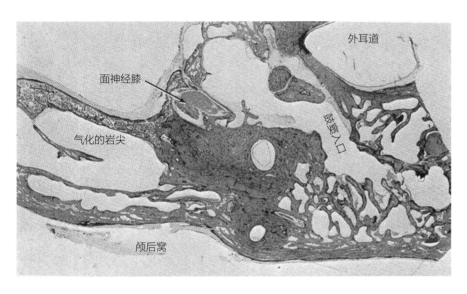

外耳道

面神经膝

气化的岩尖

鼓窦入口

颅后窝

◀ 图 4-21　此图像来自 64 岁女性的标本，该岩尖非常窄，但是充分气化。鼓窦入口为自上鼓室至乳突腔的缩窄区域，位于砧骨体及短脚的内后上方（此图彩色版本见书末）

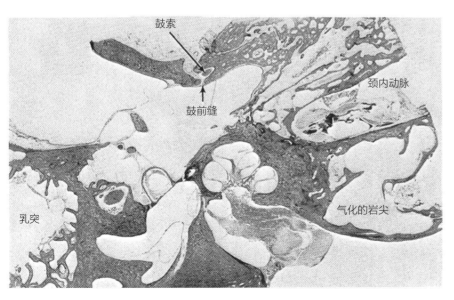

鼓索

颈内动脉

鼓前缝

乳突

气化的岩尖

◀ 图 4-22　此图像来自 49 岁女性的标本，在此耳中，岩尖高度气化。连续切片显示管周及上后气房通道连续

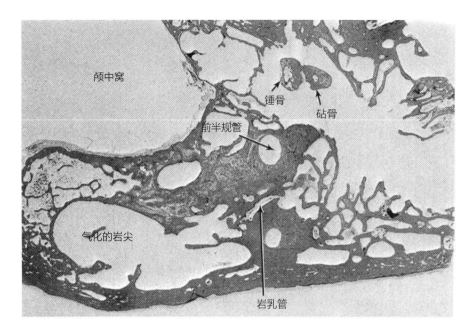

颅中窝

锤骨

砧骨

前半规管

气化的岩尖

岩乳管

◀ 图 4-23　此图像来自 40 岁男性的标本，这张颞骨图片显示一个大的尖顶气房（此图彩色版本见书末）

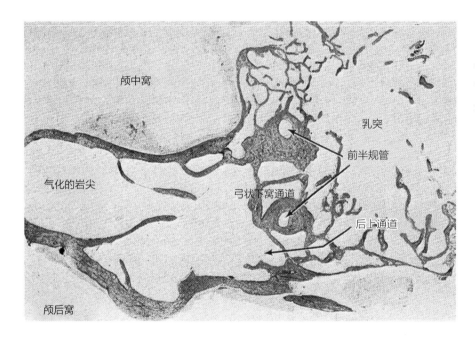

颅中窝

乳突

前半规管

气化的岩尖

弓状下窝通道

后上通道

颅后窝

◀ 图 4-24　此图像来自 16 岁女性的标本，从乳突到岩尖的两条常见路径是后上通道和弓状下窝通道（此图彩色版本见书末）

　　这些通道包括：①后上气房通道，自乳突上部向前内方延伸，位于颅中窝与颅后窝的硬脑膜骨板以及前半规管的夹角之间。该通道通常止于内听道，但有时可能会越过内听道上方到达迷路上及岩尖区（图 4-26 和图 4-27）。②后内气房通道，从乳突开始，沿后上气房通道下方岩骨后面向前内方向延伸（图 4-28 和图 4-29）。它一侧是以内淋巴管和内淋巴囊为界，另一侧是以颅后窝骨质为界。它可延伸至迷路上区和迷路下区。③弓状下窝通道：出现在 3% 的颞骨中 [100]，自乳突穿过前半规管弓向前内方向延伸，毗邻岩乳管。它可到达岩尖区（图 4-30 和图 4-31）。④迷路周围通道，分别自中耳上鼓室和下鼓室延伸至迷路上及迷路下区。⑤管周通道，自前鼓室或咽鼓管，经颈内动脉管前方，到达岩尖区（图 4-20）。

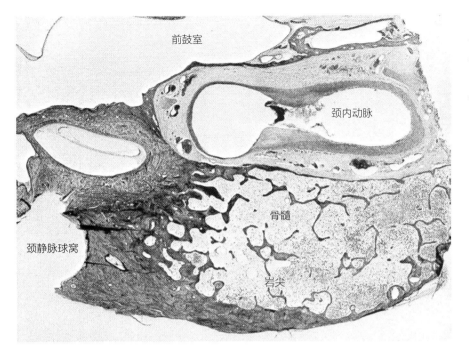

前鼓室

颈内动脉

颈静脉球窝

骨髓

岩尖

◀ 图 4-25　此图像来自 60 岁男性的标本，颞骨显示岩尖无气化的常见状态。颈内动脉管及其血管和神经丛位于岩尖

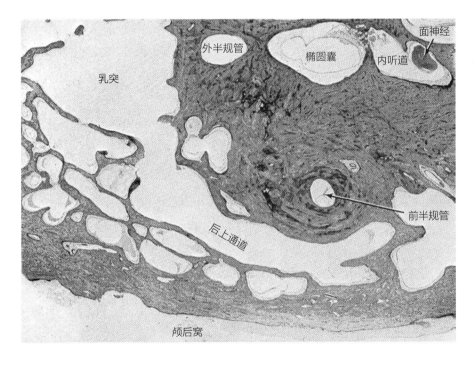

外半规管

椭圆囊

内听道

面神经

乳突

后上通道

前半规管

颅后窝

◀ 图 4-26　此图像来自 81 岁女性的标本，显示了后上气房通道，它从乳突向前向内听道延伸，平行于颞骨后表面。与前半规管非壶腹端有密切的解剖关系

七、Pacchionian 体

Pacchionian 体，也叫蛛网膜颗粒，为蛛网膜的伪足，穿过硬脑膜进入静脉窦或者静脉腔隙。蛛网膜颗粒的数量和位置变异性很大。通常在上矢状窦附近数目最多，但也可位于横窦、海绵窦和岩上窦附近。随年龄增长，蛛网膜颗粒的数目和大小有逐渐增长倾向，并且会有钙化。每一个蛛网膜颗粒都由数个蛛网膜绒毛组成；每个绒毛都

由成束的胶原纤维构成，其中散在分布着软脑膜样的细胞，周围被一层薄的外膜所包围，其表面有小卵圆形上皮细胞。由绒毛所充填的空间是蛛网膜下腔的延续。目前认为在相对高压的脑脊液系统和低压的静脉窦系统之间，蛛网膜颗粒充当着单向、压力依赖的阀门的角色。

自颅中窝（图 4-32 和图 4-33）和颅后窝（图 4-34 至图 4-36）的蛛网膜延伸出来的蛛网膜颗粒可以进入附近的乳突气房。在它们分布的区域，尤其在未感染耳，术者可能会遇到这些颗粒，其暴露不会造成脑脊液漏。这些区域分布着与静脉通道无关的蛛网膜颗粒，其作用仍不清楚。

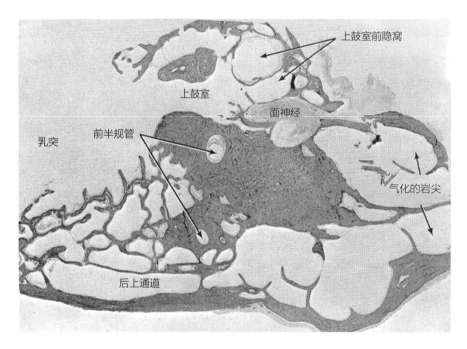

◀ 图 4-27　此图像来自 16 岁女性的标本，显示了一个大的后上气房通道直接通到气化的岩尖区（此图彩色版本见书末）

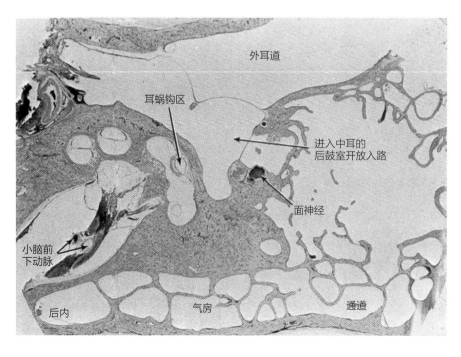

◀ 图 4-28　此图像来自 57 岁男性的标本，显示了颞骨有发育良好的后内气房通道（此图彩色版本见书末）

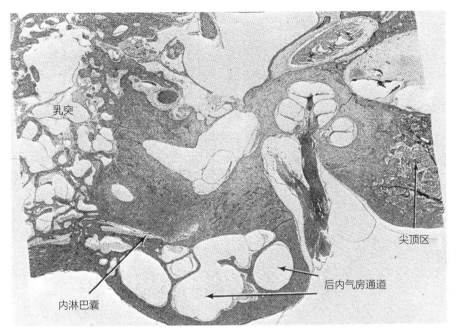

乳突

尖顶区

后内气房通道

内淋巴囊

◀ 图 4-29　此图像来自 79 岁女性的标本，显示了后内侧气房通道是由大气房组成的，这些大气房突出到颅后窝（此图彩色版本见书末）

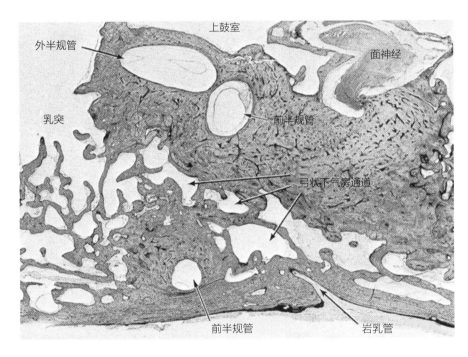

上鼓室

外半规管

面神经

乳突

前半规管

弓状下气房通道

前半规管

岩乳管

◀ 图 4-30　此图像来自 44 岁男性的标本，显示了弓状下窝通道经前半规管的壶腹端及非壶腹端的前后肢之间通过，自乳突向前内方向扩展。图中也可看到岩乳管自颅后窝向后外走行（此图彩色版本见书末）

八、弓状下窝及岩乳管

在成人，弓状下窝通常是一个岩锥背面的小而浅的切迹，位于内听道口后上方。与成人相比，胎儿及新生儿的弓状下窝相对较大[100]（图 4-2 和图 4-37）。它通向岩乳管，一个弓状下动脉及其伴行静脉所经过的骨管，该管穿行于前半规管弓向后方走行[101]（图 4-23 和图 4-30）。岩乳管位于乳突的开口通常位于前半规管非壶腹端之前的鼓窦周围气房内；然而，在 5% 的情况下，它直接开口于鼓窦[100]。

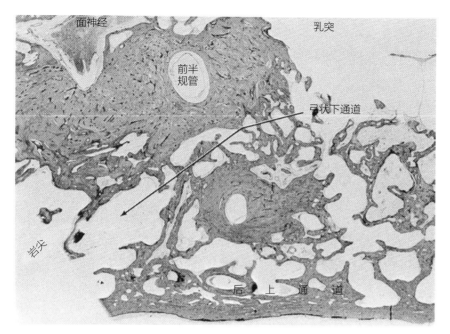

图中标注：面神经、乳突、前半规管、弓状下通道、岩尖、后上通道

◀ 图 4–31　此图像来自 80 岁男性的标本，显示了弓状下窝通道自前半规管弓向前延伸。后上通道平行于颞骨后缘走行。弓状下窝通道为通往岩尖的外科径路之一（此图彩色版本见书末）

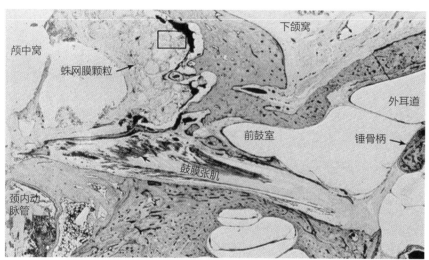

图中标注：颅中窝、蛛网膜颗粒、颈内动脉管、下颌窝、外耳道、前鼓室、锤骨柄、鼓膜张肌

◀ 图 4–32　此图像来自 50 岁男性的标本，该切面显示颅中窝硬膜下的一个大的蛛网膜颗粒（图 4–33）（此图彩色版本见书末）

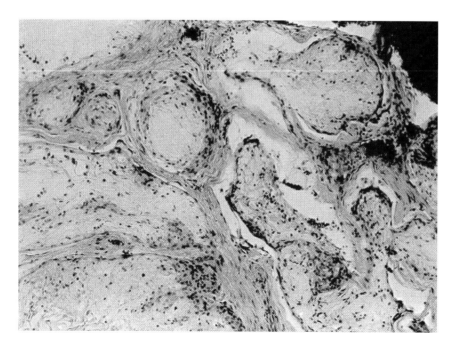

◀ 图 4–33　此图像来自 50 岁男性的标本，显示了图 4–32 方框区的高倍视图（此图彩色版本见书末）

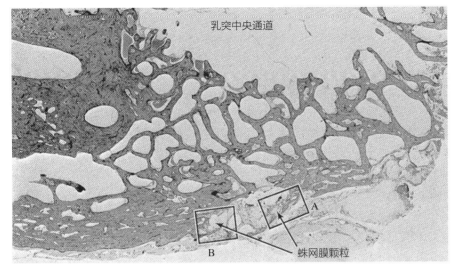

乳突中央通道

A

蛛网膜颗粒

B

◀ 图 4–34　此图像来自 74 岁女性的标本，有一个源于颅后窝脑膜的一个大的蛛网膜颗粒。在此处的颅脑和乳突之间有软组织连接（骨裂）。然而，还没有证据表明，这些部位是细菌传播或脑脊液漏的径路。图 4–35 和图 4–36 分别为区域 A 和区域 B 的高倍视图

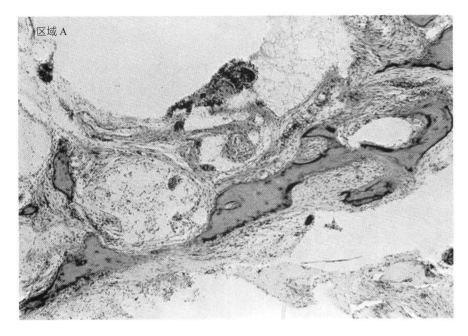

区域 A

◀ 图 4–35　此图像来自 74 岁女性的标本，显示了图 4–34 中区域 A 的高倍视图

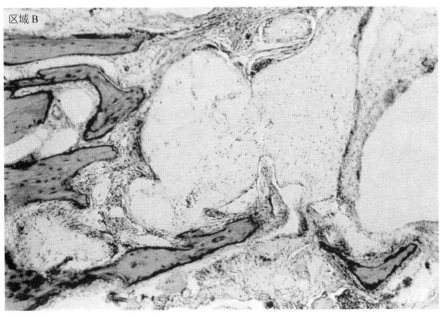

区域 B

◀ 图 4–36　此图像来自 74 岁女性的标本，显示了图 4–34 中区域 B 的高倍视图

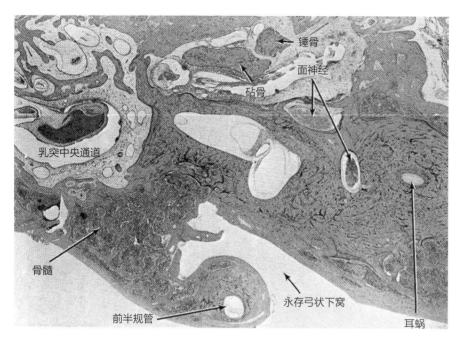

▶ 图 4-37　此图像来自 21 月龄男性的标本，该耳展示了一个永存弓状下窝。如果弓状下窝通道也同时气化良好，乳突切除术可能会因为脑脊液漏而复杂化（此图彩色版本见书末）

图中标注：
锤骨
面神经
砧骨
乳突中央通道
骨髓
前半规管
永存弓状下窝
耳蜗

第 5 章 内耳
The Inner Ear

一、骨迷路

骨迷路由耳囊发育而来。骨基质由内层的骨膜（骨内膜骨）层、中层的软骨内骨和内软骨混合层、外层的骨外膜骨层 3 层组成。骨内膜骨层和骨外膜骨层分别源于胚胎期的内、外软骨膜（参见骨化部分，第 9 章）。由软骨小岛组成的软骨内骨（骨间球）离散分布于中间层（图 5-1 和图 5-2），其余部分由侵入中间层的成骨细胞发育成薄层骨质。个体的软骨内骨数量随着年龄增长而减少[102]。骨折后，中间层的骨质无法通过骨样成骨或骨痂形成愈合。骨内膜（内骨膜）层的修复能力也较差。颞骨骨折后主要是通过纤维组织和部分骨外膜骨层骨质增生而愈合。

骨迷路的长轴长度约 20mm[4]，与岩锥后表面大致平行，包括前庭、半规管及耳蜗（图 5-3）。

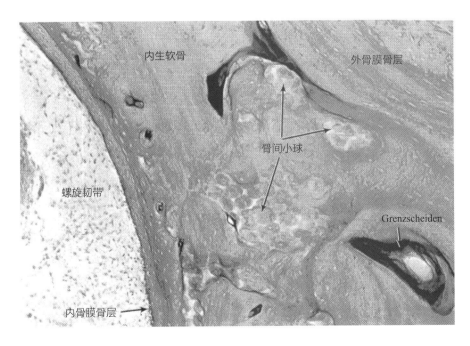

内生软骨

外骨膜骨层

骨间小球

螺旋韧带

Grenzscheiden

内骨膜骨层

◀ 图 5-1 此图像来自 59 岁男性的标本，显示了成人骨迷路的三层结构。骨间小球（软骨内骨）是内耳内软骨层内的特化软骨。此层中血管内表面的嗜碱性染色物（Grenzscheiden）应区别于耳硬化症海绵样骨病灶中的嗜碱性染色沉积物（此图彩色版本见书末）

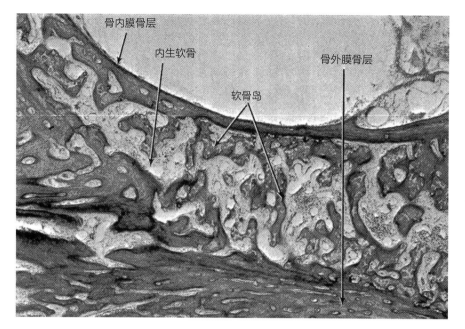

◀ 图 5-2　图像显示了患有成骨不全的新生婴儿骨迷路三层结构。骨内膜骨层结构正常。内生软骨层纤维组织成分增加。内生软骨的骨小梁被少量的细胞纤维组织和血管分隔。骨外膜骨层比内生软骨层更致密，也是由纤维组织分隔的薄的骨小梁组成（此图彩色版本见书末）

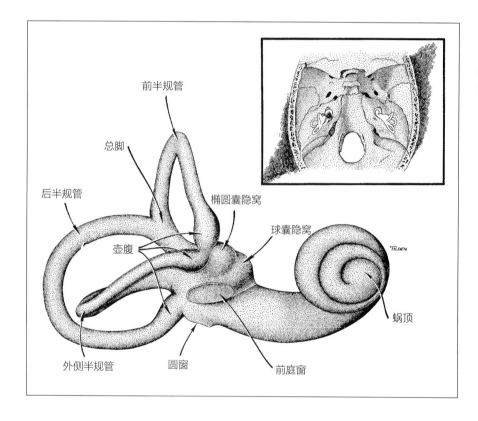

◀ 图 5-3　骨迷路效果图，实际显示骨内膜层结构组成

图片由 Sobotta [186] 提供

（一）前庭

前庭是直径 4mm 的中央腔；其不规则的外壁形态与其内部的膜迷路形态相符。它内侧壁的后上方是被称为椭圆囊隐窝的低凹，容纳了部分的椭圆囊斑。类似，前下侧的球囊隐窝容纳着球囊斑。前庭嵴，是在这两个隐窝间倾斜隆起，它向后走行并分为两支，为蜗管的前庭盲端（基底端）界定了蜗隐窝。

前庭的骨壁上有不连续的开口。耳蜗的开口居前，半规管开口居后。筛状的区域是簇集的小孔，前庭和耳蜗神经束由此进入内耳。前庭窗是在外侧壁的开口，毗邻鼓室腔。前庭导水管和它包含的内淋巴管开口在前庭的后下方。

（二）耳蜗

骨质耳蜗（图 5-4 至图 5-6）的名字源于它与蜗壳的形态相似性，它是由一个环绕中心骨质轴两圈半的 32mm 的螺旋管道组成，其中的骨质轴就是蜗轴。螺旋的基底部位于内听道的前外侧，对应于耳蜗筛区，该区是由供应耳蜗的神经穿过；耳蜗顶端指向前外下方，耳蜗的高度是 5mm。骨螺旋板是菲薄骨质突起，它围绕蜗轴走行，进而将耳蜗骨管部分细分为前方的前庭阶和后方的鼓阶；其逐渐变细终止于螺旋板钩。蜗孔是两个阶在蜗顶连通的部位。次级骨螺旋板是坐落于耳蜗基底部外侧壁的一条窄的弯曲的薄层骨板，紧贴着螺旋韧带的背侧面。中转和顶转的阶间隔缺损是很常见的，但功能上无意义（图 5-7）。

（三）半规管

骨半规管（此处称外、后、前半规管）位于前庭后侧。每个半规管之间垂直相交，呈 240° 的弧形，直径 1mm。每个半规管在其骨性壶腹部与前庭相通，直径增加一倍。后半规管和前半规管的非壶腹端融合形成总脚，外半规管的非壶腹端仍是独立的。因此，前庭共有 5 个半规管开口。

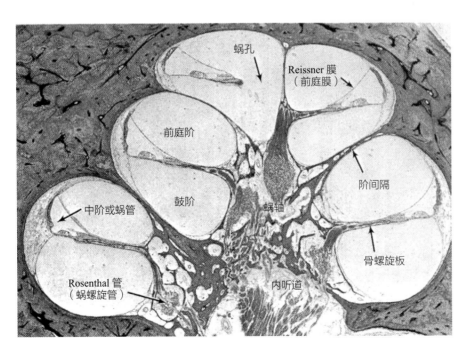

◀ 图 5-4　此图像来自 63 岁女性的标本，显示了正常耳蜗的显微结构，值得注意的是从底转到顶转螺旋韧带逐渐变窄，基底膜逐渐变宽。与图 5-5 和图 5-6 来自同一耳（此图彩色版本见书末）

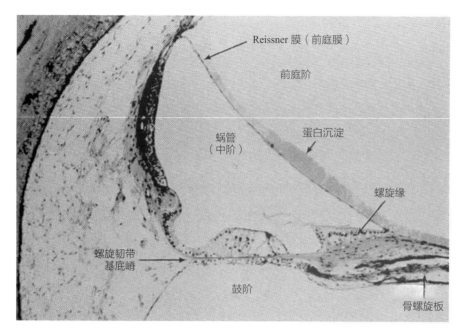

图 5-5 此图像来自 63 岁女性的标本，显示了蜗管的正常结构。与图 15 的示意图相比较。螺旋韧带的去细胞性表现是衰老的正常表现。蛋白沉淀由组织制样造成。与图 5-4 和图 5-6 来自同一耳（此图彩色版本见书末）

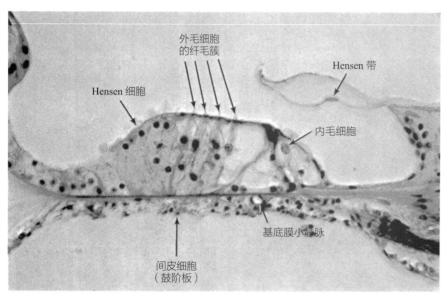

图 5-6 此图像来自 63 岁女性的标本，显示了 Corti 器的正常结构。在制作保存较好的标本上经常可以看到纤毛簇。注意到外毛细胞核和 Deiters 细胞核不在同排。与图 5-4 和图 5-5 来自同一耳。注意与图 5-15 比较（此图彩色版本见书末）

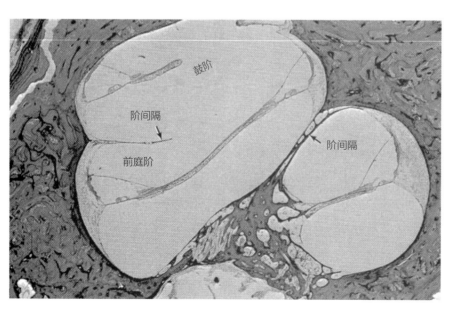

图 5-7 此图像来自 63 岁女性的标本，部分消失的阶间隔是常见的发育缺陷且能保持正常的耳蜗功能（此图彩色版本见书末）

1998年，Minor及同事[103]描述了一种包含前庭症状、偶尔伴随慢性不稳感，这一症状往往是由声音或中耳压力/颅内压力改变诱发的。他们将这种症候群与前半规管外侧壁骨质裂隙联系起来。随后的显微影像研究中[104]发现1000个颞骨的纵切片中有0.5%的前半规管完全裂开，另外还有1.4%的标本骨质异常菲薄（≤0.1mm）。这些开裂及菲薄最常发生在颅中窝底及接近岩上窦的前半规管附近，且一般都是双侧发生。另外，覆盖在前半规管的骨质总是在出生时较薄，在出生后的3年中逐渐增厚。

（四）微裂隙

微裂隙是常发生在骨迷路的骨内膜骨层和内生软骨层的裂缝，一般没有病理或功能意义。常由纤维组织和骨样的非细胞基质混合填充。外伤导致的颞骨骨折常造成更宽、更长的裂缝，常累及骨外膜层，甚至会延伸到整个颞骨横断面。当发生颞骨骨折和变形性骨炎时，微裂隙的数量会增加，这种情况下更专业的术语应该是微骨折。骨内膜骨层和内生软骨层显示出的修复能力很弱，而骨外膜骨层能够进行骨质修复。

圆窗龛和后半规管壶腹之间有一个固定的微裂隙（图5-8）[105, 106]。据观察10—15周胎儿的圆窗龛和后半规管壶腹之间有交通，Okano、Harada及其同事们[106-108]将这一微裂隙与胚胎发育过程中的交通关联起来。随着胎龄增加，腔隙中原来的间充质组织被软骨取代，所以它们之间的交通随之消失。一岁后，微裂隙的发生率因年龄增长而增高。通常6岁时，在所有的耳中都可见。

Mayer[109, 110]首次描述了颞骨微裂隙的其他位点。Harada及其同事[106]在331个颞骨样本中发现有25%的病例在前庭窗区域有微裂隙，40岁以上的人群发生率增高。这些病例中2/3人的微裂隙沿着垂直方向向上、下延伸，但不贯穿镫骨足板。

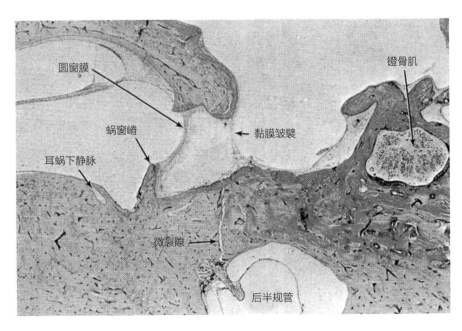

圆窗膜

蜗窗嵴

耳蜗下静脉

镫骨肌

黏膜皱襞

微裂隙

后半规管

◀ 图5-8　此图像来自84岁男性的标本，后半规管壶腹和圆窗龛之间的微裂隙发生在所有成人的颞骨中。蜗窗（圆窗）嵴也被称为半月嵴（此图彩色版本见书末）

这些微裂隙的病因学尚不明确，但是主流理论主张它们是在成骨和重构过程中骨迷路产生的应力破裂[106, 109, 110]。另一种理论[111]提倡是由于咀嚼传导至骨迷路的长期应力导致的。

由于牢固的纤维愈合和对裂隙的封闭，它不太可能像 Harada 等[106]认为的那样，即该微裂隙是中耳炎症扩散和耳毒性药物进入内耳的传播通道。有人推测它们可能扮演了一个自发性外淋巴液瘘管的角色。

（五）鼓室脑膜裂隙

鼓室脑膜裂隙，很显然它在胚胎早期是开放的，它与耳蜗导水管平行，从圆窗向下延伸至颅后窝的脑膜(图 5-9 和图 5-10)。这个裂隙是少见的自发性脑脊液耳漏位点。它被称为 Hyrtl 裂隙[45, 112]，但是在文献搜索中查不到 Hyrtl 对这一裂隙的描述。

（六）前庭裂隙

窗前裂被认为是外淋巴腔的附属物，是由前软骨吸收形成的通道（图 5-11）。成人后它充满软骨和（或）纤维组织。它取道前庭窗之前的前庭，经过一个不规则的裂隙样空间，至匙突附近的鼓室骨膜[4]。

窗后小窝是耳周组织向前庭窗后听囊的凹陷（图 5-12）且延伸至距外半规管非壶腹端约 1/3 处。它不稳定的出现，包含纤维组织[4]，出现时可能只与前庭有物质沟通。

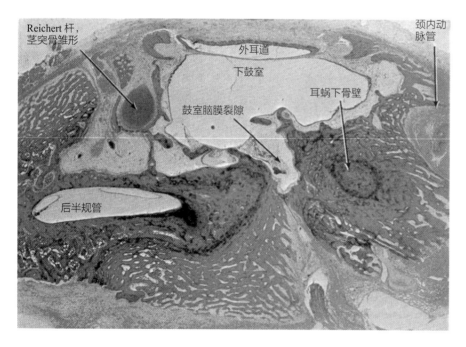

◀ 图 5-9　此新生儿耳蜗标本显示了鼓室脑膜裂隙（Hyrtl 裂隙）。很罕见的，此裂隙可能持续至成年，变成脑脊液耳漏的位点。可以看到 Reichert 杆，它作为茎突的软骨前体，在出生后才能骨化

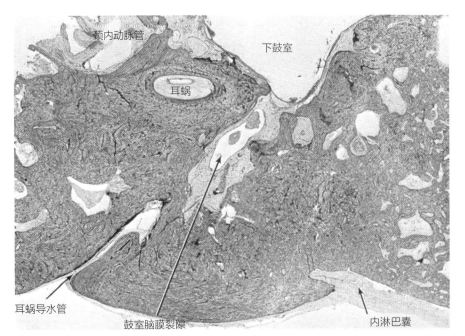

图中标注：颈内动脉管、下鼓室、耳蜗、耳蜗导水管、鼓室脑膜裂隙、内淋巴囊

◀ 图 5-10　此图像来自 44 岁男性的标本，鼓室脑膜裂隙与耳蜗导水管走行平行（此图彩色版本见书末）

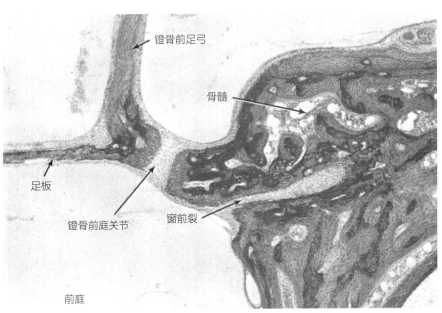

图中标注：镫骨前足弓、骨髓、足板、镫骨前庭关节、窗前裂、前庭

◀ 图 5-11　此图显示了新生儿的窗前裂和镫骨前庭关节，这是耳硬化症的好发区域

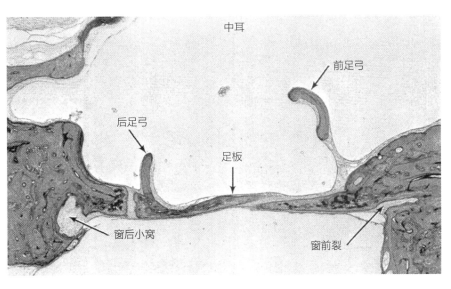

图中标注：中耳、前足弓、后足弓、足板、窗后小窝、窗前裂

◀ 图 5-12　此图像来自 34 岁女性的标本，窗后小窝和窗前裂的正常组织学表现。足板和前庭窗前上边缘的明显重叠是由于切片的角度造成的正常表现（此图彩色版本见书末）

二、膜迷路

膜迷路位于骨迷路之内，并被外淋巴腔隙内的液体、血管和起支撑作用的结缔组织包围。膜迷路的组分有蜗管、三个半规管及其壶腹、耳石器官（球囊、椭圆囊）、内淋巴管和内淋巴囊（图 5-13）。这个内部衬有表皮的通道和空间充满了内淋巴液，椭圆囊管、球囊管、联合管连接各个主体结构。

在膜性管道的壁上可见囊泡形成，在 1 个世纪以前由 Rüdinger 所描述。Lempert等[113] 推测这些囊泡是迷路遭受病毒感染的后果，它们破裂后造成梅尼埃病。目前这一现象被认为是没有病理学意义的，这与是否因生前衰老导致、死亡后改变，或标本制备过程中人为因素导致尚不明确[114]。

（一）蜗管

蜗管（中阶）是走行在内侧的骨螺旋板和外侧的耳蜗骨壁之间的螺旋状表皮管道（图 5-14）。它是一端起于前庭的盲管样结构，通过联合管与球囊相连（图 5-13）。类似骨性耳蜗，蜗管形成了一个 32mm 螺旋的两圈半的结构（底转、中转、不完全顶转），骨螺旋板钩作为一个盲端，蜗管在骨螺旋板钩的远端直接封闭，即顶盲端。蜗管和骨螺旋板一起将骨质蜗管分为前庭阶、鼓阶。

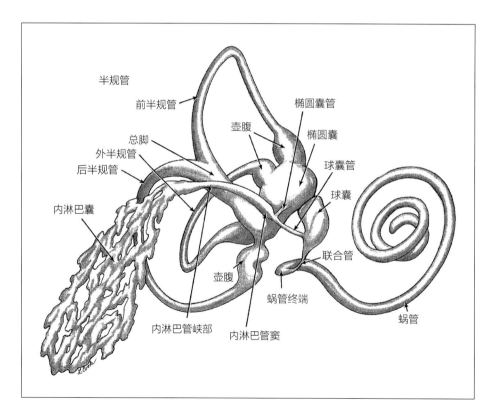

◀ 图 5-13 膜迷路示意图（内侧观）。需注意椭圆囊管和球囊管的接合形成内淋巴管的 Y 形结构。内淋巴管在向颞骨后表面走行时平行于总脚和后半规管

引自 Anson 和 Donaldson [4]

半规管
前半规管
总脚
外半规管
后半规管
内淋巴囊
壶腹
椭圆囊管
椭圆囊
球囊管
球囊
联合管
蜗管终端
蜗管
壶腹
内淋巴管峡部
内淋巴管窦

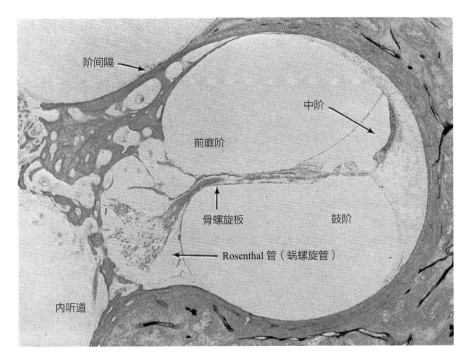

◀ 图 5-14　此图像来自 28 岁男性的标本，为底转切面图

图中标注：阶间隔、中阶、前庭阶、骨螺旋板、鼓阶、Rosenthal 管（蜗螺旋管）、内听道

在骨质外壁的一个浅沟里，蜗管位于特化的增厚骨膜层，即螺旋韧带（图 5-15）。这个韧带是由结缔组织（成纤维细胞）、细胞间质、血管组成的复杂结构。在它的内表面，覆盖着血管纹、螺旋凸、基底嵴和外侧沟细胞。螺旋凸由插入到外沟细胞和血管纹中的单层小立方上皮组成。外沟细胞在螺旋凸后侧、Claudius 细胞外侧，并且和 Claudius 细胞迥异。Duvall[115] 在豚鼠耳蜗的电镜图中确认了 Shambaugh 的发现[116]，外沟细胞在蜗管全长起到了"连续带"的作用。他发现这些细胞在血管纹外侧形成钉子样凸起插入螺旋韧带，它们被血管纹的毛细血管网和螺旋凸包围。在底转和中转，这些外沟细胞在 Claudius 细胞和螺旋凸的细胞两者之下，但是在顶转，它们插入上述两种细胞之间并位于内淋巴表面。

血管纹是一个位于螺旋韧带上介于螺旋凸和前庭膜之间的特化的组织，包括 3 种细胞类型（图 5-16）：①坐落在内淋巴表面的边缘细胞；②中间细胞；③紧邻螺旋韧带的基底细胞[117]。血管纹中有丰富的毛细血管网络。蜗管的底壁（后壁）组成部分包括骨螺旋板增厚的骨膜和延续的纤维组织，即基底膜，基底膜由骨螺旋板鼓室唇延伸至螺旋韧带的基底嵴。前庭膜形成了蜗管的顶壁（前壁）。它将其附着在螺旋韧带的位点（前庭嵴）与螺旋缘连接起来，包括内淋巴侧的上皮细胞层、外淋巴侧的间皮质。螺旋缘是一群特化的增厚的骨螺旋板骨膜，它的表面可被分为 3 个区域，即面向中阶、面向内螺旋沟、面向前庭阶。

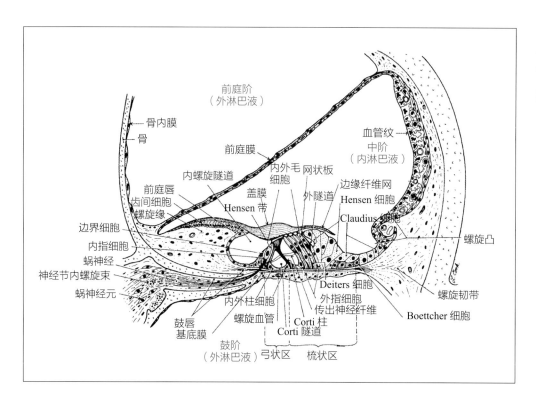

◀ 图 5–15　图像显示了蜗管的大部分结构

引自 Davis[187]

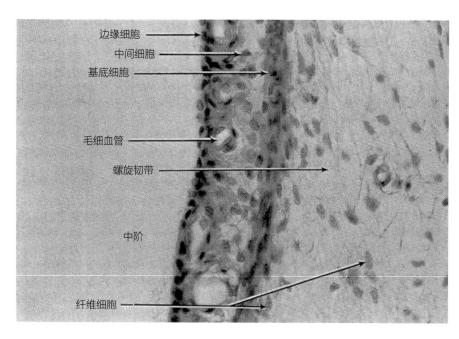

◀ 图 5–16　正常血管纹的三层细胞结构及其紧贴的螺旋韧带（此图彩色版本见书末）

　　蜗管底面的上皮细胞是高度特化且主要是 Corti 器（螺旋器）占据的。Huschke[118, 119] 将此器官称为基底乳头，Corti[120] 首次详细描述了其细胞结构学，故而这一器官被命名为 Corti 器。自那之后，光学显微镜下的细节被 Boettcher[121]、Retzius[122]、Held[123] 和 Kolmer[124] 等进一步描述。透射电镜[115, 117, 125–131] 和扫描电镜[132, 133] 揭示了其全数量级的放大结构细节。

　　支撑着 Corti 器的基底膜包含结缔组织层和细胞外基质[131]。在成人中，它约 32mm 长，在基底转约 104μm，顶转约 504μm[122]。基底膜被分为两个部分（图 5–15）：①弓状带，从 Corti 隧道下延伸到柱细胞；②梳状带，从外柱细胞延伸到螺旋韧带基底嵴。基底膜将坐落在其上的支持细胞的底部与鼓阶的外淋巴液分隔开。它由 3 种成分组成，即纤维组织、均匀的基底、间皮细胞[134]。边界细胞在基底膜背面形成了细胞层，越接近蜗顶，细胞数量就会越多[134]。基底膜允许小分子物质（辣根过氧化物，二氧化钛）无阻碍通过，进入 Corti 器的细胞外液，因此，Corti 器的细胞外液非常接近于外淋巴液[135]。Engstrom[136]认为这一液体是独立的并称之为"Corti 淋巴"。

Corti 器最主要的细胞是 Deiters 细胞、Hensen 细胞、毛细胞、内外沟细胞和柱细胞。根据 Retzius 的数据[117]，人的耳蜗中有 3500 个内毛细胞和 12 000 个外毛细胞。毛细胞这个词源于其顶端突出的静纤毛簇。外毛细胞为圆柱状，顶端由网状板、底部由 Deiter 细胞凹陷支撑。内毛细胞为烧瓶状，除了顶部外，都被内柱细胞、内指细胞和边界细胞所包围。内外毛细胞是主要的听觉感受器，它们的细胞体的部分结构被耳蜗神经纤维的突触终端所包围。

一些支持细胞与内外毛细胞相关（图 5-15）。自内沟细胞向外辐射分别为内界细胞、内指细胞、内外柱细胞、Deiters 细胞（外指细胞）、Hensen 细胞、Claudius 细胞。除了柱细胞，所有的支持细胞游离面都有许多微绒毛，推定其功能为内淋巴离子交换或附于盖膜。

内界细胞从基底膜延伸到表面，在内毛细胞内侧形成一个窄带，它们富含线粒体和微绒毛，被认为有营养内毛细胞的作用[135]。

内指细胞排成一排，有指状突起伸入两个内毛细胞之间。这些细胞高挑、纤细，从基底膜延伸至顶部，是否像 Deiters 细胞和外指细胞一样有纤丝还不可知。

有 5600 个内柱细胞、3850 个外柱细胞（或杆）[135]。这些细胞也位于基底膜上。经电镜扫描显示它们有大量纤维结构，因此推定它们起支持作用。它们和 Deiters 细胞一起形成网状膜，支持并且围绕于所有毛细胞的顶端。

Deiters 细胞（外指细胞）从基底膜延伸到外毛细胞基底部，它们提供杯状支持结构。这些体积大、充满微丝的细胞也具有纤细的突起，这些突起延伸并整合入网状膜。

Hensen 细胞是高柱状的细胞。它们与盖膜接触的问题一直以来都是有争议内容，似乎从出生后就是稀疏的接触，只有几小股。

Claudius 细胞比 Hensen 细胞更短且没有细胞内微丝[131]。

内沟细胞与 Hensen 细胞一样，是 Corti 器表皮细胞中分化程度最低的。它们位于内界细胞的内侧。Boettcher 细胞在基底膜和 Claudius 细胞间形成了一个细胞层。

Corti 器包括一些恒定的细胞间空隙，有 Corti 隧道、Nuel 隧道（外隧道）及外毛细胞之间的间隙。这些空隙结构彼此交通。Iurato[131]将"Corti 间隙"描述为以网状板为上边界，Deiters 细胞上表面为下边界，由 Hensen 细胞构成外界，由内柱细胞构成内界。

盖膜是一个胶状的小叶，它从前庭唇的附着点伸出并止于边界网。它分为 3 个区[137, 138]：①内缘区，伸入到齿间细胞；②中区，在 Corti 器上方；③外缘区，或者边界网[123, 124, 139, 140]，在 Hensen 细胞上方。Hardesty 膜是边缘区的一部分，外毛细胞纤毛嵌入其中[138]。Hensen 带标志着盖膜与内指细胞和边界细胞相接触的区域。

（二）椭圆囊

椭圆囊（图 5-17）是一个不规则的椭圆形管状结构，其上部占据前庭内壁后上部的椭圆囊隐窝，借椭圆囊神经支和纤维组织固定在该部位。椭圆囊感受器官（囊斑）是个卵圆形的增厚区域，主要分布在椭圆囊前部膨大（椭圆囊隐窝）的水平面。椭圆囊和球囊的囊斑由微纹分为两个部分，微纹是从囊斑中部穿过的狭窄曲线区域。囊斑包含了耳石器的毛细胞和附属的支持细胞（在半规管部分也可以看到）。耳石膜是胶状的毯样结构，囊斑的静纤毛突入其中。膜上镶有耳石，是方解石晶体结构的碳酸钙混合物，其比重约 2.71。椭圆囊管自椭圆囊下方伸出，沿着椭圆囊壁走行，开口至内淋巴管窦。椭圆囊内淋巴阀是位于椭圆囊面的、向内淋巴管呈裂隙样开口（图 5-18 和图 5-19）[122, 141]处的增厚区域。半规管通过后壁开口在椭圆囊，前面的椭圆囊管和球囊管为与球囊进行交通提供了通道。

（三）球囊

球囊是个椭球形的、平坦的囊，球囊斑位于前庭前内侧壁的球形隐窝内，椭圆囊的下方。依靠纤维组织、前庭神经球囊支的神经丝固定在其位置上。钩状的球囊斑主要呈垂直平面分布。增厚区是接近前庭骨壁的球囊壁前外侧部分不连续增厚形成[142]。在上方，球囊壁紧靠并且黏附于椭圆囊的膜上，但其与椭圆囊仅有的交通是间接通过球囊管和椭圆囊管进行的。在下方，球囊缩窄连于联合管，通过该管与蜗管相通。偶尔，球囊和椭圆囊会广泛汇合（图 5-20）。

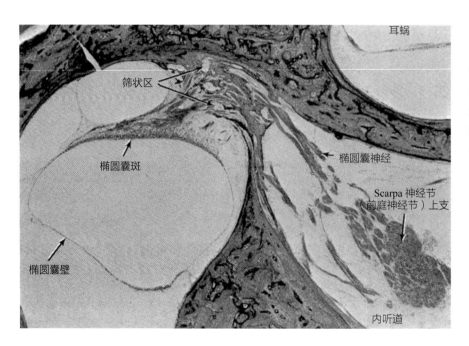

◀ 图 5-17　此图像来自 24 岁男性的标本，椭圆囊神经是前庭神经上部的分支。所有神经纤维通过骨迷路上筛状区域的小隧道到达内耳感觉器官（此图彩色版本见书末）

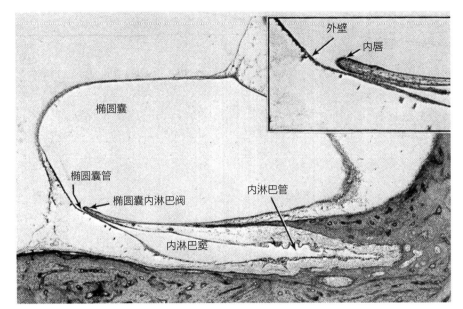

◀ 图 5–18　此图像来自 41 日龄婴儿的标本，为椭圆囊内淋巴阀的显微照片。外侧壁由椭圆囊壁形成。插图展示内唇的组成：包含结缔组织核心和内层的表面上皮（此图彩色版本见书末）

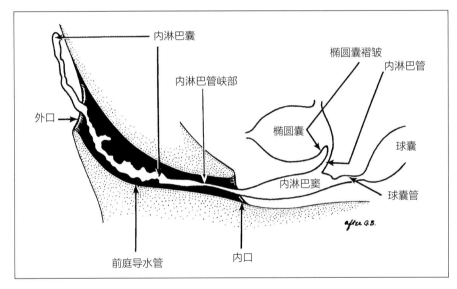

◀ 图 5–19　内淋巴窦、内淋巴管、内淋巴囊的内部关系示意图，已经显示但没有标记内淋巴囊的骨内和硬膜内部分

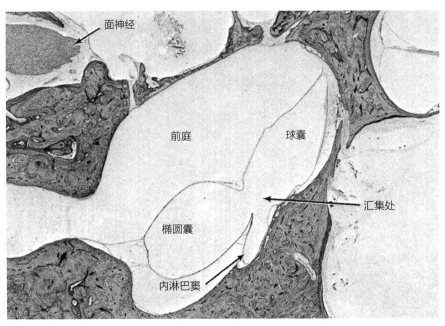

◀ 图 5–20　此图像来自 55 岁男性的标本，本例中双耳椭圆囊和球囊广泛融合且与内淋巴窦直接相通。这种情况或许表明椭圆囊内淋巴阀的系统性发育障碍。临床病史未发现听觉和前庭功能障碍（见第 9 章）

（四）囊斑的方位

椭圆囊斑的耳石表面朝向后内，球囊囊斑的耳石表面朝向后外（图 5-21）。因此，通过打开的前庭窗观察椭圆囊，能看到前庭神经椭圆囊支的暗白色表面；相反，球囊因耳石的反光特性，显得更亮并有轻度的颗粒感。

（五）半规管

3 个半规管的膜性管道沿着骨半规管外侧壁走行（图 5-22 和图 5-23）。就像骨质腔一样，每个膜半规管相对于其他半规管都是垂直正交。人的外半规管与水平面成30°。在其椭圆囊口附近，每个半规管增大形成膜壶腹，底部黏附于骨质上。膜半规管壁有三层结构，疏松结缔组织层紧邻外淋巴腔且富含血管和色素细胞，内层为单层扁平上皮，中间层是一层基底膜。壶腹嵴是横穿壶腹基底部的丘状隆起，它是膜壁三层结构增厚形成的典型结构，包括结缔组织、血管、神经纤维、感觉上皮，全部被凝胶状嵴帽盖住。嵴帽从神经上皮径直延伸到壶腹对侧壁。半月面是指位于壶腹壁上壶腹嵴任意一端的由立方或圆柱细胞形成的半月状区域。移行上皮占据壶腹嵴两侧区域，紧邻暗细胞区[143, 144]。暗细胞被认为具有分泌能力[143]。耳石囊斑的感觉上皮与壶腹嵴有相同的大体形态结构[145]。

类似 Corti 器，耳石器官囊斑和半规管壶腹嵴有两种有纤毛的毛细胞，Ⅰ型和Ⅱ型[146]。Ⅰ型毛细胞类似于 Corti 器的内毛细胞，呈烧瓶状且被高脚杯状的前庭神经终末端包绕。Ⅱ型毛细胞是与外毛细胞相匹配的前庭细胞，为圆柱形。类似耳蜗毛细胞，前庭毛细胞游离面嵌有纤毛，但是前庭毛细胞与之相区别在于存在除静纤毛之外的动

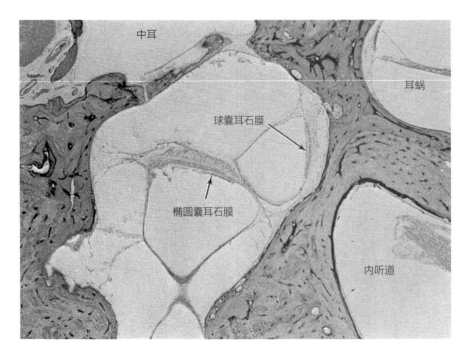

◀ 图 5-21 此图像来自 68 岁女性的标本，术中通过前庭窗观察，椭圆囊斑因为其神经表面呈现出暗白色外观。相反，球囊斑略显颗粒感，更白，更有光泽，因为透过近乎透明的球囊壁显示出的是耳石膜外观（此图彩色版本见书末）

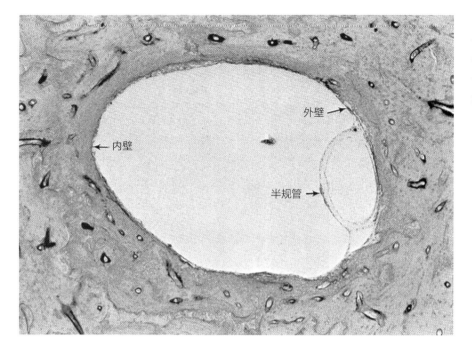

▶ 图 5-22　此图像来自 77 岁女性的标本，显示半规管总是跟随骨质腔的外侧壁走行，后半规管非壶腹端视角

内壁

外壁

半规管

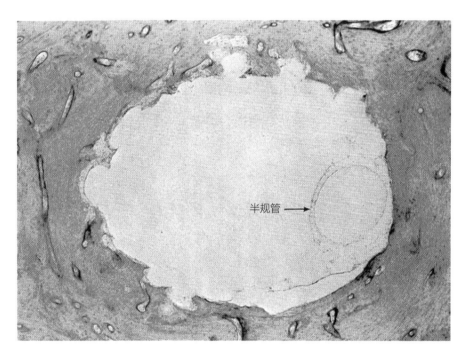

▶ 图 5-23　此图像来自 22 岁女性的标本，半规管骨壁显示圆齿形外观规管骨壁。这样虽然异常，但无半规管的病理表现（此图彩色版本见书末）

半规管

纤毛[147]。壶腹嵴静纤毛嵌入凝胶状的嵴帽之中，而囊斑的纤毛嵌入凝胶状耳石膜中。

（六）遗嵴

遗嵴是前庭膜迷路的小型终末器官。据 Okano[148] 报道，其在成人中的出现率为 7.6%，Montandon[149] 报道为 0.9%。在前者的研究中，对连续切片的每一张切片都进行了染色和观察，因此可能代表更准确的数据。遗嵴在后半规管壶腹嵴的前外侧壁被发现。它拥有壶腹嵴的所有典型形态特征，包括壶腹嵴帽和 I 型、II 型毛细胞，以及移行上皮和传入、传出神经纤维（图 5-24）[148, 149]。据 Okano[148] 进行的 17 个病例研究，其大小平均为 70.3μm 高、17.5μm 宽、228.2μm 长，但是每个参数变化范围巨大。其神经支配源于后侧的壶腹神经，既可以从主干发出，也可以从走行在其独立骨管里的游离分支发出。虽然遗嵴的临床意义还未明确，但它和半规管嵴关系密切，根据 Montandon[149] 的推测，在人类中，其常整合入后半规管嵴。

三、内淋巴管和内淋巴囊

（一）椭圆囊 – 内淋巴阀

在椭圆囊前下壁的椭圆囊管口处有一个裂隙样开口（图 5-18），称为椭圆囊 – 内淋巴阀。这一结构最早被 Bast[150] 所描述，近年来因为其在人体中的重要功能被重新评估[151]。与椭圆囊管延续的椭圆囊壁形成了它的外壁。内唇结构承担了阀的功能。其构成包括疏松的成纤维细胞和毛细血管相互编织形成的内核，以及表面的大立方细胞层。当椭圆囊的内淋巴压力升高，其外膜与较硬的内唇相离，使内淋巴得以进入椭圆囊管（图 5-25）。当椭圆囊中内淋巴压力降低，阀重新关闭以防止更多内淋巴液的流失。鉴于这一结构没有神经和肌肉成分，阀的活动可能完全是被动的。在系统发育中，此阀的出现与下部听觉器官（耳蜗和球囊）的出现相一致。其意义可能是为了防止因下部结构破裂导致的上端结构（椭圆囊和半规管）坍塌。在解剖变异的个体上椭圆囊 – 内淋巴阀可能出现缺失（图 5-26）。

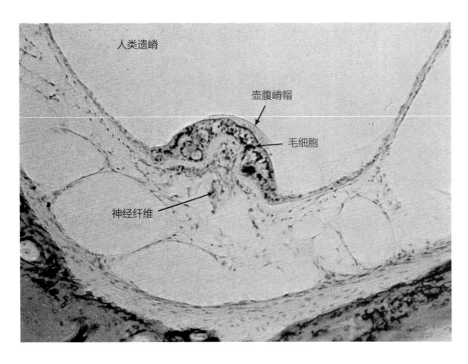

人类遗嵴

壶腹嵴帽

毛细胞

神经纤维

◀ 图 5-24　此图像来自 77 岁女性的标本，遗嵴是小的感觉嵴，常发生在猫科动物和其他物种，人类少见。它包括壶腹、感觉上皮、壶腹嵴帽和神经纤维，位于后半规管壶腹端的前壁

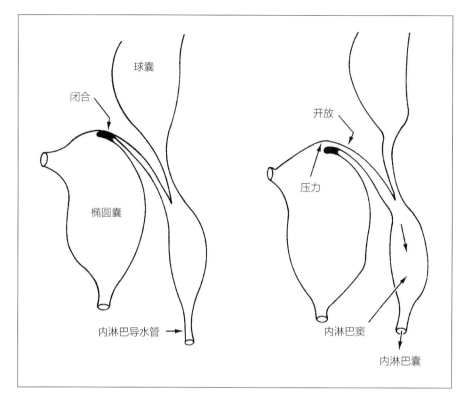

◀ 图 5-25 椭圆囊 - 内淋巴阀的可能工作机制示意图。其意义显然是维持液体容量和保持上部（椭圆囊和半规管）的轮廓 [151]（此图彩色版本见书末）

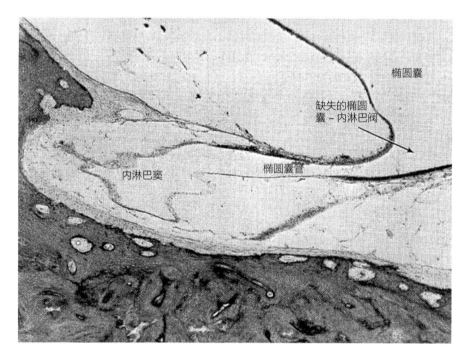

◀ 图 5-26 此图像来自 3.5 月龄男性的标本，椭圆囊 - 内淋巴阀缺失的耳，患者医疗记录未显示前庭功能异常

（二）内淋巴管

内淋巴管窦位于前庭后内侧壁（译者注：原文有误，已修改）（图 5-20）的沟里，终止于前庭导水管口。前庭导水管是个先向后再向外走行的骨性腔，在它从前庭走向岩锥后表面的过程中容纳了内淋巴管的中段（图 5-19 和图 5-27）。在胚胎发育过程中，前庭导水管最初平行于总脚直接到达颅后窝的内淋巴囊。但耳囊在孕 20 周已达到成人大小，颅中窝却继续增大。内淋巴系统的远段因此被迁移的乙状窦和颅后窝硬脑膜向

下牵拉（图 5-19）。如此一来，成人的前庭导水管会向外、向下弯曲，同理，内淋巴管也是如此。从这样的发育角度看，我们可以判断，前庭导水管第一部分的解剖关系会非常固定，而第二部分的走行变异较大。

内淋巴管峡部距前庭孔约 1mm，平均宽度 0.3mm[152]。前庭导水管全长取决于迷路周围和迷路下组织的气化程度[153]。

前庭导水管的体量使我们应用放射学技术看到它已经成为可能。在梅尼埃病患者中，有很高比例的前庭导水管无法看到[154, 155]。Arenberg 等[153] 相信这种无法看到的原因不是前庭导水管解剖上的闭塞导致，而是技术或形态学因素。他们发现相对于非梅尼埃病耳，梅尼埃病耳的导水管周围气化程度降低且导水管变短的发生率增加，使其相对于后半规管更直接、也更近后半规管。随同前庭导水管周围气化程度的下降，他们也注意到乙状窦前移和颈静脉球高位发生率增加。外科医生进行内淋巴囊引流时应注意梅尼埃病患者内淋巴囊较正常人位置更靠下。

内淋巴管的内衬表皮和椭圆囊管、球囊管一样，是由单层鳞状上皮或矮立方上皮形成；表皮下是连续的基底膜和带有少量血管的疏松结缔组织。在豚鼠和人类的扫描电镜观察发现[156]，内淋巴管的细胞形态学特征提示其功能可能是参与内淋巴的水和溶质的吸收过程。

（三）内淋巴囊

向外看，在内听道口后外侧约 10mm、岩上沟下方约 10mm 的位置，前庭导水管扩张以适应内淋巴管终末端扩大，即内淋巴囊。内淋巴囊位于岩锥后表面的一处被称为凹切迹[97] 或内淋巴小窝[157] 的浅凹中，被一块骨质覆盖，即顶盖。它不只是排列着上皮的口袋样结构，更是相互连接的管道和囊的网络（图 5-28）。其位置靠近侧窦外侧

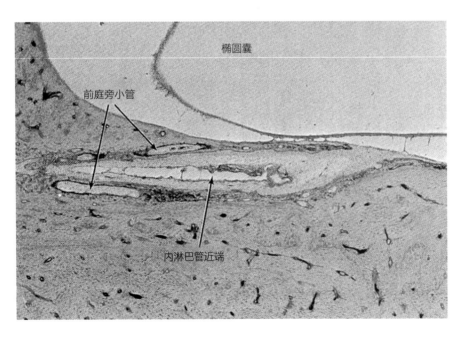

◀ 图 5-27　此图像来自 40 岁女性的标本，在内淋巴管和前庭导水管骨壁之间是一层疏松纤维组织。其表皮在单层鳞状上皮和矮柱状上皮之间变化。前庭旁小管容纳着营养内淋巴管和内淋巴囊的血管

椭圆囊

前庭旁小管

内淋巴管近端

和后内气房通道。在 Lundquist [158] 的电镜研究中，将内淋巴囊分为三个部分：①近部，位于前庭导水管内，有富含毛细血管的疏松结缔组织和坐落其上的立方上皮；②中部或褶皱部，部分在前庭导水管中，另一部分位于前庭导水管外侧的两层硬脑膜之间；③远部，邻近乙状窦，完全位于硬脑膜层间（图 5-29 至图 5-34）。

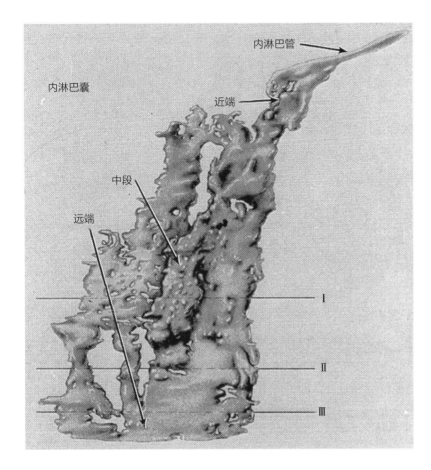

◀ 图 5–28　内淋巴囊的重建图显示其由相互连接的囊和管道组成

图片由 Anson 等 [188] 提供

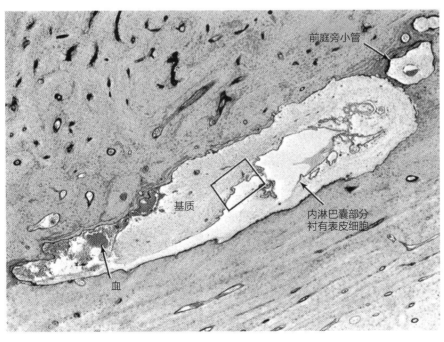

◀ 图 5–29　此图像来自 50 岁男性的标本，显示的是内淋巴囊近端。前庭旁小管容纳其营养血供。图 5–30 为本图方框标示部分的高倍图像

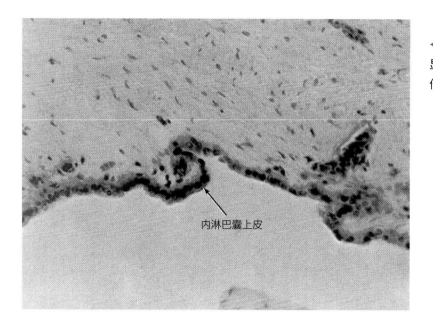

内淋巴囊上皮

◀ 图 5-30　此图像来自 50 岁男性的标本，显示的是图 5-29 中方框标示出区域的高倍视野内淋巴囊近端部分衬有立方上皮

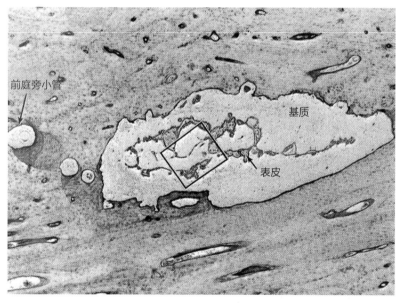

前庭旁小管

基质

表皮

◀ 图 5-31　此图像来自 50 岁男性的标本，在内淋巴囊的褶皱部分，内衬的表皮不规则的折叠成乳头和隐窝，可能反映出这个区域增高的代谢活性。图 5-32 为本图方框标示部分的高倍图像（此图彩色版本见书末）

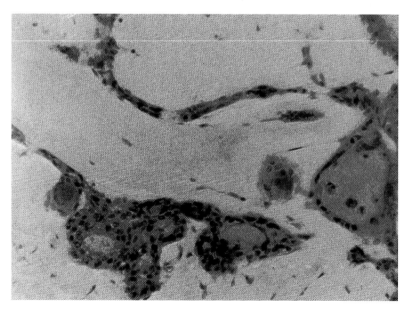

◀ 图 5-32　此图像来自 50 岁男性的标本，显示的是图 5-31 方框标示部分的高倍视野，可见内淋巴囊褶皱区内表皮的复杂结构（此图彩色版本见书末）

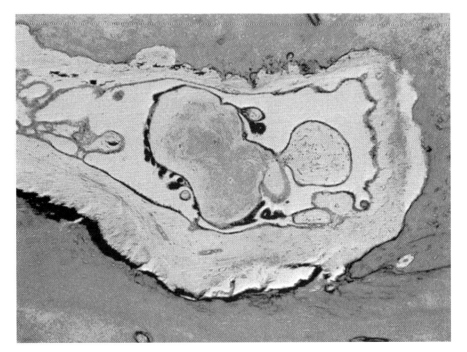

◀ 图 5-33　此图像来自 50 岁女生的标本，显示了内淋巴囊褶皱区的内表皮，其乳头状突出导致表皮小岛围绕结缔组织核心

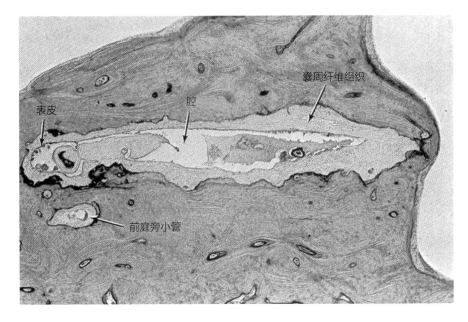

◀ 图 5-34　此图像来自 16 岁女性的标本，显示了内淋巴囊褶皱区的不规则轮廓

表皮

腔

囊周纤维组织

前庭旁小管

内淋巴囊的中间部具有高度特化的高柱细胞，它们不规则分散排列为乳头和隐窝，均具有微绒毛和胞饮囊泡结构，可能主要参与胞饮作用[159, 160]。表皮下结缔组织是富含毛细血管的网状组织；表皮深处的结缔组织因为与周围骨质的骨内膜和硬脑膜融合，具有更多的纤维特性。远部的表皮细胞高度下降，所以在其最远端只发现类似内淋巴管的立方细胞，它们的壁都类似。在这个区域，表皮下结缔组织有广泛存在的毛细血管网络，在接近乙状窦的过程中逐渐与窦周围的结缔组织融合。

Anson 和 Donaldson[4]将该囊分为近端部分（Lundquist 分区的 1 段和 2 段）和远端部分。

内淋巴囊伸出顶盖的部分有变异性，由岩骨的气化程度决定。高度的气化与长的骨下部分、短的硬膜内部分相关，反之亦然[155]。

内淋巴囊腔一般包含细胞碎片、自由流动的巨噬细胞和各种血细胞，主要是白细胞。因此，内淋巴囊可能有胞饮作用，发挥局部免疫防卫作用[156]。

前庭导水管及其内容物的动脉血流供应来自于脑膜后动脉的一支和内听动脉的一支。静脉回流来自于前庭导水管的静脉（见后述）。管周结缔组织的淋巴液由 Arnvig 首次提出[161]。Rask Andersen 等[156]也发现与内淋巴管相通的淋巴通道，这些管道似乎可以直接排入前庭导水管的静脉，因此他们认为这些管道在内淋巴管的再吸收功能方面起作用。

（四）前庭旁小管（导水管）

前庭导水管旁伴随有前庭旁小管（图 5–35），一般为 2 个。Cotunnius 于 1761 年首次描述了主通道，在前庭起源于前庭导水管裂孔的上内侧，其中走行着一条重要的静脉、一条小动脉和疏松结缔组织。从颅内看，前庭导水管的静脉与前庭导水管颅孔的下表面相邻。在进行内淋巴囊和内听道手术时可以从这个位置进行较好的分离。

根据 Mazzoni[162]的描述，此静脉引流前庭迷路的大部分和耳蜗底转的一部分淋巴液，可分为三段：①第一段起于静脉进入骨性前庭旁导水管处，向背侧走行。在此段它与前庭平行，并且位于前庭导水管颅侧；②第二段向背侧和下方走行，离开迷路穿过迷路后气房通道，先位于前庭导水管上，之后在其内下，最后在其前内侧；③第三段位于硬脑膜内，当接近内淋巴囊时分支，终止于岩下窦或颈静脉球。前庭旁小管在离开前庭孔走向颅后窝的过程中增大，它接受来自骨、硬脑膜和内淋巴囊的引流[162]，平均直径从 0.095mm[163]增至 0.3mm。对于它的走行路线有一些争议。Sando 等[163]发现 80% 的颞骨有两个前庭孔，而不是 Mazzoni[162]所报道的 1 个。Ogura、Clemis[164]、Stahle 和 Wilbrand[165]发现 70% 的个体中前庭旁小管与前庭导水管在到达颅后窝前融合。

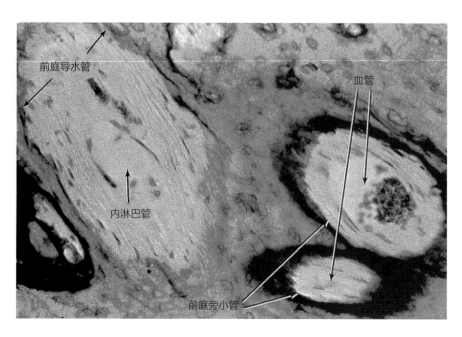

前庭导水管

血管

内淋巴管

前庭旁小管

◀ 图 5–35　此图像来自 78 岁女性的标本，显示了前庭导水管和其内淋巴管，以及伴随的前庭旁小管（此图彩色版本见书末）

四、外淋巴系统

（一）外淋巴迷路

外淋巴迷路包括膜迷路和骨迷路之间充满液体的空间，其组成包括前庭（外周间隙）、鼓阶和前庭阶、半规管外淋巴腔、耳蜗导水管内的耳周管、鼓阶盲端、内淋巴窦和内淋巴管近端附近的空间。

原始网状组织的残余表现为零散的条索状纤细结缔组织，它们常与小血管一起穿过外淋巴腔，到达椭圆囊、球囊、半规管的膜壁，以及较小范围的蜗管。

前庭阶是前庭沿着蜗管前表面的延伸（图 5-36）。间质上皮细胞形成其边界，与蜗管前表面的上皮细胞一起，形成前庭膜。前庭阶在蜗孔与鼓阶相通[17]。

鼓阶结构与前庭阶一样，但坐落在蜗管和骨螺旋板的后表面。从它与前庭阶在蜗孔的融合开始，它向基底部螺旋至圆窗。鼓阶前壁参与基底膜的形成。鼓阶的外淋巴与 Corti 器内周围的液体通过骨螺旋板上的小口，即穿通小管，直接沟通。

在前庭导水管的开口处，包含其内的内淋巴管被一个短的耳周迷路所包绕。

（二）耳蜗导水管和耳周管

耳蜗导水管（或小管）从靠近圆窗膜（图 5-37 和图 5-38）的耳蜗底转鼓阶横穿岩锥，到达颈静脉孔前部的岩锥下表面外侧的一个漏斗形孔。特化的疏松结缔组织和液体构成耳周管，填充导水管并将鼓阶与蛛网膜下腔相连。导水管长度变化较大，在不同研究中，长度为 6.2～12.9mm，主要因为测量点的选择不同[166-170]。其峡部或最窄处一般位于听囊。

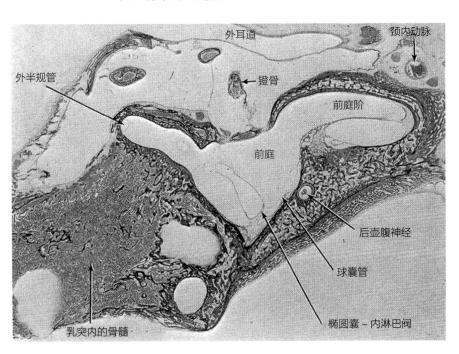

◀ 图 5-36 此图像来自 3 日龄男性的标本，显示了前庭和底转前庭阶之间正常位置关系（此图彩色版本见书末）

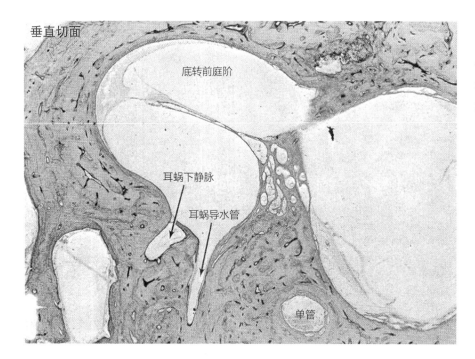

垂直切面

底转前庭阶

耳蜗下静脉

耳蜗导水管

单管

◀图 5-37　此图像来自 85 岁女性的标本，此耳有扩大的耳蜗导水管。对侧耳蜗导水管也明显扩大。单管容纳后壶腹神经

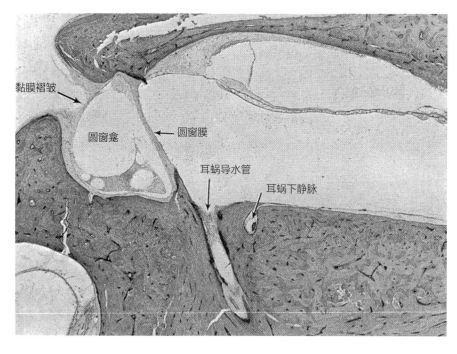

黏膜褶皱

圆窗龛

圆窗膜

耳蜗导水管

耳蜗下静脉

◀图 5-38　此图像来自 76 岁女性的标本，耳蜗下静脉走行于 Cotugno 管，又称第一附属管[179]。它由前庭耳蜗静脉和蜗轴总静脉汇合形成，引流到岩下窦

　　根据豚鼠透射电镜的研究，耳周管主要有两种细胞类型[171]：①内表面细胞为梭状的连续细胞层，从鼓阶口延伸至外漏斗，厚度可至 3 层。②网状细胞在整个管腔形成一个疏松的蜂窝状网状结构，有许多细孔和指状细胞突起，增加了表面积，以利于行使液体交换功能。网状细胞间可见巨噬细胞和红细胞。结缔组织纤维支撑了这些网状结构。在鼓阶口处，导水管网状细胞延伸至圆窗膜，内表皮细胞渐渐地与鼓阶骨内膜相融合。

　　Waltner[172] 描述了一个阻碍导水管耳蜗开口的"屏障膜"，但后续研究驳倒了这一主张[169, 173-175]。耳蜗导水管管腔是不规则的，内有骨质赘生物和淀粉样小体[176]。骨质赘生物和淀粉样小体由 Waltner[177] 首先描述，认为它们阻碍了脑脊液流动。后续研究[169, 176] 结果表明淀粉样小体在耳蜗导水管腔全长都可找到，尤其是在其颅骨端。Palva 和 Dammert 在 1969 年提出淀粉样小体主要是由退化和变形的蛛网膜细胞，以及浸满钙盐沉淀的纤维组成。目前没有证据显示这些结构阻碍了淋巴液和脑脊液之间的液体交换。

耳蜗导水管的颅侧孔是平整的漏斗形，解剖位置紧邻舌咽神经的主干。有硬脑膜和与颅脑膜延续的蛛网膜长入孔内。

有众多技术都聚焦于耳蜗导水管的功能和潜能研究（图 5-39 和图 5-40）。Palva 和 Dammert[169] 在一个人类颞骨的组织学研究中推论，其功能是外淋巴液和蛛网膜下腔液体交换的通道。网状细胞为液体交换发生的适应性变性，它将更有利于完成这种功能。另外，腔内的网状结构也会阻碍脑脊液和外淋巴液之间突发的压力变化。运用外部颗粒转运的研究[173]，结合显微镜下看到的巨噬细胞和结缔组织网内的内红细胞，支持这一观点，即导水管在外淋巴和脑脊液之间可传递水和颗粒物质。

有些外科医生推测，当打开前庭窗时偶发的脑脊液漏是由于扩大的耳蜗导水管造成，尤其在患有先天性聋的耳中。对于轻微外流这一解释似乎合理，一般称为"外淋巴漏"。但是，对于大量外淋巴液流出，如熟知的"外淋巴井喷"，若用这一理论的解释就值得怀疑。蜗轴的缺陷被推测为这一现象的理论基础[18]，这些缺陷已经有所呈现，可参考图 5-41[178]。

紧密伴随耳蜗导水管走行着两个附属管道[179]。第一条附属通道容纳耳蜗下静脉，在前庭导水管旁离开鼓阶。静脉引流至岩下窦或颈静脉球。这一骨性管道被命名为 Cotunnio 管，采用了在 1761 年首次描述它的那不勒斯解剖学家 Cotunnio 的名字命名。第二条附属管道不太恒定，容纳一条从鼓室发出的静脉，最终与 Cotugno 管融合[175]。

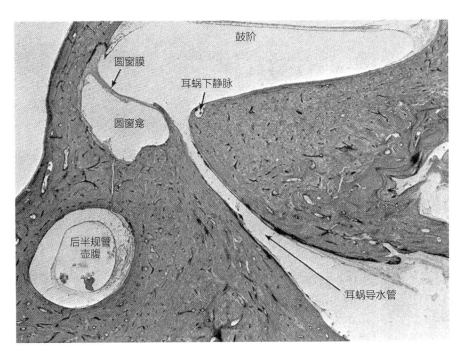

鼓阶

圆窗膜

耳蜗下静脉

圆窗龛

后半规管
壶腹

耳蜗导水管

◀ 图 5-39　此图像来自 67 岁男性的标本，显示了异常扩大的耳蜗导水管。此种情况可能导致偶发的镫骨足板开窗手术中外淋巴液（和脑脊液）流出。临床上称"外淋巴漏"（此图彩色版本见书末）

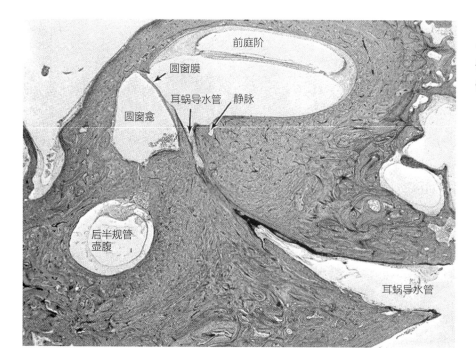

▲ 图 5-40 此图像来自 69 岁男性的标本，显示了耳蜗导水管颅骨侧喇叭样扩大

前庭阶

圆窗膜

耳蜗导水管　静脉

圆窗龛

后半规管壶腹

耳蜗导水管

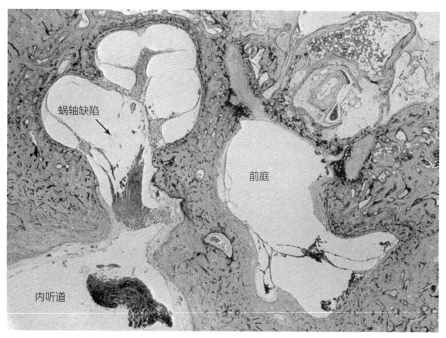

▲ 图 5-41 2.5 岁有先天性传导性聋的幼儿耳蜗显示底转蜗轴发育异常导致内听道蛛网膜下间隙和底转前庭阶的广泛融合。镫骨被固定。这种情况下，镫骨足板开窗手术导致外淋巴液和脑脊液的大量流出（临床常常称为"外淋巴井喷"）

蜗轴缺陷

前庭

内听道

五、内听道

　　内听道是个骨质的神经血管管道，为面神经、蜗神经、前庭神经、中间神经、迷路动静脉提供从颅后窝到岩骨的通道。它有三个明显的节段：①（内听道）口或入口，位于颞骨后表面；②固有管道；③基底部，靠近迷路内侧。内听道的硬脑膜和蛛网膜延伸至标志着内听道底外侧界的筛板。镰状嵴（横嵴），是一道横行的骨嵴，它将筛板分为上下部分并为硬脑膜提供了附着位点。上部又被垂直嵴进一步分为前（包括面神经和中间神经）后（包括前庭上神经）两部分。在下部中，蜗神经取道前象限，而前庭下神经占据了后象限（图5-42）。

"半月唇"这个名词在临床上表示内听道口的下、上、后缘的结合处。内听道内起源的肿瘤常侵蚀此处，使内听道口部和管腔增宽，使得底壁、顶壁和后壁变短。

在胚胎学上，内听道基底部和邻近的内听道壁的骨化与听囊的骨化密切相关，由此建立了由内耳到内听道结构之间的恒定关系。

岩骨的大小和气化程度影响着内听道的大小、形状和方向。Carnelis等的X射线研究显示[180]，58%的耳内听道轴线与矢状面成80°～90°，37%成91°～100°，这一研究被Portmann等引用。内听道水平和垂直的直径具有很大可变性。Pérez Olivares和Schuknecht[181]的一项研究显示其水平直径参数在2.5～5.26mm的范围，均值为3.68mm，垂直直径为2.0～5.8mm，均值为3.72mm。内听道平均长度为8mm，但是有较大变异（图5-43）。在个体中，内听道的2个直径参数是相对恒定的，超过2mm的差异都需考虑存在异常。但是，内听道长度的耳间差异可能达6mm。Portmann等[180]认为内听道这一相对恒定的直径可以反映每个个体内听道所容纳神经血管束的恒定体积。内听道长度的变化大部分取决于颞骨气化程度。内听道一般都为圆柱形，虽然水平和垂直方向上有1～2mm大小的变化。因此，在内侧或外侧直径较小的情况下可见漏斗形管腔，也可呈现出一个中间狭窄的沙漏状。

内听道前壁的局部区域增宽（杯状）是一个常见的解剖变异（图5-44和图5-45）。

由House[182]推广的颅中窝入路，可方便的暴露内听道及其内容物，已经被成功用于小前庭神经鞘瘤的摘除、前庭和（或）蜗神经切开、面神经解压。这种内听道入路需要对常规解剖和可能遇到的典型变异有深入了解。在House[182]入路中，一旦执行了

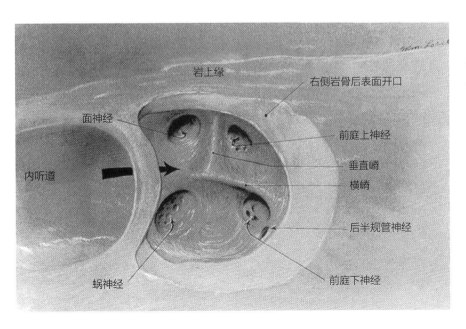

◀ 图5-42　内听道基底部被垂直嵴和横嵴划分，各部分有不同神经离开内听道走向内耳的出口

引自 Anson 和 Donaldson[4]

岩上缘

右侧岩骨后表面开口

面神经

前庭上神经

内听道

垂直嵴

横嵴

后半规管神经

蜗神经

前庭下神经

鳞部开颅，脑膜中动脉通过棘孔处进入颅骨是第一个需要辨认的颅内解剖标志，这形成解剖分离的前界。进一步掀起硬脑膜并向后显露弓状隆起和向内暴露岩上窦。岩浅大神经是定位内听道的重要标志，是下一个需要辨认的结构，向后平行于神经走行分离硬脑膜。膝神经节作为后续解剖的一个参考点。面神经位于膝神经节的内侧，前半规管位于其后内侧。在前半规管和紧邻膝神经节内侧的耳蜗底转之间的区域进行钻磨将会暴露内听道。沿着面神经向内解剖直到岩上窦嵴，这将对应于内听道口的上唇。从前半规管向前内解剖内听道，将便于上述操作，扩大术野。

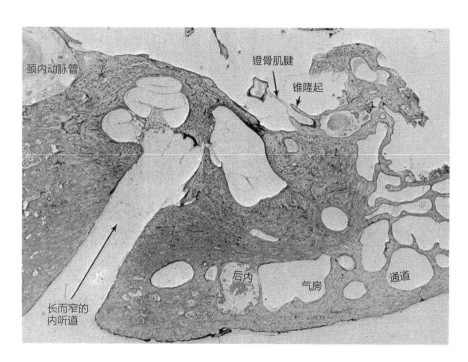

◀ 图 5-43　此图像来自 90 岁女性的标本，此耳内听道长度为 **12mm**（常规为 **8mm**），是正常的解剖变异（此图彩色版本见书末）

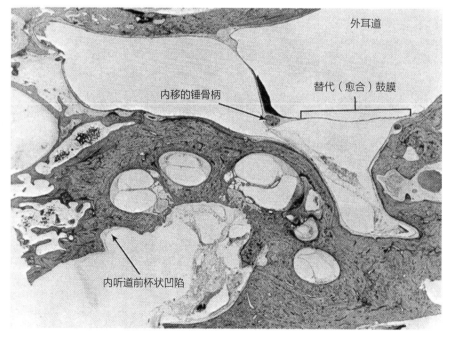

◀ 图 5-44　此图像来自 46 岁男性的标本，内听道长 **7.5mm**，为正常值。前壁的杯状凹陷是偶发的，可能引起影像诊断困难的情况。穿孔愈合后形成病理性膜性替代物。因此，由于与鼓膜张肌收缩力相拮抗的力量降低而引起锤骨柄向内侧位移（此图彩色版本见书末）

有文献认为内听道狭窄可能引起感音神经性耳聋和眩晕，外科手术解压是合适的治疗手段[183]。Pérez Olivares 和 Schuknecht[181] 研究了 144 个有缓慢加重的感音神经性听力损失病史的患者颞骨样本，发现内听道大小分布和正常人一致；他们还报道没有发现任何可能引起管腔狭窄的软组织病变。因此，他们认为放射影像上报告的小内听道与前庭和（或）耳蜗外周症状相关只是巧合，而并非病因。

Parisier[184] 同时进行了一项颞骨的研究，既包括解剖又包括连续切片，用以检验颅中窝路径中所使用的解剖标志的变异。他发现，这些起源于听基板并被包裹在软骨内骨的结构（如耳蜗、前半规管、面神经区的面神经）在解剖关系上几乎没有变异。相反，神经和血管结构无论彼此间或者相对于内耳标志都表现出较大变异。

Fisch[185] 已经对 House[182] 内听道入路进行了改进，以弓状隆起作为主要参考点，但是，如 Parisier[184] 提出的，隆起本身和它相对于前半规管的位置都有相当大的变异性，这取决于颞骨气化的类型和程度。根据 Fisch 的理论，前半规管相对于前庭上神经成 60°，他利用这一数据定位内听道后缘。Parisier 注意到这一解剖关系具有很大变异性。

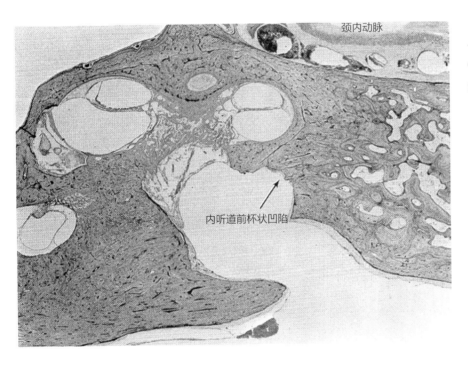

◀ 图 5-45　此图像来自 66 岁男性的颞骨标本，显示解剖变异产生的内听道中段的前杯状凹陷

第 6 章　神经解剖
Neuroanatomy

一、面神经

面神经的功能组成

面神经属于第二鳃弓的神经，因此支配着起源于 Reichert 软骨的各个结构（见第 9 章）。面神经主干由五部分神经纤维组成[189, 190]：①特殊内脏传出神经，支配面部表情横纹肌、镫骨肌、茎突舌骨肌和二腹肌后腹；②一般内脏传出神经（节前分泌纤维），经岩浅大神经分布于泪腺和鼻腔黏液腺（另见"中间神经"），并且通过鼓索神经到达颌下腺和舌下腺；③特殊感觉纤维，通过鼓索神经司舌前 2/3 的味觉，经岩浅大神经司扁桃体窝及上腭的味觉；④躯体感觉纤维，司外耳道及其周围皮肤感觉，以及传递自面部肌肉的本体感觉；⑤内脏传入纤维，控制鼻、咽和上腭的黏膜。面神经纤维有三个核团：①面神经运动核位于脑桥尾侧，它的上部接收来自中央前回（运动皮质）的交叉及不交叉锥体束的纤维，支配额肌和眼轮匝肌。面神经运动核的下半部分只接受同侧、未交叉的皮质信息，以支配其他面部肌肉，除了上睑提肌。眨眼反射和镫骨反射是通过延髓核间连接介导的[191]。②上泌涎核位于运动核的背侧，并将副交感神经分泌刺激传递到颌下腺、舌下腺、泪腺、鼻和腭的黏膜腺。③位于延髓的孤束核接收面神经的味觉、本体感觉和皮肤感觉纤维。

运动神经根和感觉神经根（中间神经）起于脑桥下缘；在小脑下脚和橄榄之间的隐窝中，运动神经根位于中间神经的**内侧**而听神经位于外侧。图 6-1 显示了运动、味觉和副交感神经纤维的分布模式。

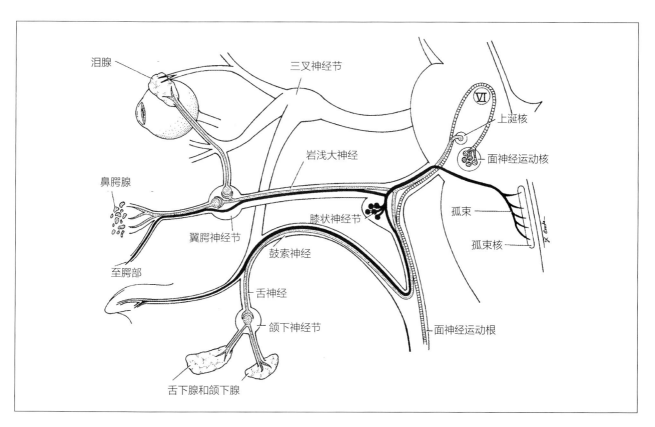

▲ 图 6-1 面神经的示意图，显示了运动、味觉和副交感神经纤维的分布 [255]

二、面神经在颞骨中的正常走行

面神经中感觉和自主神经联合部分在远至膝状神经节处从运动成分中分离出来，分别成为中间神经和运动干。在膝状神经节的远端，面神经主干的感觉成分分离成一个独立的纤维束。关于面神经中是否存在空间分布一直存在正方 [192-194] 和反方 [195, 196] 的争论，但这个问题似乎最终被 Gacek 和 Radpour [197] 解决了。利用顺行变性技术结合猫面神经的选择性损伤，他们发现没有运动纤维空间上的分离。

面神经的走行在解剖学上可分为 5 个部分。

(1) 面神经的第一段或颅内段，位于脑桥起始部和内听道之间，全长 23～24mm，位于蜗神经上表面的沟槽中。中间神经与面神经平行走行，并在内听道底部呈螺旋状融合进面神经 [198]。

(2) 面神经第二段或内听道段，长度为 7～8mm。面神经依旧走行于蜗神经的上方，通过横嵴（镰状嵴）上方，在面神经区进入面神经管。

(3) 第三段或迷路（颞内）段（图 6-2）最短，仅 3～4mm。起始于（内听道基底部的）面神经区域，向前向外延伸，走行于耳蜗和前庭的上方，几乎垂直于颞骨岩部，直到膝状神经节。膝状神经节容纳着神经细胞胞体，这些神经细胞分别发出支配鼓索神经及岩浅大神经的感觉（味觉）纤维和蝶腭神经节的节前分泌纤维。负责接收痛觉的神经细胞据认为也是在膝状神经节内[199]，是引起颞骨岩部的神经痛的主要原因。在解剖学的研究中，Dobozi[200] 发现膝状神经节在横切面呈三角形，平均长度 1.09mm，宽度 0.76mm，高度 0.6～0.8mm，在所检查的标本中几乎没有变化。豚鼠膝状神经节的超微结构研究[201] 显示了两种类型的神经节细胞：亮细胞和较小的暗细胞。然而，这两种细胞的确切功能意义尚不清楚。膝状神经节的前界与颅中窝密切相关，通常由骨板隔开；然而，它可能游离于颅中窝底部的骨裂中（见"面神经裂孔"）。在膝状神经节的远端，面神经以锐角向后转，形成面神经的第一膝（图 6-3 至图 6-5）。骨性面神经管从面神经区到茎乳孔全长约 30mm，Gabriele Falloppio 误称其为导水管[202]，因为它让他想起了水管。面神经管的管壁不仅充满裂缝（见"面神经管裂孔"），而且在面神经水肿和面瘫时，它还可以作为一个压迫性的管道。

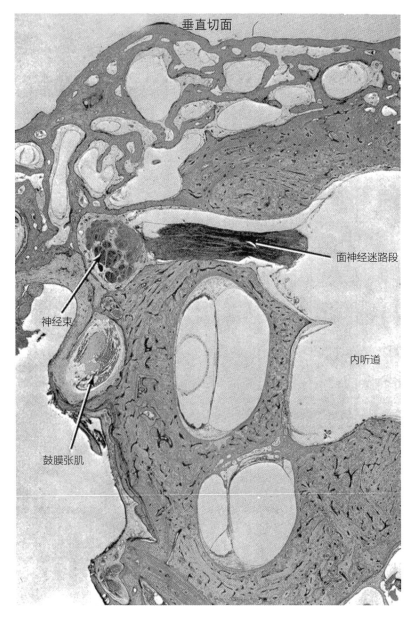

垂直切面

神经束

鼓膜张肌

面神经迷路段

内听道

◀ 图 6-2　此图像来自 71 岁男性的标本，这一垂直剖面图显示的是面神经的迷路段，该区域神经易受颞骨横行骨折的损伤（此图彩色版本见书末）

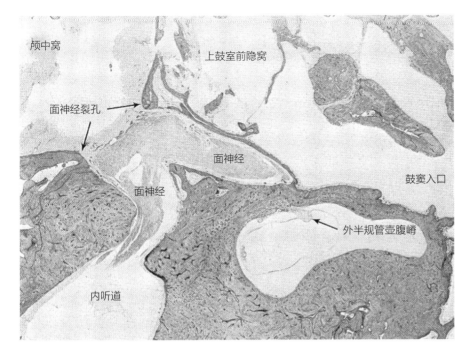

颅中窝

上鼓室前隐窝

面神经裂孔

面神经

面神经

鼓窦入口

外半规管壶腹嵴

内听道

◀ 图 6-3　此图像来自 16 岁女性的标本，约 5% 的病例（230 例）中，面神经膝部位于颅中窝的面神经裂孔处（此图彩色版本见书末）

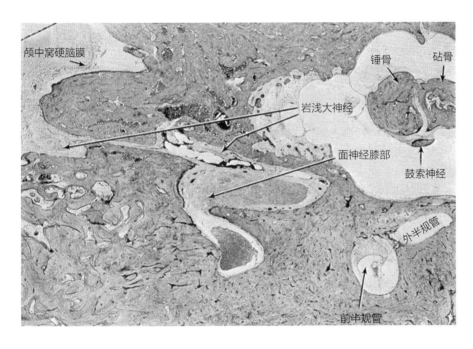

颅中窝硬脑膜

锤骨

砧骨

岩浅大神经

面神经膝部

鼓索神经

外半规管

前半规管

◀ 图 6-4　此图像来自 53 岁女性的标本，在本耳标本中面神经的膝部深埋在岩骨中，远离颅中窝的硬脑膜，岩浅大神经向前穿过骨管从小的面神经裂孔中穿行出来

　　(4) 第四段或鼓室段，与颞骨岩部纵轴平行，全长 12～13mm，在鼓室内侧壁的后方和外侧走行，位于上方的外半规管和下方的前庭窗之间。在鼓窦处，神经转而向下。第二膝标志着乳突段的开始。

　　(5) 第五段或乳突段，在鼓室后壁和乳突前壁垂直向下走行，全长 15～20mm，止于颅骨的神经出口茎乳突孔。

　　Ogawa 和 Sando [203] 在 18 例正常颞骨标本的组织切片中研究了面神经相对于面神经管的相对横截面积。他们发现，在其迷路段和鼓室段，神经平均占据了面神经管的 45% 多一点，而在乳突段占 32%。

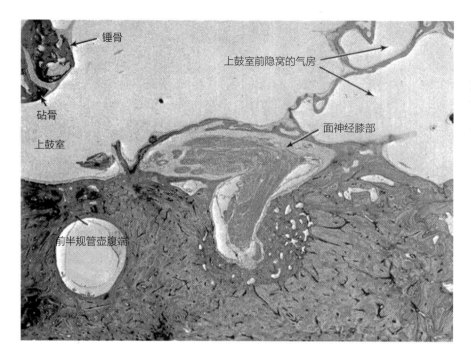

锤骨

上鼓室前隐窝的气房

砧骨

上鼓室

面神经膝部

前半规管壶腹端

◀ 图 6–5　此图像来自 62 岁男性的标本，面神经膝部通常位于上鼓室的内侧壁，由一层骨壳保护，可见一硬化灶部分围绕面神经迷路段

三、面神经在颞骨中的异常走行

耳科医生必须了解面神经的各种异常走行。在高速切割钻磨骨时，外科医生必须培养出一种能力，就是当意外遇到面神经时能不损伤它。

面神经在岩骨中异常走行的例子很多[191, 204, 212]。最常见的例子是神经主干在前庭窗的前方和下方走行[213, 214]。很少见的情况下，神经在前庭窗和圆窗两者前方走行[215, 216]。

婴儿没有真正的乳突，只有一个未成熟的鼓环，使得茎乳孔的面神经容易受损。在之后的发育中，由于鼓环和乳突的生长，茎乳孔内移，神经变得更加隐蔽。

骨管的裂隙也使得面神经存在手术损伤的潜在风险。面神经的乳突段可能向后和（或）向外移位几毫米（图 6–6）。也有神经分为 2 支甚至 3 支的病例，在这种情况下，神经分支分别走行到各自的出颅口（图 6–7 至图 6–9）。神经可以从耳蜗的前上走行，而不像正常情况那样从后上走行（图 6–10 和图 6–11）。在乳突段，它可能比正常的在更后的位置转向（图 6–12）。

其他异常走行通常与耳畸形有关，如发育不全的面神经穿过镫骨闭孔[217]。

Litton 等[218] 研究了成人的面神经与鼓环的解剖关系，注意到面神经在通过鼓室和乳突段的过程中存在很大的变异性。需要记住的是，成人的鼓环不在矢状面，而是朝向前下方。面神经通常位于鼓环后上部的后方 1.4mm 和内侧 2.3mm 位置。面神经降段始终位于鼓环后下缘的后面。面神经管，当它朝向外下方时，与鼓环平面在其下半部分交叉。

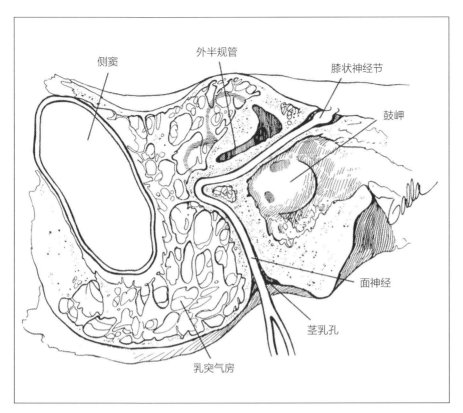

侧窦
外半规管
膝状神经节
鼓岬
面神经
茎乳孔
乳突气房

◀ 图 6-6　本简图所显示的是面神经第二膝，比正常的位置更靠后

图片由 Miehlke 提供[256]

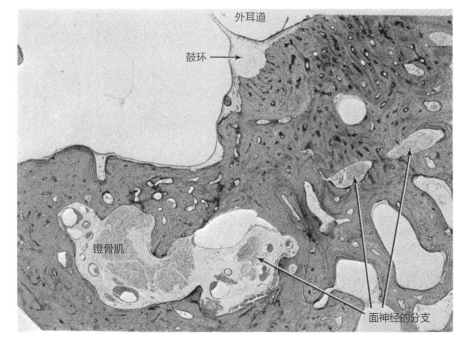

外耳道
鼓环
镫骨肌
面神经的分支

◀ 图 6-7　此图像来自 61 岁女性的标本，本例耳的面神经乳突段分成 3 个独立神经束，每个都分别从颞骨独立走行出来（此图彩色版本见书末）

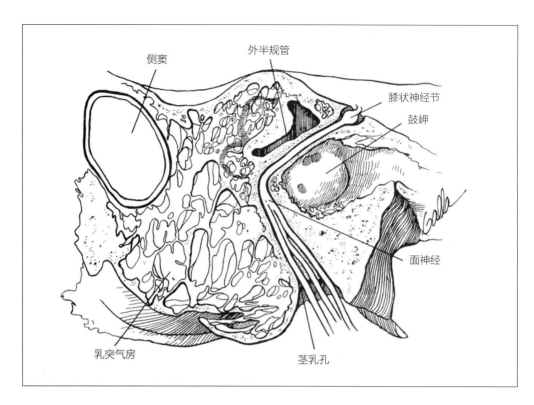

▲ 图 6-8　本图对应于图 6-7，简图显示在第二膝远端，面神经分成 3 支（图片由 Miehlke 提供 [256]）

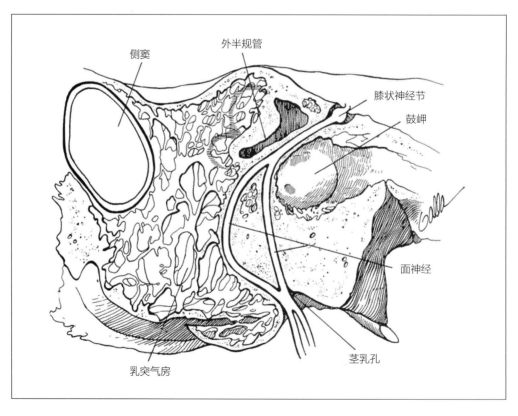

▲ 图 6-9　本简图显示面神经分叉（图片由 Miehlke 提供 [256]）

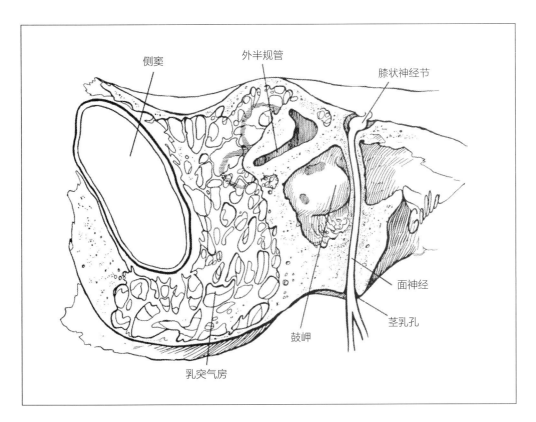

▲ 图 6-10　如图所示，面神经可以走行于耳蜗前方。神经也可走行于前庭窗和圆窗之间，或走行于两个窗之前的鼓岬上方（图片由 **Miehlke** 提供 [256]）

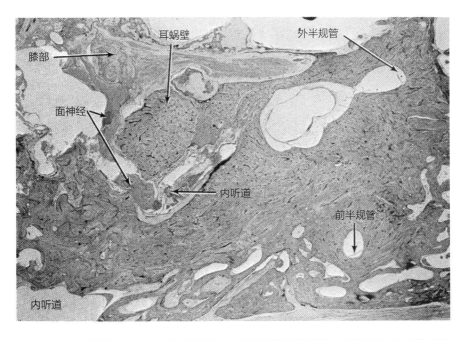

▲ 图 6-11　此图像来自 56 岁男性的标本，此耳面神经迷路段在耳蜗前上方异常走行

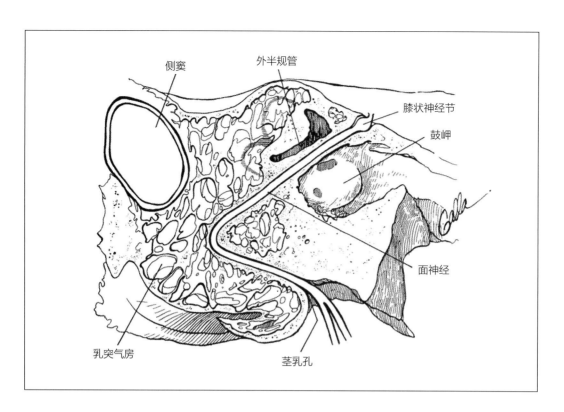

▲ 图 6-12　本简图显示乳突内的面神经走行远位于正常位置之后（图片由 **Miehlke** 提供 [256]）

四、面神经管裂隙

　　面神经穿行于颞骨中，绝大部分面神经被面神经管的骨鞘所保护。Politzer [219] 描述了"面神经管的先天性裂孔"。如同 Baxter 的记载 [220]，在整个骨鞘中存在缝隙很常见；他发现在颞骨研究中，有 55% 的标本中鼓室段或乳突段发现了面神经管缺裂，其定义为直径在 0.4mm 或更大的非病理性裂隙。此外，在 22% 的被检查耳中发现不止 1 个裂隙。大部分常见的骨管裂隙发生于邻近前庭窗处的鼓室段（图 6-13 至图 6-15），通常该处的面神经悬在前庭窗龛上方。前庭窗区裂隙平均宽度为 0.92mm，乳突段裂隙平均宽度为 0.73mm。颞骨的其他组织学研究 [221, 222] 和其他观察 [213, 223-226] 也证实了面神经管的前庭窗区域是最常见的裂孔部位。鼓膜张肌腱附近、面隐窝区（图 6-16）和前上鼓室的内侧壁（图 6-17 和图 6-18）也可发现面神经管裂隙。

　　面神经骨管的裂隙是手术损伤的易损区。当神经从裂隙处凸出时，这种风险增加，特别是当发生在前庭窗区域时（图 6-19 和图 6-20）[227]。裂隙使面神经易于受中耳炎症性疾病的感染。面瘫可能是急性中耳炎的并发症。

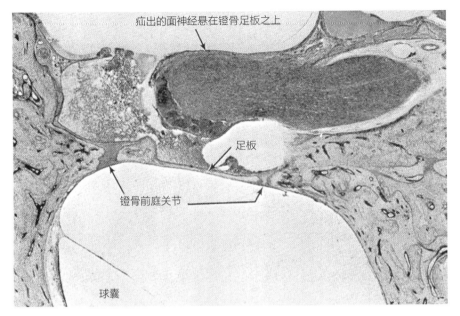

图中标注：
疝出的面神经悬在镫骨足板之上
足板
镫骨前庭关节
球囊

◀ 图 6-13　此图像来自 51 岁男性的标本，面神经管裂隙最常见的区域在前庭窗区域。本例中，面神从面神经管突出并覆盖部分镫骨足板（此图彩色版本见书末）

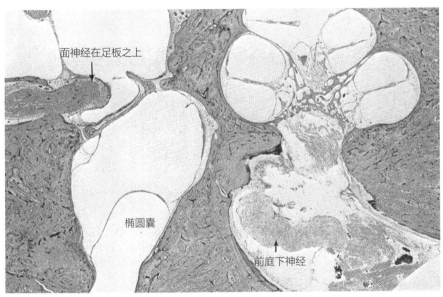

图中标注：
面神经在足板之上
椭圆囊
前庭下神经

◀ 图 6-14　此图像来自 68 岁女性的标本，鼓室段面神经从管中突出并侵入前庭窗。此耳也显示内淋巴积水的病理情况（此图彩色版本见书末）

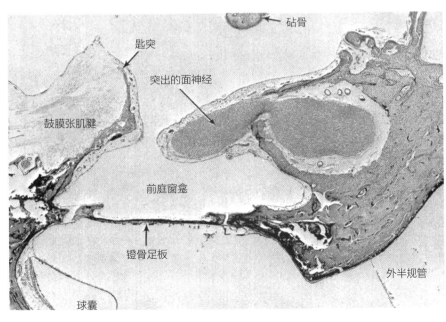

图中标注：
砧骨
匙突
突出的面神经
鼓膜张肌腱
前庭窗龛
镫骨足板
外半规管
球囊

◀ 图 6-15　此图像来自 82 岁男性的标本，面神经从面神经管突出，部分覆盖足板，邻近位于后方的匙突

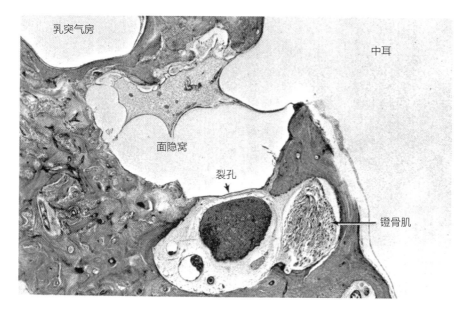

图中标注：乳突气房、中耳、面隐窝、裂孔、镫骨肌

◀ 图 6–16　此图像来自 50 岁女性的标本，此耳在面隐窝内侧壁处存在面神经骨管裂隙（此图彩色版本见书末）

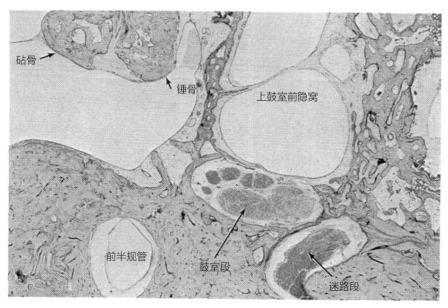

图中标注：砧骨、锤骨、上鼓室前隐窝、前半规管、鼓室段、迷路段

◀ 图 6–17　此图像来自 65 岁女性的标本，上鼓室前隐窝为单个大腔，其内侧壁见面神经骨裂。如图所示，在许多情况下，面神经干的鼓室段和迷路段都是由几条纤维束组成的

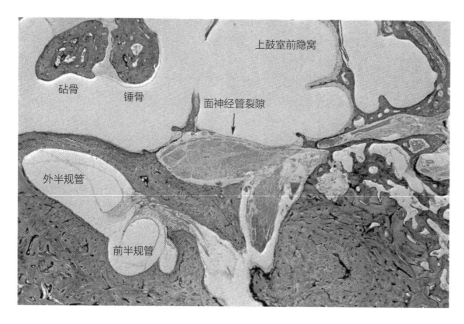

图中标注：砧骨、锤骨、上鼓室前隐窝、面神经管裂隙、外半规管、前半规管

◀ 图 6–18　此图像来自 72 岁女性的标本，上鼓室前隐窝内侧壁有一面神经管骨裂，神经向隐窝微微隆起（此图彩色版本见书末）

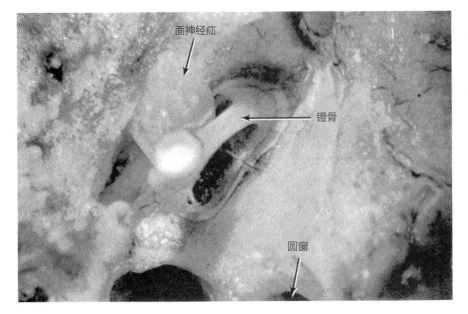

图 6-19 这张部分切开的颞骨图显示了从面神经管肿瘤样疝出的面神经，该部正位于前庭窗上方（图 6-20）

图片由 Johnsson 和 Kingsley 提供[227]

面神经疝

镫骨

圆窗

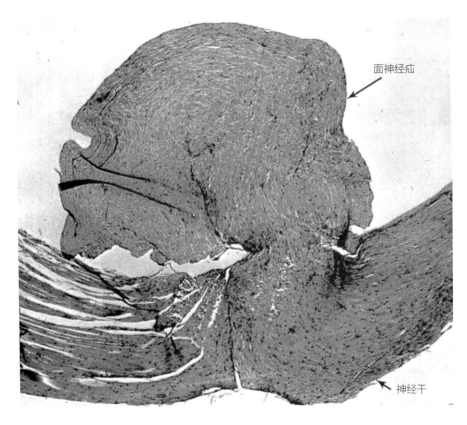

图 6-20 与图 6-19 同一标本，显示的是从面神经管中取出的神经的组织学横切面。整个神经干以 Ω 形从神经管中疝出来

图片由 Johnsson 和 Kingsley 提供[227]

面神经疝

神经干

五、面神经裂孔

面神经裂孔（岩大神经管裂孔）是一个位于颅中窝底部颞骨岩部大小不定的裂孔；它标志着岩浅大神经进入到颅中窝。这条神经起源于膝状神经节，位于面神经膝部的前方。通常情况下膝状神经节位于裂孔深部，在这种情况下，岩浅大神经通过骨管到

达裂孔。在某些情况下膝状神经节位于硬脑膜下（图 6-21）的裂孔内[228]。根据 Ge 和 Spector 的研究[229]，妊娠 15 周时膝状神经节位于上鼓室前部上方的硬脑膜凝结处，原始的面神经裂孔是颅中窝和中耳腔之间的沟通通道。随着颞骨鳞部的发育，膝状神经节与上鼓室分离。然而，在 35 周大的胚胎中膝状神经节的上表面仍然裂开，其神经周围组织直接附着在硬脑膜和颅中窝上。这种开裂持续时间长短不同，甚至直至成年。House 和 Crabtree[230] 发现，5% 的病例膝状神经节暴露于颅中窝而无骨覆盖。Hall 等[228] 在一项对 100 例成人颞骨的研究中发现，膝状神经节部分或全部显露于颅中窝的发生率为 15%。Saito 等[231] 回顾了马萨诸塞州眼耳科医院收集的 400 块颞骨，发现在 9% 的病例中，面神经裂孔的最长部位的尺寸超过 1.5mm，使膝状神经节向颅中窝开放。

面神经裂孔解剖变异有两个意义：①当膝状神经节和面神经位于此裂孔中，在涉及颅中窝底手术时易受到手术损伤；②面神经裂孔可作为从颅中窝进入内听道的解剖标志。

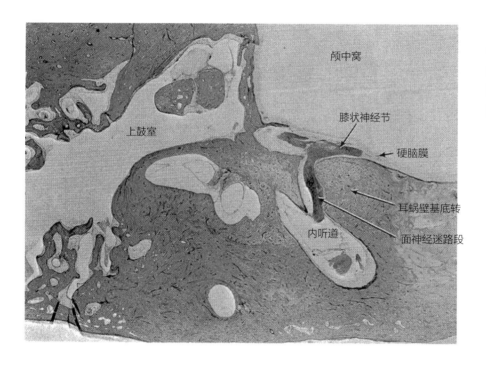

◀ 图 6-21　此图像来自 79 岁女性的标本，面神经膝部位于颅中窝硬脑膜下。此耳无鼓室前隐窝

六、面神经分支

面神经在颞骨内走行时发出 3 个主要分支：①第一支是岩浅大神经（图 6-4），起源于膝状神经节的前方。在面神经裂孔发出并进入颅中窝，在那里这支副交感和感觉纤维的混合神经向前走向破裂孔。它与岩深神经的交感神经纤维结合形成翼管神经（翼

突管神经）。翼管神经出翼管向前走行，穿过翼腭窝进入蝶腭神经节。②第二支是镫骨肌神经。它起源于锥隆起处的乳突段面神经。③第三支是鼓索神经，是面神经干的感觉纤维束，约占其总横断面积的 10%[231]（图 6-22）。感觉束（鼓索纤维）在与面神经干分离前，位于鼓室段的前外侧，位于面神经乳突段后外侧。神经通常起源于茎乳孔上约 4mm 处，但也可能起源于茎乳孔的远端。神经的走行轨迹是由系统发育决定的；它是第二鳃弓的鳃裂前神经，连接第 V 对脑神经（第一鳃弓的神经）和第二鳃弓的神经（面神经）。因此，它与来源于第二鳃弓区域的面神经和来源于第一鳃弓区域的三叉神经（下颌分支）一起走行。

鼓索神经沿着自己的管道（鼓索小管）折返向上，通过后壁后鼓索小管的开口进入鼓室，该开口与圆窗和耳蜗导水管在同一水平面。与之伴行的有后鼓室动脉。后鼓索小管在垂直平面上一般位于锥隆起和鼓环之间。鼓索神经穿经鼓室的过程一直被纤维鞘内和一层黏膜所覆盖。鼓索神经向前走行时，位于锤骨后韧带内侧（图 6-23），然后经过砧骨长脚的外侧和锤骨颈的内侧，悬浮在这两个听骨之间。鼓索神经穿过锤骨颈，此处它位于一个凹槽内（图 6-24），与锤骨前突平行。鼓索神经直接从后鼓索小管走行到前鼓索小管；由于疾病过程或手术操作而使这条神经受到牵拉，会导致暂时性的颌下腺分泌功能障碍，以及同侧舌前 2/3 的味觉丧失[232, 233]。前鼓索小管（Huguier 管）标志着鼓索神经出鼓室进入岩鼓（Glaserian）裂；在这里，神经与鼓室前动脉相伴行。神经在蝶骨棘内侧出颅；偶尔它会在蝶骨棘上占据一个沟（Lucas 沟），它向前移行加入舌神经。

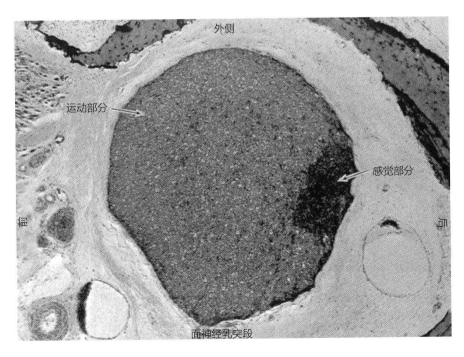

▶ 图 6-22 此图像来自 62 岁男性的标本，在乳突段，面神经的感觉纤维位于神经干的后外侧（此图彩色版本见书末）

外侧

运动部分

感觉部分

前

后

面神经乳突段

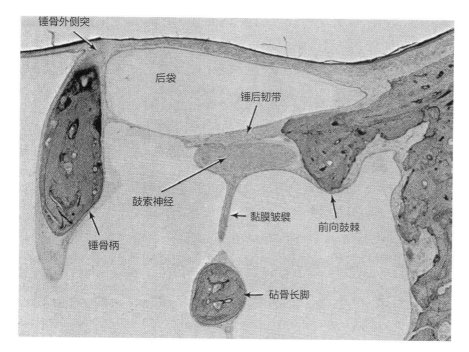

锤骨外侧突
后袋
锤后韧带
鼓索神经
黏膜皱襞
前向鼓棘
锤骨柄
砧骨长脚

▲ 图 6-23　此图像来自 72 岁女性的标本，本显微照片显示前向鼓棘及其与鼓索神经的关系。锤骨后韧带是锤骨后（黏膜）皱襞增厚的下缘。von Tröltsch 后袋位于鼓膜的锤骨后襞与锤骨后韧带之间（此图彩色版本见书末）

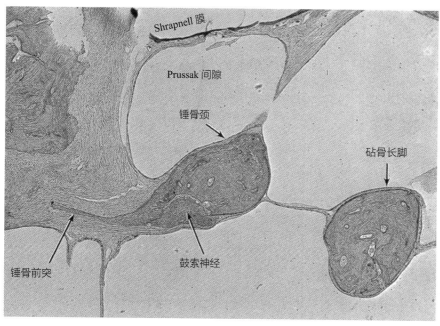

Shrapnell 膜
Prussak 间隙
锤骨颈
砧骨长脚
锤骨前突
鼓索神经

▲ 图 6-24　此图像来自 55 岁女性的标本，鼓索神经常穿过锤骨前突根部锤骨颈内面的沟内，Prussak 间隙位于 Shrapnell 膜的内侧

　　鼓索神经的解剖结构也可能发生变化。婴儿的鼓索通常在颅骨外与面神经分离，再通过位于茎乳孔前面自己管道重新进入颅骨。这种单独的管可能会持续到成年 [189]。另一极端情况下，鼓索神经可在水平半规管水平与面神经分离 [234]。鼓索神经大小不一，像面神经一样，可能分两部分 [206, 213]。鼓索神经进入中耳腔的位置可能在外耳道边缘外侧 1～2mm，并且该神经可能向外侧而不是向内侧到达锤骨颈 [206, 213]。

　　在经外耳道入路的手术中，鼓索神经位置的变化具有重要意义。在这些手术中，鼓膜后部被掀起，邻近的骨性鼓环被磨除以显露中鼓室后部。当切断某些患者鼓索神经时可引起部分味觉丧失、味觉障碍和口干的症状。牵拉神经也会引起这些症状，几个月后会部分恢复 [233]。

七、中间神经

面神经的感觉成分，有多个称谓，如中间神经、Wrisberg 神经或舌腭神经[189]，包括内脏传入（味觉）纤维和一般内脏传出（分泌）纤维（图 6-1 和图 6-25）。

它的传出神经元位于上泌涎核，位于面神经运动核的背内侧。鼓索神经和岩浅大神经、中间神经的两个分支，分别把这些分泌纤维带到颌下神经节和蝶腭神经节。来自颌下神经节的纤维支配颌下腺和舌下腺，而来自蝶腭神经节的纤维支配泪腺和鼻腔及上腭和黏膜腺。

负责味觉感觉功能的神经元位于膝状神经节；它们的纤维与孤束纤维一起走行，最后到达该通道的孤束核。来自同侧腭咽黏膜的纤维在岩浅大神经中走行，而来自同侧舌前 2/3 的纤维走行在鼓索中。

另外好像还有一种躯体感觉纤维，此纤维与迷走神经的耳支（Arnold 神经）一起走行，支配外耳道的皮肤；面神经通过分支与 Arnold 神经相连，该分支在面神经离开茎乳孔之前与这两条神经交通。这些细胞体位于膝状神经节中，它们的纤维最终进入第 V 对脑神经的脊髓束[189]。

Saito 等[231]通过对两位面神经损伤患者颞骨的组织学研究，追溯了感觉神经束在面神经干内的路线和位置。在内听道中，中间神经在前庭上神经和面神经之间走行（图 6-25）。在面神经的鼓室段，感觉束位于背侧，而在垂直段，感觉束的位置更偏向外后方。它最终在前方离开主干成为鼓索神经。

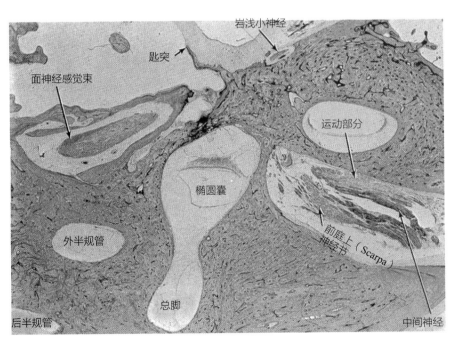

◀ 图 6-25 此图像来自 5 岁女性的标本，在内听道内面神经干后部可见中间神经。这条神经的一部分作为感觉束继续走行，越过膝部，该处它位于神经干鼓室段的外侧（此图彩色版本见书末）

八、面神经的血供

面神经从脑桥到茎乳孔走行期间，它的动脉供应来自于多个血管。颅内段由小脑前下动脉供血，内听道段由迷路动脉供血。膝状神经节主要由脑膜中动脉的分支岩浅动脉供应。余下的在面神经管内走行部分由岩浅动脉和茎乳动脉的吻合支供应[235]。

面神经的血管供给在整个神经走行过程中并不均匀，即使在面神经管中所占的比例也不是恒定的。Ogawa 和 Sando[203] 发现面神经管迷路段血管占横断面积的 12%，而在鼓室段血管比例为 63%，在乳突段为 54%。面神经管内常可见大静脉（图 6-26）。

（一）中耳的感觉神经

Jacobson 神经是以人名命名的下鼓室神经；它起源于第 IX 对脑神经的下神经节，位于颈鼓棘的岩骨小窝内。由咽部不适引起的耳部牵涉痛是由这条神经介导的。同鼓索神经一样，这是一种鳃裂前神经，用于连接第二及第三鳃弓的 VII（面）神经和 IX（舌咽）神经。鼓室神经通过下鼓室小管进入中耳，在鼓室内侧壁和鼓岬部分走行在骨管中，部分在沟槽中（图 6-27 和图 6-28）。它支配咽鼓管和中耳黏膜。在圆窗水平，该鼓室神经由来自于颈周交感神经丛的颈鼓神经（通常是 2 条）加入[236, 237]。这个复合体形成岩浅小神经[236, 238]，进入匙突下方的上鼓室小管；当它走向颅中窝时与鼓膜张肌半管平行，有时也在其内部走行[102]（图 6-29 和图 6-30）。

在与颈鼓神经联合后，鼓室神经可立即向颈内动脉管上平面发出一小分支（图 6-31）。根据 Montandon 的观点（个人交流），这个分支与 Arnold 神经的岩深[236] 和颈鼓上神经[239, 240] 是同义词。

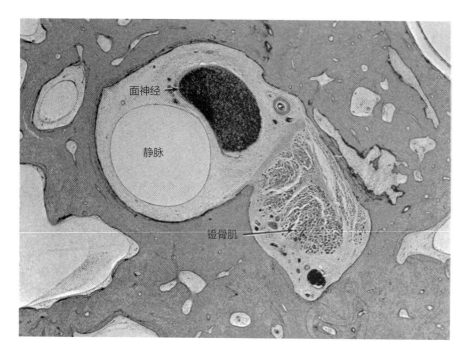

◀ 图 6-26 此图像来自 40 岁男性的标本，在面神经管内偶见大静脉与面神经伴行。在面部神经的手术过程中，这条静脉可能会引起难以止血的出血。一层纤维隔将面神经管与镫骨肌间室之间分开（此图彩色版本见书末）

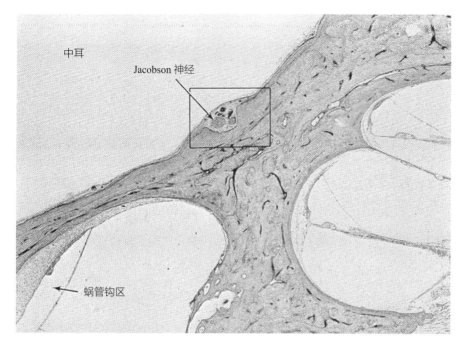

◀ 图 6-27　此图像来自 83 岁男性的标本，Jacobson 神经（鼓室神经）出现于下鼓室小管，然后在鼓岬的沟或隧道内上升，在匙突区的上鼓室小管离开鼓室（图 6-28）

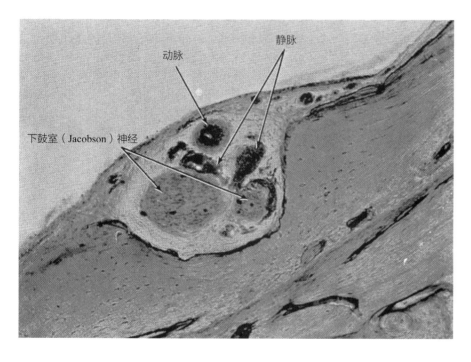

◀ 图 6-28　此图像来自 83 岁男性的标本，本显微照片为图 6-27 框出区域的高倍视图（此图彩色版本见书末）

当岩浅小神经经过膝状神经节时，面神经[241]有一个小分支加入，并向岩浅大神经发送分支。岩浅小神经通过卵圆孔或自己的通道离开颅中窝。它携带节前副交感神经和节后交感神经纤维到耳神经节，在那里终止。

迷走神经的耳支也被称为 Arnold 神经。它由迷走神经上神经节的一个大分支和舌咽神经下神经节的一个小分支组成[236]（图 6-31）。从颈静脉孔的起源处，该神经通过乳突小管或颞骨下面的凹槽，经过颈静脉球的穹窿走行到达面神经管[67]；在这个过程中，神经分成两个分支。它的上支发散出许多小支，这些小支在面神经鞘内向上和下走行并在这里终止。Arnold 神经的下支接受面神经的小分支（皮支），穿过鼓乳裂，将其传入纤维分布到外耳道后表面和邻近的耳甲腔区[242]。这些纤维为耳带状疱疹患者中外耳道皮肤的疱疹性表现提供了途径[243]。此外，有时通过刺激耳道皮肤而引起的喉咙痒感和咳嗽是由 Arnold 神经（Alderman 神经）介导的。

在许多中耳神经的走行过程中，可以发现神经节细胞簇，而不是一个单独的神经节。在膝状神经节中枢向的面神经干中也经常可以看到 2～10 个小群的神经节细胞（Montandon，个人交流）[244]。

位于鼓岬的鼓室神经沿线的神经节细胞统称为鼓室丛[239, 240]。这些神经节细胞的作用尚不清楚。鼓室丛区域，特别是前庭窗前的区域，对手术操作非常敏感并容易引起痛感。

岩浅小神经有部分纤维会离开岩浅小神经加入面神经，沿着岩浅小神经的走行可

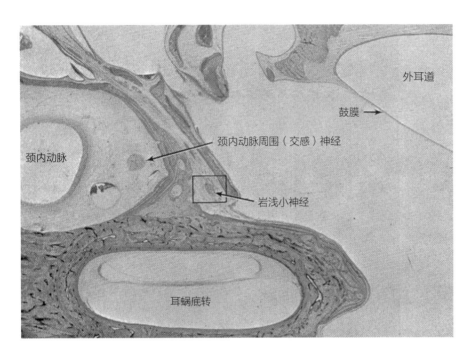

◀ 图 6-29 此图像来自 5 岁男性的标本，颈内动脉同时有静脉和交感神经伴行，也可见岩浅小神经（LSPN）（图 6-30）

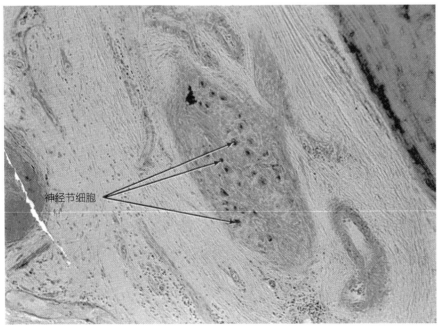

◀ 图 6-30 此图像来自 5 岁男性的标本，这张显微照片是图 6-29 所框出区域的高倍放大图，显示了一簇与岩浅小神经相关的神经节细胞

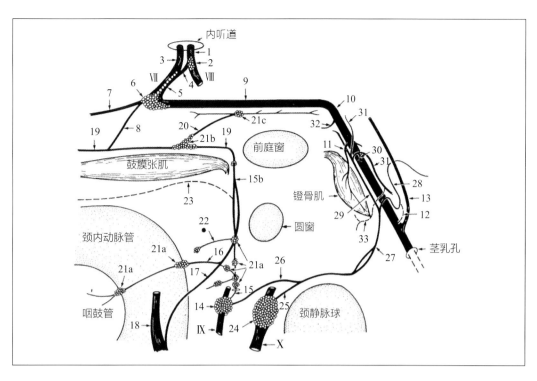

▲ 图 6-31 这张简图显示了与中耳解剖相关的神经

1. 前庭神经；2. 前庭（Scarpa）神经节；3. 面神经；4. 前庭面神经吻合支；5. 面神经迷路段膝状神经节的延伸；6. 面神经膝状神经节及膝部；7. 岩浅大神经；8. 从面神经到岩浅小神经的分支；9. 面神经鼓室段；10. 第二膝区和面神经乳突段的起始；11. 镫骨肌神经；12. 面神经皮支；13. 鼓索神经；14. 颈静脉孔处舌咽神经的下神经节；15. 鼓室（Jacobson）神经，颈鼓神经和鼓室（Jacobson）神经结合；16. 咽鼓管鼓室神经的咽鼓管分支；17. 颈鼓神经；18. 颈内动脉神经的外支；19. 岩浅小神经；20. 岩浅小神经到面神经管的分支；21a. 鼓室的神经节；21b. 与岩浅小神经相关的神经节；21c. 面神经管感觉纤维与神经节；22. 鼓室神经丛的分支；23. 并不恒定出现的支配颈内动脉管上水平段的鼓室神经小支（也称为颈鼓神经上支或岩深小神经）；24. 迷走神经（第 V 对脑神经）的上神经节（结节）；25. 到 Arnold 神经的迷走神经大支；26. 到 Arnold 神经的舌咽神经小分支；27. 耳迷走神经耳支 (Arnold 神经)；28. 负责外耳道皮肤的 Arnold 神经下支；29.Arnold 神经上支；30. 进入面神经干的 Arnold 神经上支纤维；31. 进入面神经鞘的 Arnold 神经上支纤维；32. 起于面神经干止于面神经管的神经小支；33. 止于中耳面隐窝内的 Arnold 神经小支[257]

见散在的神经节细胞，还有一簇神经节细胞在神经纤维离开点也会形成一个明显的神经节（图 6-29 至图 6-31）[245]。在这个分支与面神经（水平段）连接的地方有另一簇神经节细胞。Goycoolea 等 [246] 报道发现，神经节细胞不仅存在于鼓膜张肌的内侧部分，而且也存在于肌肉纤维的最近端和外侧。

（二）前庭神经

有三个主要的神经连接值得重点强调：① Voit 吻合支是前庭上神经支配球囊斑上部的一个小分支。②前庭 – 面神经吻合支是一束连接前庭神经上支和面神经的纤维（图 6-32）[244]。有人认为这些纤维可能是面神经的运动纤维，它们和前庭神经一起走行一段距离再回到面神经干。这一吻合支也可以将无髓鞘的交感神经纤维从周围传导到前庭神经节 [247]。③ Oort 吻合支（前庭耳蜗吻合支）由传出纤维 [248] 组成，从前庭下神的球囊支到蜗神经。

前半规管壶腹嵴和外半规管壶腹嵴的神经支配分别来自上壶腹神经和外壶腹神经，它们是前庭上神经分支。后壶腹神经是前庭下神经的一个分支。它穿过单管，并可进一步分支（图 6-33）。

Gacek [249] 描述了后壶腹神经的一个小副支，位于主神经干的后上，只支配后半规管壶腹嵴的后面。随后的报道 [149, 250] 已经证实了这一发现。Okano 等 [251] 研究了 223 块人类颞骨以绘制后壶腹神经副支的颞内路径。在 87% 的受检标本中有此副分支存在。虽然通常它在走行一小段距离后与后壶腹神经主支相连，但 5.8% 的病例中它会单独走

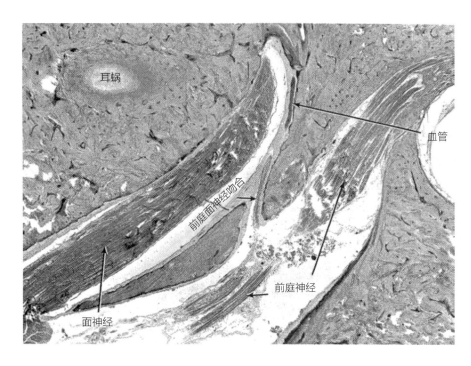

◀ 图 6-32　此图像来自 70 岁男性的标本，显示了前庭面神经吻合支（此图彩色版本见书末）

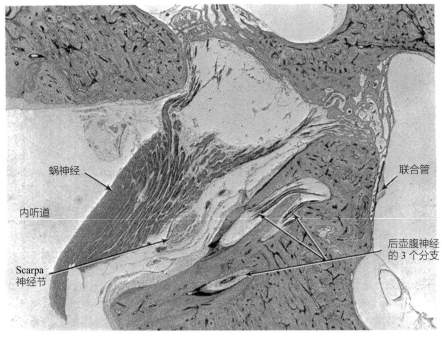

◀ 图 6-33　此图像来自 5 岁女性的标本，本例后壶腹神经由 3 个独立的纤维束组成，分支的方式是可变的（此图彩色版本见书末）

行到后半规管壶腹。Montandon 等[149] 提出，当遗嵴存在时，这个神经副支支配遗嵴（0.9% 的人耳）。当遗嵴不存在时，神经副支支配后半规管壶腹嵴，壶腹嵴已将遗嵴整合到自身中。Gacek[37] 提出来，试图用外科手术的方式治疗良性阵发性位置性眩晕，在单管中切断后壶腹神经，最终实现后半规管壶腹嵴的完全去神经化，在半规管壶腹副支单独走行至壶腹嵴的病例中，该手术不可能成功。

椭圆囊斑由前庭上神经的椭圆囊支支配。球囊斑的神经支配有双重来源。前庭上神经在球囊斑处发出一个小分支（Voit 吻合支）；球囊斑大部分由前庭下神经主支支配。

（三）蜗神经

这里只讨论对外科医生有实际意义的蜗神经和前庭神经的解剖学内容。有关光镜和电子显微镜下神经解剖学的详细信息，请参见耳病理学[17]。

蜗神经的传入纤维都以无髓神经纤维的形式起源于感受器毛细胞周围，然后通过骨性螺旋板到达蜗轴，在那里它们获得髓鞘并到达位于螺旋神经节的源胞体。螺旋神经节的神经节细胞为双极神经元，其中心突汇聚于内听道的底部，与前庭神经和面神经共同穿过内听道。第Ⅷ对脑神经进入脑干，该处位于第Ⅴ对脑神经尾侧（约 5mm）[198]，第Ⅸ、Ⅹ、Ⅺ对脑神经根处头侧。蜗神经传出或下行通路与传入通路平行。

蜗神经穿过内听道期间，它与前庭神经逐渐融合，面神经和第Ⅶ/Ⅷ对脑神经复合体发生 90° 的旋转，当考虑到经迷路后入路到达这些神经的方法越来越被人们接受的情况下，这些解剖关系已经获得了新的意义。在内听道的基底部（图 5-42），前庭上神经和面神经占据上半部，由垂直嵴分隔；蜗神经和前庭下神经作为独立个体位于下部。前庭上神经和前庭下神经在横嵴近端融合[252]。当我们在内耳道向内追踪第Ⅶ/Ⅷ对脑神经复合体时，蜗神经向后移（从耳后入路观察）并与前庭上/前庭下神经干合并；相反，面神经向前移（图 6-34）。当神经到达内听道孔时，它们已经完成了 90° 的旋转；然而，相对于面神经和前庭神经，蜗神经始终处于相对较低的位置[252]。

除了前面描述的旋转，内听道基底部耳蜗和前庭神经作为多个独立纤维束而存在，之后它们逐渐合并成两个主要分支（蜗神经干和前庭神经干），这两个分支在内听道口处由一个隔分开。对这种融合的组织学检查显示[252, 253] 分隔的完整性有很大的变异性，约 20% 的病例缺乏一个独立的分隔面[252]。在这种情况下，选择性前庭神经切断术似乎不可取；然而，其他特征可以用来确定蜗神经前庭神经干交界面。首先，前庭神经干与蜗神经相比呈现灰色，这是因为两个神经干的髓鞘数量不同；其次，沿蜗神经前庭神经干交界面外侧纵向走行的小血管在选择性切断术中可能有用[252, 254]。在一些标本中（Brackmann，由 Silverstein 引用[252]），在神经干的内侧比外侧更容易发现分隔面；此外，在蜗 – 前庭分隔面的内侧常常见到中间神经。

在施行选择性前庭神经切断处的位置，面神经位于前面，而且常被小脑前下动脉的侧支将其与蜗前庭神经分开；因此，选择性的保留面神经是很容易实现的。

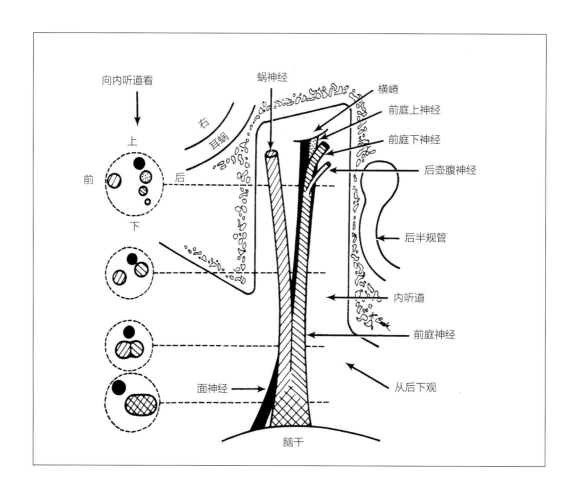

向内听道看
蜗神经
横嵴
前庭上神经
前庭下神经
右耳蜗
后壶腹神经
上
前
后
下
后半规管
内听道
前庭神经
面神经
从后下观
脑干

▲ 图 6–34　这张高度简化的草图显示了右侧桥小脑角的神经干与内听道（IAC）的最常见关系，本图是从后下观。在大约 70% 的解剖标本中，IAC 孔处蜗神经和前庭神经干之间的分隔面非常明显。在脑干，面神经位于蜗神经和前庭神经的前面，但当向外周走行时，它与前庭神经的上分支变得关系密切。后半规管与内听道（译者注：原文有误，已修改）紧密的解剖关系限制了外科手术进入内耳道（图片由 Silverstein 提供 [252]）

第 7 章 血管解剖
Vascular Anatomy

一、外耳道和耳廓的血供

耳廓的血供来自于颈外动脉的分支，耳后动脉来自于颈外动脉，耳前动脉来自于颞浅动脉的耳廓前动脉，乳突动脉来自于枕动脉。外耳道的血供来自于耳后动脉、颌内动脉和颞浅动脉。静脉与相应动脉相伴行。

二、大动脉

有几个大血管与颞骨关系密切，在耳外科中具有重要的意义。这些血管中首要的就是颈内动脉。颈内动脉从茎突的内侧进入岩骨，穿行于颈动脉管中。它在中耳及耳蜗之前上行，随之急转向前内、向内（膝段）[258]，并且走行于咽鼓管下方（图 7-1 和图 7-2）。然后再次走行向上，离开颈内动脉管在蝶骨舌突和岩突之间进入颅内。

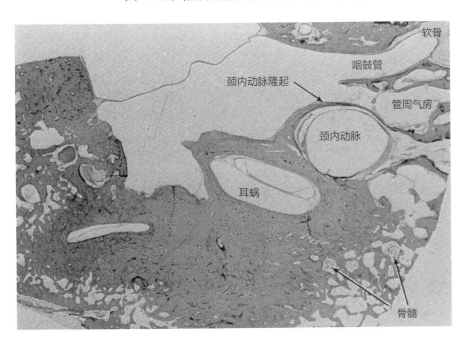

软骨

咽鼓管

颈内动脉隆起

管周气房

颈内动脉

耳蜗

骨髓

◀ 图 7-1　此图像来自 89 岁女性的标本，显示了颈内动脉、咽鼓管和管周气房之间的关系。颈内动脉管向前鼓室轻微隆起

在岩骨段的全长，颈内动脉都位于骨管内，测得的管壁厚度一般都不超过 0.5mm[259]，其中约有 1% 的病例显示有缺损区域[260]。骨管内的动脉由静脉丛和交感神经丛包绕，这些神经丛来自于颈交感干的颈上神经节升支。类似于其他部位的大血管，它也会出现粥样硬化改变，并导致动脉壁变薄（图 7-3）。

在老年患者中颈内动脉粥样硬化改变，管壁变薄、扩张是一种常见表现。在某些病例中，动脉壁萎缩，反而是颈内动脉骨管代替了管壁的功能（图 7-4 和图 7-5），这一表现的外科学意义很明显，即当对老年患者的颈内动脉骨管进行开放操作时可能导致动脉撕裂。

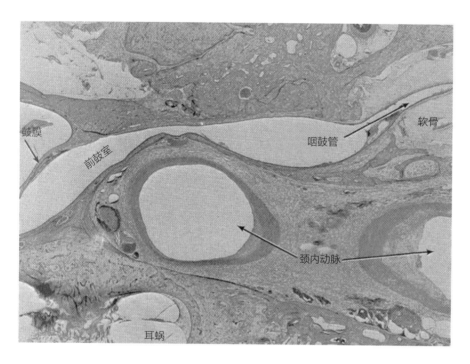

◀ 图 7-2　此图像来自 48 岁女性的标本，在这里能看到从咽鼓管骨段到软骨段的过渡。本例患者颈内动脉管隆起到前鼓室（此图彩色版本见书末）

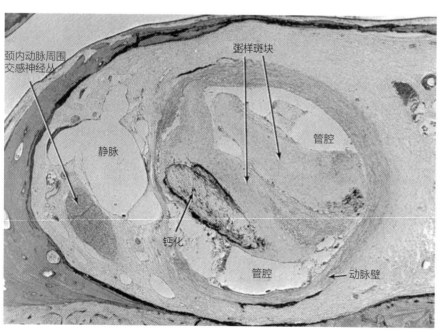

◀ 图 7-3　此图像来自 70 岁女性的标本，颈内动脉有严重的动脉粥样硬化样变，部分管腔闭塞，交感神经丛和静脉系统随动脉在颈内动脉管中走行（此图彩色版本见书末）

颈内动脉岩骨段的严重畸形是很罕见的。缺失或者发育不良的情况发病率很低[261]。Lapayowker 等[262] 报道了 1 例异位的正常动脉病例，在这份报道的病例中，以及其他的（如 Goodman 和 Cohen[263]、Glasscock 等[264]，以及 Glasgold 和 Horrigan[265] 等）病例报道中异位的颈内动脉位于"前庭线"（在前后的放射投影上，通过前庭外侧壁的垂直线）的后外。通常情况下颈内动脉位于该线的内侧。

异位的颈内动脉或者颈内动脉的动脉瘤在临床上可以表现为位于鼓膜前部的波动性肿物。常见的症状是搏动性耳鸣。显而易见，这样的肿物不能进行活检。血管造影术可以很方便地确诊。

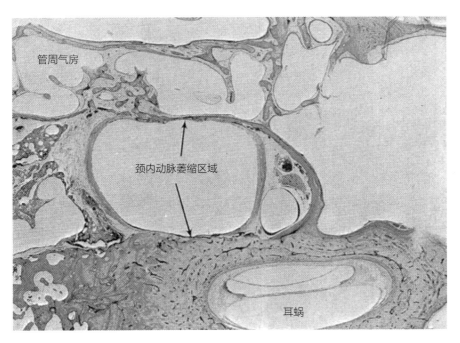

◀ 图 7-4　此图像来自 72 岁女性的标本，老年患者的一个常见表现，颈内动脉的拉伸和扩张，使动脉壁与颈内动脉管的骨质接触。在接触部位，动脉壁严重萎缩（图7-5）（此图彩色版本见书末）

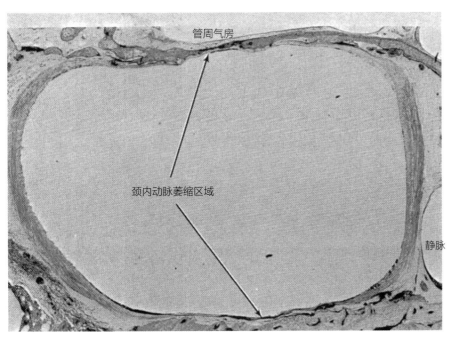

◀ 图 7-5　此图像来自 72 岁女性的标本，显示了图 7-4 框出区域的高倍放大图，显示颈内动脉壁的萎缩改变（此图彩色版本见书末）

先天性的血管瘤被认为是源于偶发的动脉中膜缺陷区域，如胚胎动脉闭塞部位或分支部位[261]。

在颞骨标本中，有时会看到脑膜中动脉和脑膜副动脉，它们起源于颈外动脉的上颌动脉。它们位于面神经裂孔和岩尖外侧（图 7-6）。

在颞骨切面上经常会看到小脑前下动脉。Mazzoni[266]发现在内听道里或附近经常会形成动脉环。在他的 100 例颞骨标本的总结中，这种动脉环位于小脑前下动脉的主干或分支的占 80%，位于小脑前副动脉的占 17%，位于小脑后下动脉的占 3%。40%的标本中动脉环位于内听道，27% 位于内听道口，33% 位于小脑脑桥角（图 7-7 至图 7-11）。

小脑前下动脉的堵塞会导致迷路以及脑干的梗死，但是很少会致命。术中如果发生内听道或小脑脑桥角处小脑前下动脉的破裂会导致无法控制的出血。

三、大静脉

硬脑膜的静脉窦是压力低、没有静脉瓣的静脉管道，它可以引流颞骨、眶和脑的静脉回流。它们位于硬脑膜的两层中间，内衬内皮层，静脉窦的内皮层是分支静脉内皮层的延续。侧窦、岩上窦、岩下窦同颞骨有特殊的解剖学关系。

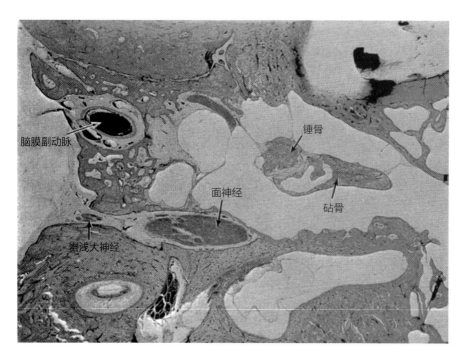

◀ 图 7-6　此图像来自 49 岁女性的标本，在颞骨水平切片中偶尔可以看到脑膜副动脉。它占据面神经裂孔外侧的骨管（此图彩色版本见书末）

脑膜副动脉

锤骨

面神经

砧骨

岩浅大神经

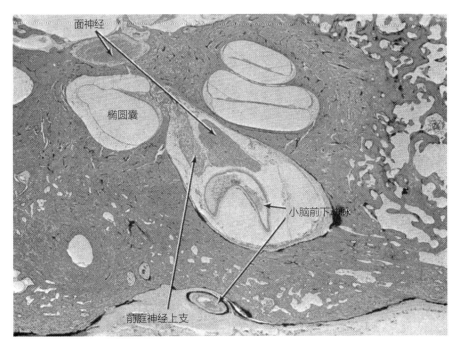

面神经

椭圆囊

小脑前下动脉

前庭神经上支

◀ 图 7-7　此图像来自 87 岁男性的标本，小脑前下动脉（AICA）经常深入内听道，形成血管襻（此图彩色版本见书末）

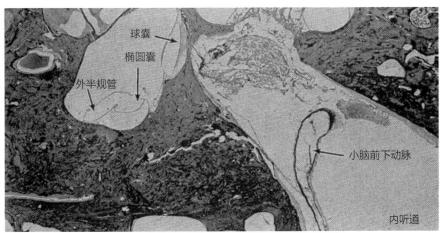

球囊

椭圆囊

外半规管

小脑前下动脉

内听道

◀ 图 7-8　此图像来自 96 岁女性的标本，内听道（IAC）内可见小脑前下动脉

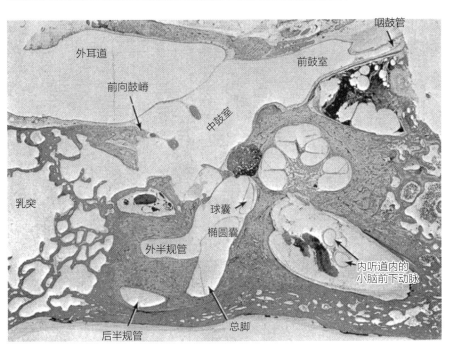

咽鼓管

外耳道

前鼓室

前向鼓嵴

中鼓室

乳突

球囊

椭圆囊

外半规管

内听道内的小脑前下动脉

后半规管

总脚

◀ 图 7-9　此图像来自 75 岁女性的标本，这是小脑前下动脉（AICA）探入内听道（IAC）形成动脉襻的另一个例子。一个附带的特征是前庭窗前缘的耳硬化灶

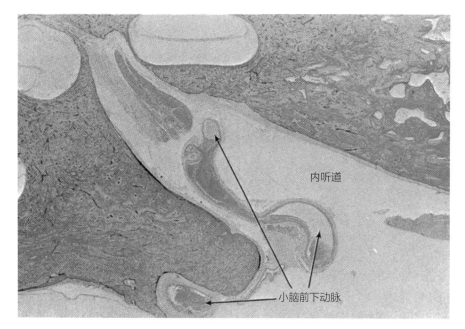

◀ 图 7-10 此图像来自年龄未知男性的标本，本例小脑前下动脉位于岩骨后壁上的凹槽中，之后进入内听道（IAC）形成一个曲折的血管襻（此图彩色版本见书末）

内听道

小脑前下动脉

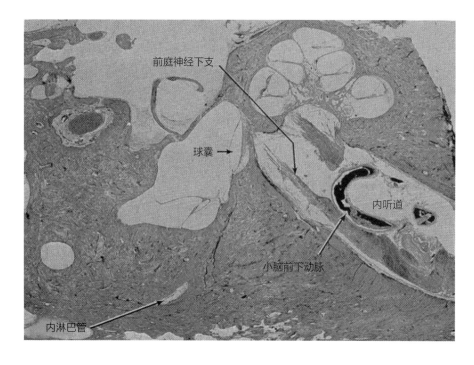

◀ 图 7-11 此图像来自 83 岁男性的标本，小脑前下动脉伸入内听道（IAC）

前庭神经下支

球囊

内听道

小脑前下动脉

内淋巴管

　　侧窦是从头部到颈部引流的主要静脉，是最大的窦。它们起自枕内隆突，是上矢状窦的延续（通常位于右侧），或是直窦的延续，之后走行于小脑幕附着缘，直至岩骨基底。侧窦在乳突内（乙状窦切迹）向内下，形成 S 形，终于颈内静脉（图 7-12）。侧窦的乙状部分会向前膨大进入乳突气房系统，术中这里很容易发生损伤（图 7-13）。侧窦和乳突的关系密切，当乳突严重感染时易发生血栓。乙状窦和迷路的位置关系多变（图 7-14 至图 7-18），Montgomery[267] 认为，乙状窦前置提示乳突气房发育不良。

　　岩上窦位于沿着岩骨峰走行的岩骨上沟内，被小脑幕缘附着处包绕。它连接着海绵窦和侧窦，有众多分支，其中包括来自于鼓室的静脉、小脑静脉、大脑下静脉。

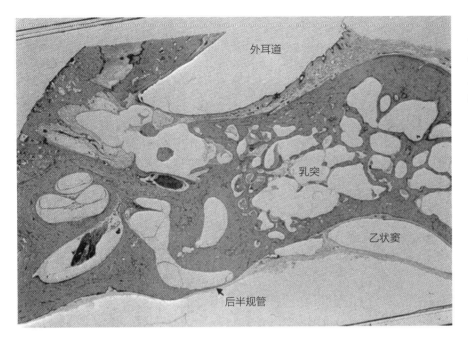

外耳道

乳突

乙状窦

后半规管

◀ 图 7–12　此图像来自 72 岁男性的标本，显示了侧窦乙状部分与乳突气房系统的关系。后半规管在岩骨后壁产生轻微的突起

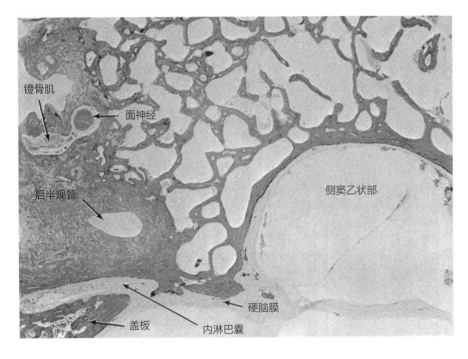

镫骨肌

面神经

后半规管

侧窦乙状部

硬脑膜

盖板

内淋巴囊

◀ 图 7–13　此图像来自 75 岁女性的标本，乙状窦是占据乙状窦沟的侧窦部分。它可能深入到乳突气房系统的后部。盖板覆盖内淋巴囊

　　岩下窦走行于岩下沟内，它是位于岩枕缝，连接海绵窦和颈静脉球。它的分支包括内听静脉和来自于脑桥、延髓及小脑下面的静脉。

　　岩鳞窦出现与否高度易变；它位于岩鳞结合处，引流到侧窦。

　　导静脉连接颅外静脉和颅内静脉。乳突导静脉穿过乳突孔，引流枕静脉和耳后静脉到侧窦。它可能很大，在开放乳突手术中，为了显露乳突骨皮质而分离软组织时，会造成出血，如果出血不易止时，可以将其横断。

　　有时候在面神经膝部会出现大的静脉，这种情况下，显露面神经的过程中可能会导致出血（图 7–19）。

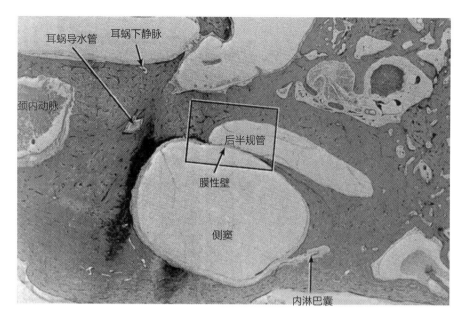

耳蜗导水管　耳蜗下静脉

颈内动脉

后半规管

膜性壁

侧窦

内淋巴囊

◀ 图 7-14　此图像来自 54 岁男性的标本，本例侧窦直接走向颈静脉球，而没有形成乙状窦。它与后半规管之间具有共同的隔膜（图 7-15）（此图彩色版本见书末）

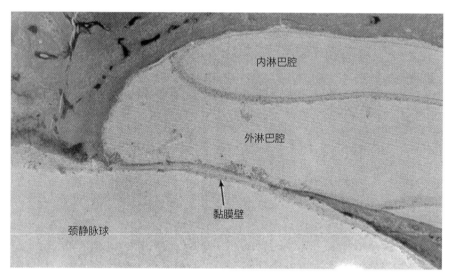

内淋巴腔

外淋巴腔

黏膜壁

颈静脉球

◀ 图 7-15　此图像来自 54 岁男性的标本，显示了图 7-14 中框出区域的放大视图，显示侧窦和后半规管之间的共用隔膜

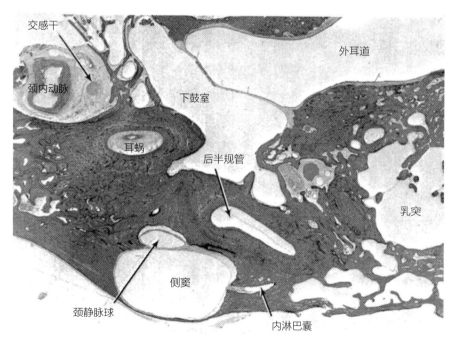

交感干

颈内动脉

外耳道

下鼓室

耳蜗

后半规管

乳突

侧窦

颈静脉球

内淋巴囊

◀ 图 7-16　此图像来自 56 岁男性的标本，本例侧窦直接通向颈静脉球，而没有形成乙状窦。内淋巴囊靠近该窦

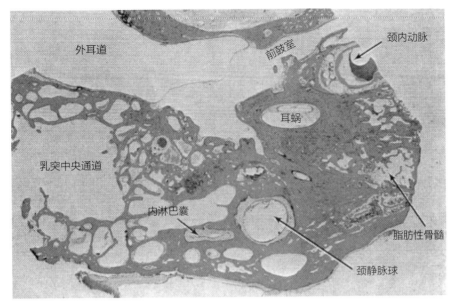

外耳道

前鼓室

颈内动脉

耳蜗

乳突中央通道

内淋巴囊

脂肪性骨髓

颈静脉球

◀ 图 7-17　此图像来自 78 岁女性的标本，颈静脉球可能达不到下鼓室水平

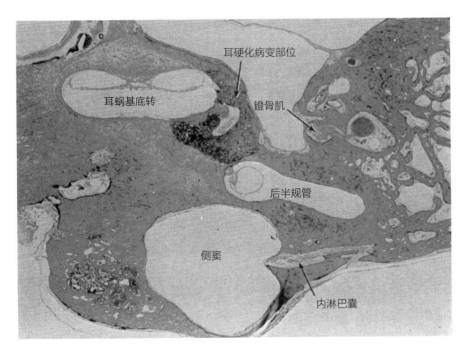

耳硬化病变部位

镫骨肌

耳蜗基底转

后半规管

侧窦

内淋巴囊

◀ 图 7-18　此图像来自 82 岁女性的标本，在本例耳中，侧窦位于后半规管和内淋巴囊附近的前部。一个无关的发现是耳硬化病灶阻塞了圆窗

　　颈内静脉是侧窦的直接延续，起于颅底的颈静脉孔，在该处颈内静脉扩大，所以被称为颈静脉球；颈静脉球的体积是变异较大的，不过平均宽度是 15mm，高度是 20mm [268]。右侧的颈静脉球通常比左侧的要大一些。由于颈内静脉体积变异较大，它可以高位，达中耳腔，侵犯鼓环和圆窗龛，这样会导致传导性耳聋 [269]（图 7-20 至图 7-22）。骨壁会出现各种缝隙（图 7-23 至图 7-25），据报道发生率介于 6%～7% [268, 270]。

　　颈静脉球高位会出现术中将鼓膜从鼓沟中分离时损伤。颈静脉球高位减少了下鼓室的深度，导致在鼓室成形术中难以建立气化的下鼓室。在耳镜检查时可能会将高位颈静脉球误认为是颈静脉体瘤。

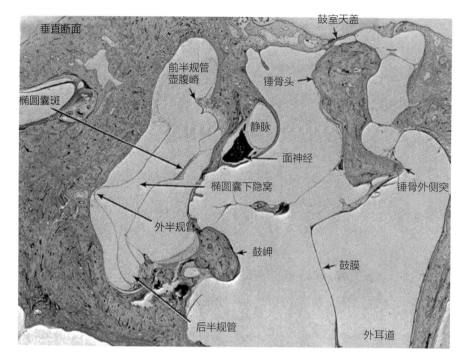

图 7-19 此图像来自 70 岁男性的标本，锤骨头与鼓室天盖呈纤维性连接，但未形成骨性连接。在面神经管鼓室段有一条大静脉与面神经伴行（此图彩色版本见书末）

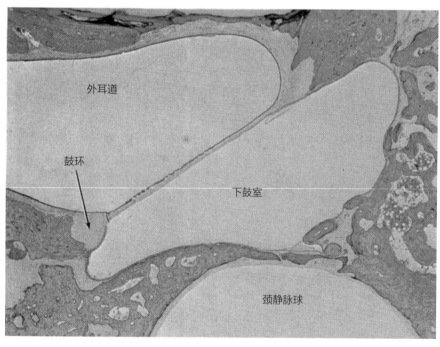

图 7-20 此图像来自 77 岁女性的标本，颈静脉球位于下鼓室底的正常位置，其骨壁完整

四、中耳的血供

　　Nager 和 Nager [271] 在一项详尽的人体颞骨连续切片研究中阐述了中耳乳突的动脉血供。他们的全部研究结果同其他研究人员应用灌胶技术的结果互相印证。

　　中耳的血供来自于三种动脉：①颈外动脉，经由咽升动脉、枕动脉（直接或经过耳后分支），以及颌内动脉及其分支（脑膜中动脉和脑膜副动脉）；②颈内动脉；③基底动脉，经由（内听道）的弓状下动脉分支 [272-274]。

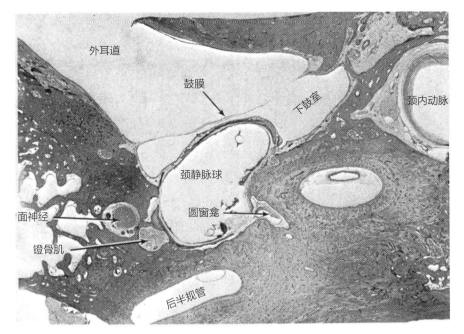

外耳道

鼓膜

下鼓室

颈内动脉

颈静脉球

圆窗龛

面神经

镫骨肌

后半规管

◀ 图 7-21 此图像来自 68 岁女性的标本，本例耳中，颈静脉球向上延伸到后鼓室。它靠在鼓膜上，遮蔽了圆窗龛。没有听觉功能检查，然而，预计会有传导性听力损失（此图彩色版本见书末）

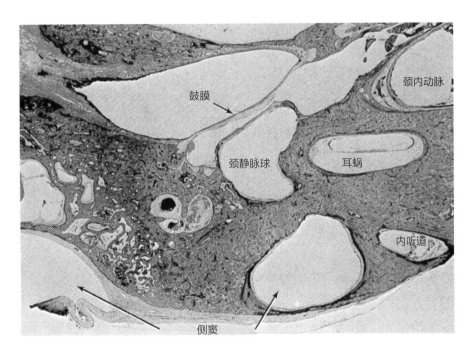

鼓膜

颈内动脉

颈静脉球

耳蜗

内听道

侧窦

◀ 图 7-22 此图像来自 80 岁女性的标本，本例耳中，侧窦和颈静脉球位于前部。乳突腔狭窄

　　这三个主要分支动脉给中耳和乳突提供了充分的血供网络（图 7-26 和图 7-27）。以下这些血管中源于颈外动脉：①鼓室前动脉；②耳深动脉；③鼓室下动脉；④乳突动脉；⑤茎乳动脉；⑥岩浅动脉；⑦鼓室上动脉；⑧咽鼓管动脉。

　　鼓室前动脉（图 7-26）起源于颌内动脉的下颌段，进入岩鼓缝，分成三个主支：①上支穿过一个岩鼓缝岩骨侧的短管进入中耳；它供应了上鼓室的前壁，侧壁的黏膜和骨质，还有天盖的前外部分，并且通过一个穿过岩鼓缝的分支同鼓室上动脉吻合。②后支穿行于岩鼓缝的鼓骨侧。它供应上鼓室后外壁的黏膜和骨质，鼓室天盖的外侧部分。除内侧壁以外的全部鼓窦入口；它也供应砧骨长脚的动脉网、豆状突、砧镫关

节、镫骨头（图7-28）。通过解剖联系，后支形成鼓膜周围动脉网。同来自于茎乳动脉的一个分支共同形成了锤骨柄内侧面黏膜的降支并供应鼓膜内侧面，鼓室前动脉的上支和后支吻合后构成了锤骨及砧骨的血管网。③听骨链支（图7-26）同鼓索神经一起进入中耳腔，或者通过独立的骨管进入，并且分成两个血管，这两支血管是给锤骨、砧骨供血的主要血管。锤骨支穿入锤骨外侧韧带的黏膜，进入锤骨营养门，该结构位于锤骨颈前外部。它也给锤骨外侧突供血，并且经常有变异，会同砧骨支相吻合。依据不同的分支部位，听骨链动脉或者它的锤骨支会发出数个分支营养锤骨前突。砧骨支不是那么固定，但是经常会在黏膜皱襞内经由上鼓室外侧壁进入砧骨营养门，该结构位于砧骨体的外侧。分别穿过各自的营养门后，锤骨和砧骨支形成了复杂的血管网，血管网在各自听骨内进一步分支。

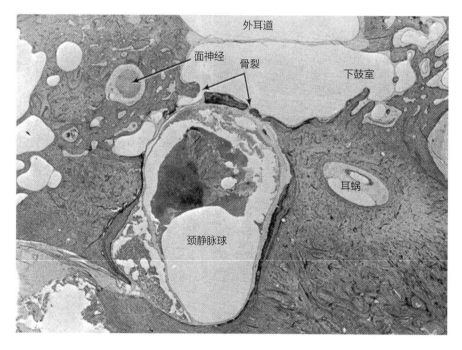

◀ 图7-23 此图像来自45岁男性的标本，本例显示颈静脉球的骨裂

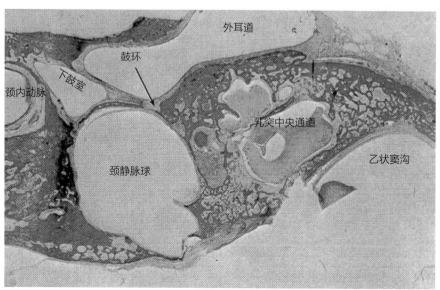

◀ 图7-24 此图像来自75岁女性的标本，本例显示了一个高位颈静脉球同鼓环相邻。当术中掀起鼓耳道皮瓣时会无意中打开这个位置的颈静脉球（图7-25）（此图彩色版本见书末）

耳深动脉也是来自颌内动脉的下颌分支，在骨性外耳道的下面进入颞骨，分为前支和后支。前支供给外耳道前部的骨和皮肤、鼓膜周围血管环，中耳底部黏膜。后支供给外耳道后部的骨和皮肤，以及鼓膜的周围血管环；它变化不定，会在脐部上方形成一个血管环，供应鼓膜的下部。

鼓室下动脉（图 7-27）起源于咽升动脉，伴 Jacobson 神经穿过下鼓室小管，到达中耳底的前部。它在圆窗前面的鼓岬表面走行于骨槽或鼓管中。当在鼓岬表面时，它与颈鼓动脉相连，然后与前庭窗前的鼓室上动脉相连。它与这些血管一起供应中耳底、鼓岬、咽鼓管鼓口、中耳前下壁和镫骨前部。

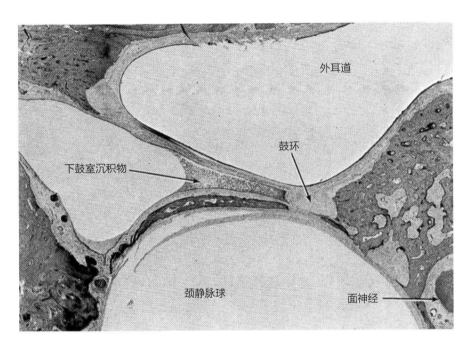

◀ 图 7-25　此图像来自 75 岁女性的标本，这是图 7-24 中的高倍放大图，显示颈静脉球与鼓环相贴（此图彩色版本见书末）

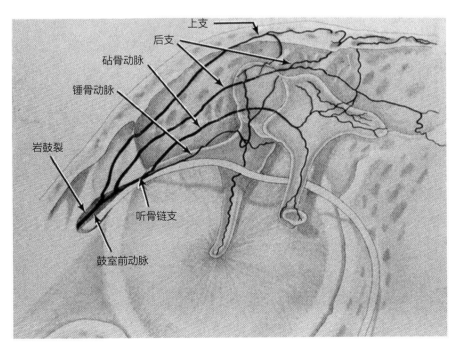

◀ 图 7-26　鼓室前动脉的分支和分布（引自 Nager 和 Nager [271]）

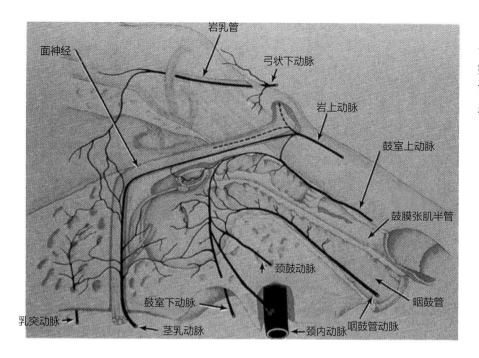

◀ 图 7-27 本图显示了中耳和乳突的常见动脉供应，不包括鼓室前动脉和耳深动脉

引自 Nager 和 Nager [271]

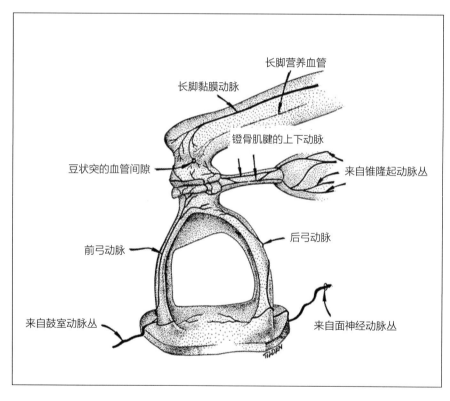

◀ 图 7-28 描述了到达豆状突、砧镫关节和镫骨的常见动脉分布

引自 Anson 等 [290] 和 Alberti [291]

鼓室下动脉在为中耳鼓室球瘤提供血液供应方面起着突出的作用。有可能为这种富含血管的新生物提供血供的其他的动脉还包括茎乳动脉分支、颈鼓动脉、枕动脉分支。颈动脉造影术不仅能显示这种新生物的大小和部位，还可以显示主要血供。

乳突动脉是枕动脉的分支，提供乳突骨质后部的血管网。

茎乳动脉起源于耳后动脉，并与茎乳孔的面神经伴行，在面神经管垂直部上行；在向上的过程中，它发出血管供应乳突区的骨和黏膜、鼓室的底部和后壁、面神经纤维、鼓窦口底壁内侧和部分周围鼓室血管环。鼓室后动脉是指茎乳动脉的分支，向鼓索神经提供血运至鼓索小管，并发出分支以供应鼓膜血管环的后部。茎乳动脉的最大分支为营养镫骨肌的分支。茎乳动脉在 Arnold 神经和面神经交错分布的区域与脑膜后动脉分支有吻合连接；它还发出分支，通过锤骨后皱襞，连接鼓室前动脉的后支，形成降支。茎乳动脉终端与岩浅动脉的血管吻合。

岩浅动脉起源于脑膜中动脉，在后者通过棘孔进入颅内立即发出。它向后外侧走行，在颅中窝与较大的岩浅神经共用一个骨沟，并与靠近弓状下窝的弓状下动脉吻合支向硬脑膜供血。在到达面神经裂孔之前，岩浅动脉向邻近的鼓室上动脉发出一吻合支，随后再分支。其中一支加入到膝状神经节的面神经，然后也分支。其中一支供应面神经，另一支向内连接迷路（内听）动脉的面支。岩浅动脉的另一主支跳过膝状神经节，在面神经与面神经管的骨壁之间向下，供应骨迷路、面神经骨管上的黏膜和镫骨的后部；在前庭窗水平与茎乳动脉吻合，也是终端的标志。

鼓室上动脉也起源于脑膜中动脉，在后者通过棘孔后立即发出，并向后外侧进入鼓室，由岩浅小神经伴行，通过上鼓室小管进入鼓室。当鼓室上动脉居于骨管内时，它供应鼓膜张肌、上鼓室壁与顶壁的内侧部分，有时候也供应镫骨后部；它也会与鼓室前动脉上支、岩浅动脉和茎乳动脉吻合。鼓室上动脉与岩浅小神经在鼓岬上的沟内下行，在前庭窗附近与鼓室下动脉相连；在这一段中，它向镫骨前部发出血管。

咽鼓管动脉是脑膜副动脉的分支。它在咽鼓管的壁中走行，为其鼓室段管壁供血，同时也为鼓室前部和鼓岬的黏膜供血。它通过与颈鼓动脉分支吻合而终止。

颈鼓动脉，通常是两支，源自于颈内动脉，是胚胎期舌动脉的残余[275]。它们在另一个骨管中横过颈内动脉管周围的骨管，在中耳内则是在鼓岬的黏膜中走行。在连接鼓室下动脉之前，2 条颈鼓动脉从咽鼓管口为中耳前内侧壁提供血供。

弓状下动脉通常是迷路（内听动脉）的分支，但可能源于小脑前下动脉，也可能源于这些血管中的 1 条或 2 条[101]的多个分支。它进入岩乳管，几乎立即发出一个分支，通过内听道上面到达岩尖。当它走行于后外侧时，它发出血管供应骨迷路的半规管区和前庭壁的后上部。弓状下动脉与岩浅动脉和脑膜后动脉吻合；终于乳突窦前内侧壁，分为两支。其中 1 个分支下降到与茎乳动脉吻合，并供应乳突前区的骨质和黏膜。

第二个终末支供应乳突窦的上内侧部分和岩上窦壁；它偶尔与枕动脉的乳突支相吻合。

永存镫骨动脉，1836 年由 Hyrtl 首次描述，代表着正常胚胎期舌动脉的残余（见第 9 章）。据报道，其出现率在 1/5000～10 000 耳[261, 276]。在中耳功能重建术[277]中，永存镫骨动脉会干扰针对前庭窗的操作。它源于颈内动脉，并通过中耳底壁到达鼓岬的后部，在那里它在骨管内上行。然后通过镫骨的闭孔（图 7-29 和图 7-30），之后于匙突附近的裂孔进入面神经骨管。血管很快就由其开口处离开面神经管向前上走行，进入颅中窝[278]（图 7–31）。在垂直方向上经常看到穿过足板的小动脉并不是永存镫骨动脉，而是来自附近鼓室或面神经动脉丛的分支。

镫骨动脉分支异常会导致镫骨异常。Steffen[261] 描述了 1 个三条腿的镫骨，他认为这可能是由于镫骨动脉发出的眶上分支（参见胚胎学，第 9 章），或是镫骨部位的另一分支。这种假设是基于这样的观点，即镫骨闭孔是镫骨动脉胚胎期穿过完整（无闭孔）镫骨造成的。

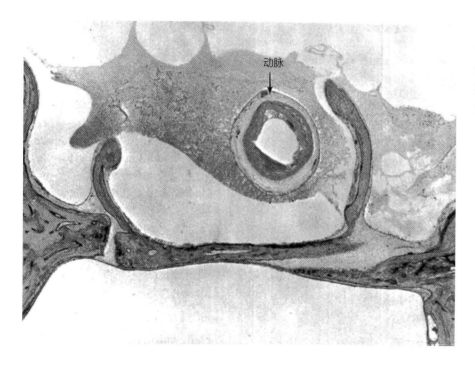

◀ 图 7–29　此图像来自 75 岁女性的标本，显示永存镫骨动脉上行通过镫骨前后弓间区（此图彩色版本见书末）

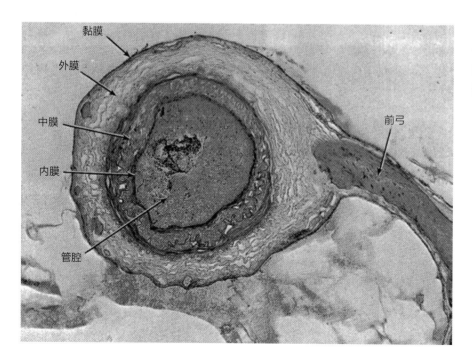

◀ 图 7–30　此图像来自 84 岁男性的标本，本图显示了一个永存镫骨动脉的组织学细节（图 7–31）

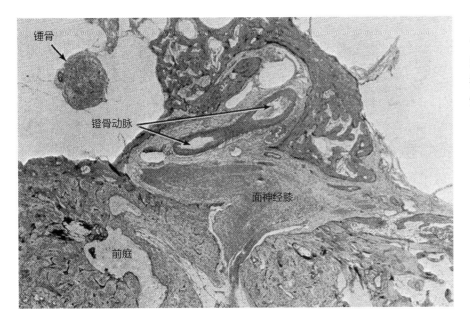

錘骨

鐙骨动脉

面神经膝

前庭

◀ 图 7–31 此图像来自 84 岁男性的标本，永存镫骨动脉在面神经管鼓室段前上方通过（见图 7–30）

五、内耳的血供

（一）动脉

膜迷路的血液供应（图 7–32）主要来源于迷路（内听道）动脉。该血管通常作为颅内小脑前下动脉的分支出现，但有时作为基底动脉的独立分支而出现。因此，膜迷路主要来源于颅内的动脉供应。然而，它可能不会完全与骨迷路及中耳的血管分离，因为已经有报道[271]发现了穿透骨迷路内生骨的吻合支。迷路动脉首先供应内听道的神经和硬脑膜、内听道邻近的骨质、内耳内侧区域。然后分为 2 个主要分支，耳蜗总动脉和前庭前动脉[279]。耳蜗总动脉分支形成耳蜗主动脉和前庭耳蜗动脉。前庭耳蜗动脉的分支形成前庭后动脉和耳蜗支[280-285]。

耳蜗主动脉供应蜗轴和耳蜗的上 3/4。当它进入蜗轴时，它发出许多一级分支和二级分支动脉（图 7–33）。耳蜗动脉的进一步分支，产生两组放射小动脉；一组提供耳蜗外壁的结构，另一组提供内壁[286]。

外侧放射状小动脉绕着耳蜗隔板的前庭阶部分到达前庭阶壁上。当进入到螺旋韧带顶部之后，这些血管形成四个毛细血管网络：①位于螺旋韧带的那个区域的螺旋血管，该区域面对着前庭阶（Reissner 膜上的血管，前庭阶的血管）；②血管纹毛细血管网络；③螺旋突的血管；④鼓阶内基底嵴的螺旋韧带血管。后面几种血管具有毛细血管的形态特征，但具有集成静脉的功能。

虽然血管纹的毛细血管网络是一个在螺旋路径上走行的迂曲吻合网，但其边界相对平直[117]。图 7–34[287]显示了一个主诉有搏动性耳鸣患者血管纹内有异常增大的动脉。

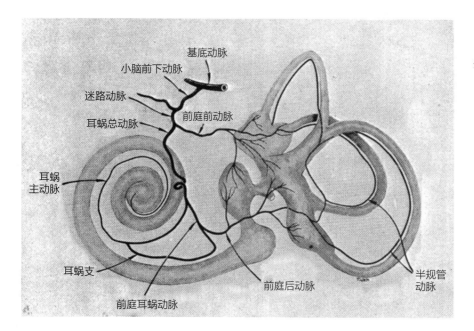

◀ 图 7-32 显示了人体膜迷路的动脉系统

基底动脉

小脑前下动脉

迷路动脉

前庭前动脉

耳蜗总动脉

耳蜗主动脉

耳蜗支

前庭耳蜗动脉

前庭后动脉

半规管动脉

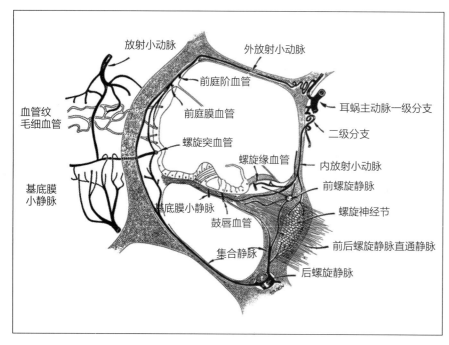

◀ 图 7-33 显示了耳蜗的动脉供应和静脉引流

引自 Smith [286, 292]

放射小动脉

外放射小动脉

前庭阶血管

前庭膜血管

血管纹毛细血管

螺旋突血管

耳蜗主动脉一级分支

二级分支

螺旋缘血管

内放射小动脉

前螺旋静脉

基底膜小静脉

基底膜小静脉

螺旋神经节

鼓唇血管

集合静脉

前后螺旋静脉直通静脉

后螺旋静脉

螺旋突的血管通常从每个放射的小动脉接收一个分支，尽管这个血管与血管纹的螺旋路径平行，然而两者之间并不相通。

耳蜗动脉的内放射小动脉仍然在蜗轴内，当它们向耳蜗基底部走行时，发出分支供应螺旋神经节。它们进入骨螺旋板的前庭板，发出螺旋缘血管和边缘血管[288]。边缘血管形成两组独立的螺旋状血管系，既包括动脉，也包括静脉。一组为基底膜的血管，另一组为鼓唇的血管。偶尔会有血管横过鼓阶（图 7-35）。

前庭耳蜗动脉的耳蜗支供应耳蜗的基底 1/4 和邻近的蜗轴，而前庭后支供应球囊斑、后半规管的嵴和膜管，以及椭圆囊和球囊的下壁。小动脉进一步分支与前庭前动脉分支相同。

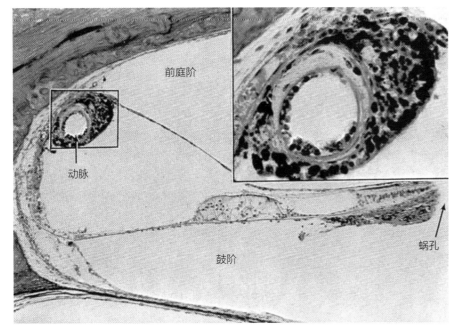

前庭阶

动脉

鼓阶

蜗孔

◀ 图 7-34　此图像来自 77 岁男性的标本，左侧耳蜗顶转的血管纹内有一条大动脉。这条动脉向顶转和底转分支，逐渐变细，同血管纹的毛细血管床融合。患者诉该耳搏动性耳鸣[287]（此图彩色版本见书末）

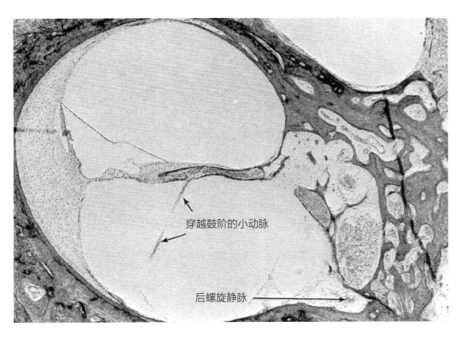

穿越鼓阶的小动脉

后螺旋静脉

◀ 图 7-35　此图像来自 8 月龄男性的标本，在这个耳蜗中，一个小动脉穿过基底转的鼓阶的中部

　　前庭前动脉供应完整的椭圆囊斑、一小部分球囊斑，以及球囊和椭圆囊的上壁。小动脉与有髓神经纤维一起进入囊斑基质，并在毛细胞区域下方建立广泛的毛细血管网络。前庭前动脉还有小动脉供应上、外半规管的嵴和膜管（图 7-36 和图 7-37）。这些小动脉通过与神经纤维不同的骨性管道进入壶腹。壶腹嵴和壶腹壁的毛细血管网络由几个小动脉供应。动脉分支在每个嵴中线附近的感觉上皮和神经纤维之间建立毛细血管网络。每条半规管全长都是由 1 个或 2 个小动脉穿过，维持一个松散连接的毛细血管系统。

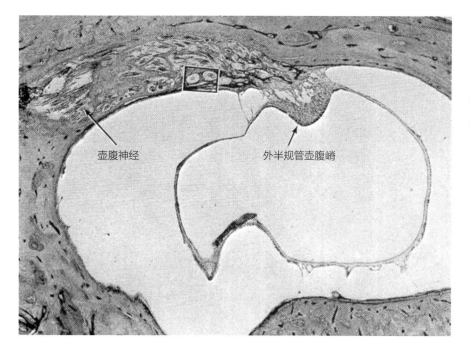

壶腹神经　　　　　　　　　外半规管壶腹嵴

◀ 图 7–36　此图像来自 92 岁女性的标本，显示外半规管的壶腹嵴、神经和血管。动脉是前庭前动脉的壶腹支。图 7–37 是框出区域的高倍放大图

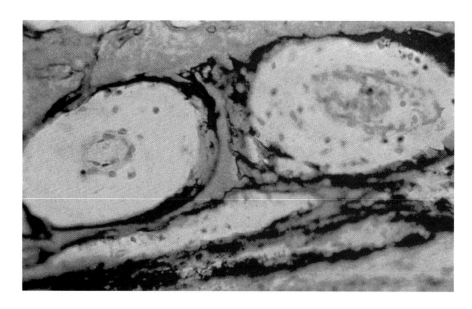

◀ 图 7–37　此图像来自 92 岁女性的标本，是图 7–36 中框出区域的放大图，显示前庭前动脉的壶腹支（此图彩色版本见书末）

（二）静脉

　　耳蜗的主要静脉引流是由前、后螺旋静脉完成的（图 7–38 和图 7–39）。前螺旋静脉接受来自螺旋板和前庭阶的引流。后螺旋静脉从鼓阶、中阶外侧壁和螺旋神经节收集静脉血。当它们通过耳蜗的基底部时，会有几处分支从前螺旋静脉发出汇入后螺旋静脉，在这里它们形成蜗轴总静脉。

　　椭圆囊及前半规管和外半规管壶腹是由前庭前静脉引流[289]。前庭后静脉接受来自球囊、后半规管壶腹、耳蜗基底端的静脉回流。圆窗静脉在前庭前静脉和前庭后静脉汇合处加入，形成前庭耳蜗静脉。后一血管与蜗轴总静脉汇合，成为耳蜗下静脉；然后穿过位于耳蜗导水管附近的 Cotunnio 骨管，进入岩下窦。膜性半规管向其非壶腹端

的方向引流，形成前庭导水管的静脉；该血管在前庭导水管或前庭周围骨管内走行，进入侧窦。一个可能存在的血管变异是内听静脉[274]。当它出现时，它从耳蜗的顶转和中转收集血液，通过内听道进入岩下窦。

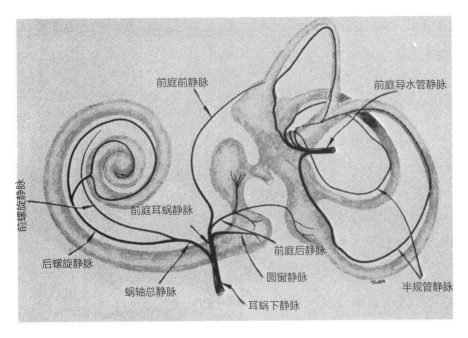

▲ 图 7–38　这张示意图显示了人体膜迷路的静脉引流

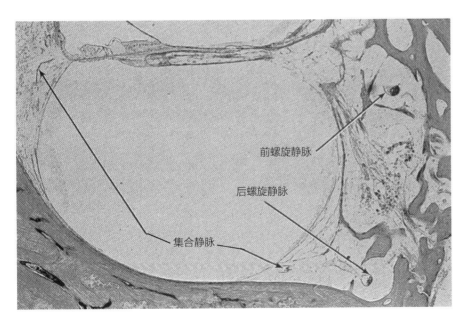

▲ 图 7–39　此图像来自 77 岁女性的标本，耳蜗的静脉引流是由前、后螺旋静脉完成的，这些静脉在基底端附近连接，形成蜗轴总静脉（此图彩色版本见书末）

第 8 章 颞骨的立体视图
Stereoscopic Views of the Temporal Bone

一、颞骨的外科解剖

通过使用手术显微镜及适合的手术器械对新鲜的尸体标本进行解剖将有助于掌握颞骨的大体解剖。图 8-1 至图 8-28 展示了右侧颞骨的分步解剖过程，非常具有逻辑性。解剖的顺序仅仅与经乳突经络的手术有相关性。它不适用于经外耳道的手术方法，如探查性鼓膜切开术、镫骨足板打孔术、经外耳道迷路切除术、听骨链重建术、鼓室成形术等。精心组织的解剖过程可以最大限度实现每个解剖标本的教学效果。图片是按照手术方位展示的，耳的前部位于图片的上方。

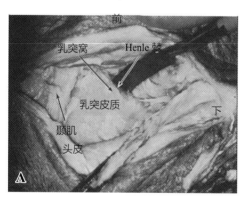

◀ 图 8-1　耳后切开后，掀起起肌肉和骨膜，显露乳突骨皮质，可以识别出乳突腔表面和 **Henle** 棘。后一解剖标志是完壁式手术的前界（图 B 和图 C 彩色版本见书末）

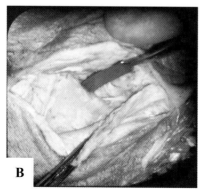
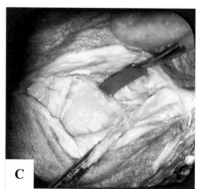

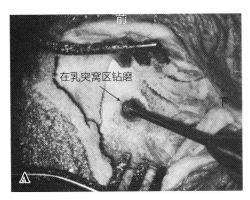

在乳突窝区钻磨

前

下

A

◀ 图 8-2　先将覆盖乳突窦的乳突窝骨质用电钻切除。此阶段比较适合使用大号的切削钻，骨质切除范围上至显露乳突天盖，后至显露乙状窦（图 B 和图 C 彩色版本见书末）

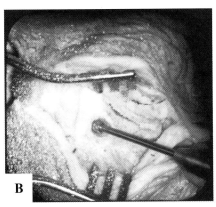

B

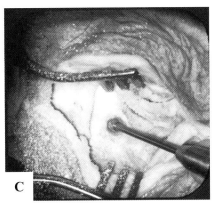

C

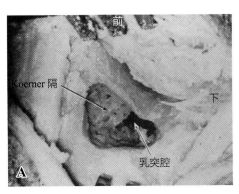

前

Koerner 隔

乳突腔

下

A

◀ 图 8-3　**Koerner** 隔是从乳突天盖向下延伸的骨隔，延伸的范围变异较大。它是乳突岩部和鳞部的连接处。在这个标本中它遮蔽了外半规管（图 B 和图 C 彩色版本见书末）

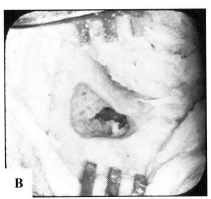

B

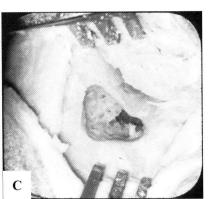

C

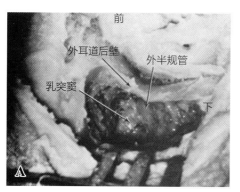

前
外耳道后壁
外半规管
乳突窦
下
A

▲ 图 8-4　当 **Koerner** 隔切除后，可以看到外半规管的隆起，充分碟形轮廓化乳突腔骨性边缘，避免影响手术视野（图 B 和图 C 彩色版本见书末）

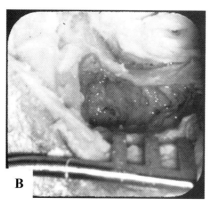

B

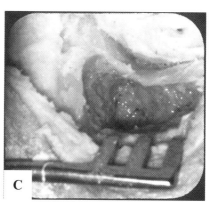

C

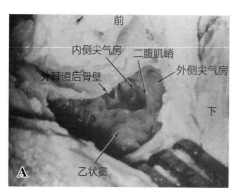

前
内侧尖气房　二腹肌嵴
外耳道后骨壁　　　外侧尖气房
下
乙状窦
A

▲ 图 8-5　乳突尖被二腹肌嵴分隔为内侧腔和外侧腔，嵴的前部位于面神经乳突段的附近（图 B 和图 C 彩色版本见书末）

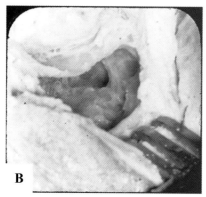

B

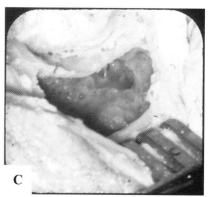

C

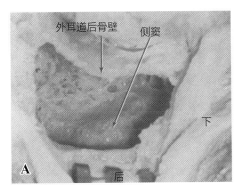

外耳道后骨壁
侧窦
下
后
A

◀ 图 8-6 侧窦（乙状窦）的骨壁是乳突腔后壁的隆起，向前下方延伸至颈静脉球。窦脑膜角为乳突天盖（顶）和侧窦的连接处（图 B 和图 C 彩色版本见书末）

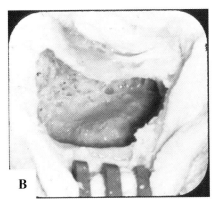

B

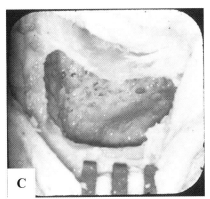

C

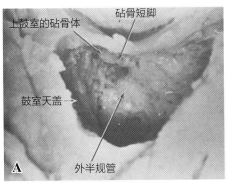

上鼓室的砧骨体
砧骨短脚
鼓室天盖
外半规管
A

◀ 图 8-7 从鼓窦向前向上方切除骨质，朝上鼓室走行，就可以看见砧骨。当在上鼓室积存少量液体后，通过光反射能够比直视下更早的显露砧骨位置。避免旋转钻头误伤听小骨，这对于防止听力损伤是很重要的（图 B 和图 C 彩色版本见书末）

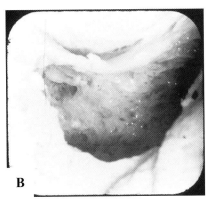

B

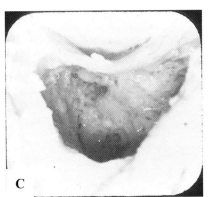

C

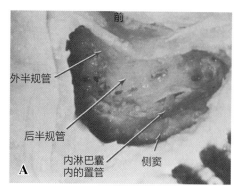

前

外半规管

后半规管

内淋巴囊
内的置管

侧窦

A

◀ 图 8-8　颅后窝硬脑膜和内淋巴囊的皮质骨已经被金刚钻磨除，打开内淋巴囊，腔内放置一个引流管。注意内淋巴囊和侧窦的解剖关系。引流内淋巴囊进入蛛网膜下腔或乳突腔的手术过程被称为内淋巴囊切开术。**Donaldson** 线是由平分后半规管的外半规管平面向后延伸形成，内淋巴囊位于这条线下方（图 B 和图 C 彩色版本见书末）

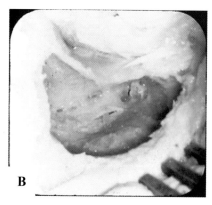

B

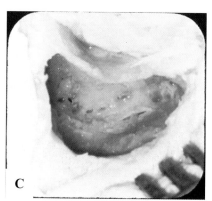

C

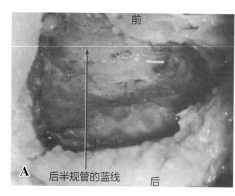

前

后半规管的蓝线

后

A

◀ 图 8-9　后半规管骨质被磨薄形成了一条蓝线，蓝色是由于菲薄骨壁的光吸收（而不是反射）形成的（图 B 和图 C 彩色版本见书末）

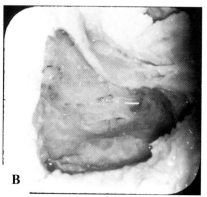

B

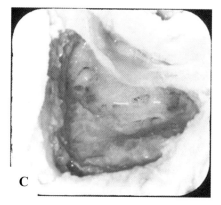

C

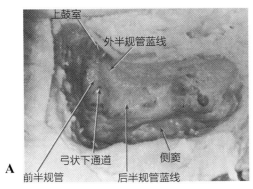

A

上鼓室
外半规管蓝线
弓状下通道
前半规管
侧窦
后半规管蓝线

◀ 图 8-10　此处显示的乳突延伸程度就是众所周知的单纯乳突切除术范围。外半规管的侧壁已经被磨薄，形成蓝线（图 B 和图 C 彩色版本见书末）

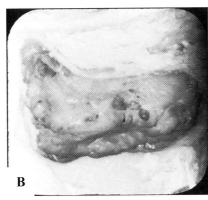

B

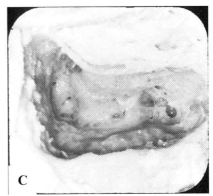

C

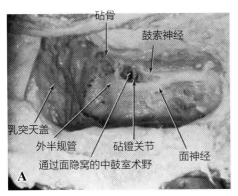

A

砧骨
鼓索神经
乳突天盖
外半规管
砧镫关节
面神经
通过面隐窝的中鼓室术野

◀ 图 8-11　面神经已经被部分显露，术中为了避免损伤面神经可以放心地使用最大号金刚钻来切除骨质。电钻钻头移动的方向需要平行于，而不是垂直于面神经的预期走行方向，同时进行充分的冲洗。暴露面神经干全部行程的手术被称为面神经探查术。面隐窝，位于面神经外侧、砧骨短脚下方，用小金刚石钻头进行开放。鼓索神经在面隐窝的外侧和下方。这种进入中耳的手术方法被称为后鼓室切开术，常用于完壁式式（图 B 和图 C 彩色版本见书末）

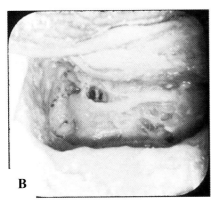

B

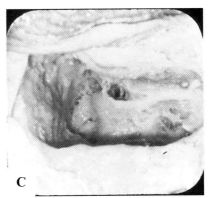

C

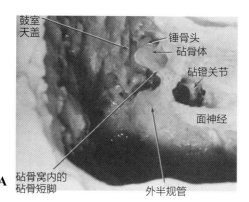

鼓室天盖　錘骨头　砧骨体　砧镫关节　面神经　砧骨窝内的砧骨短脚　外半规管

A

◀ 图 8-12　切除上鼓室可以显露砧骨体和锤骨头，这种手术方法被称为后上鼓室切开术。上鼓室被听骨链分为内侧腔和外侧腔，可见砧骨后韧带（图 B 和图 C 彩色版本见书末）

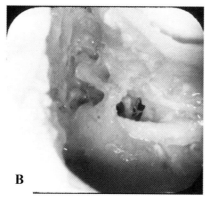

B

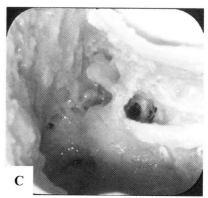

C

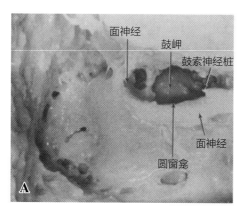

面神经　鼓岬　鼓索神经桩　面神经　圆窗龛

A

◀ 图 8-13　后鼓室切开术通过牺牲鼓索神经进一步暴露圆窗龛和下鼓室。这种方法也用于人工耳蜗植入。在进行耳蜗造口术（耳蜗开窗）时，持钻应该位于特定角度，避免与位于内侧的面神经接触（图 B 和图 C 彩色版本见书末）

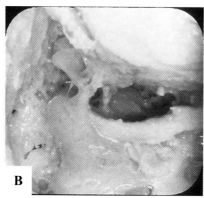

B

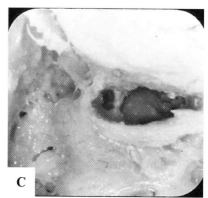

C

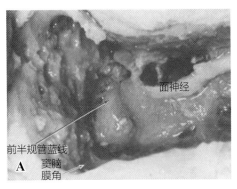

图 8-14　在前半规管显示蓝线，显示蓝线不是任何外科手术的一部分，但作为一种解剖练习，可以提高电钻使用技巧和对半规管及其邻近结构解剖关系的认知（图 B 和图 C 彩色版本见书末）

面神经

前半规管蓝线

窦脑膜角

A

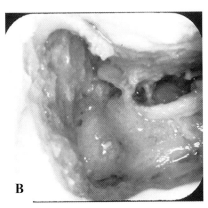

B

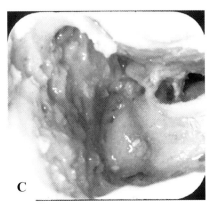

C

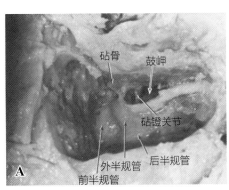

图 8-15　本全览图显示了半规管、面神经、听小骨、乳突腔和中耳之间的解剖关系，切除范围与完壁式鼓室乳突切除术类似（图 B 和图 C 彩色版本见书末）

砧骨　　鼓岬

砧镫关节

外半规管　后半规管

前半规管

A

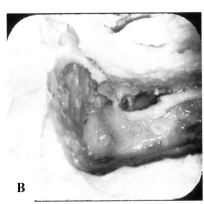

B

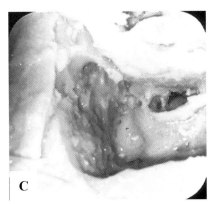

C

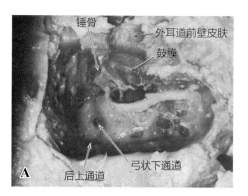

锤骨
外耳道前壁皮肤
鼓膜

弓状下通道
后上通道

A

◀ 图 8-16 切除外耳道后壁，显露出鼓膜和外耳道前壁。弓状下气房通道已经很明显，后上气房通道已被打开。面神经的内侧将会发现颈静脉球，它会高达后半规管水平（图 B 和图 C 彩色版本见书末）

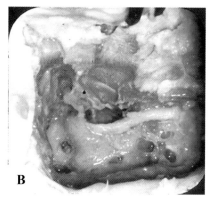

B

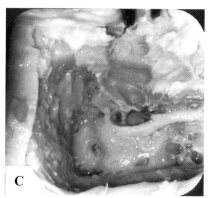

C

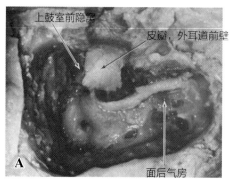

上鼓室前隐窝

皮瓣，外耳道前壁

面后气房

A

◀ 图 8-17 为了削薄外耳道前壁，外耳道（EAC）皮肤已经掀起，形成蒂在外侧的皮瓣，这样会减少它的后凸程度。过度的切除前壁骨质会导致颞下颌关节软组织的内容物向后脱垂（图 B 和图 C 彩色版本见书末）

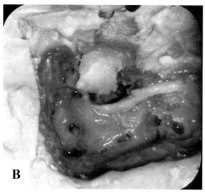

B

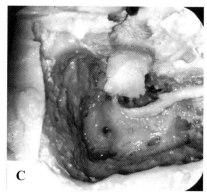

C

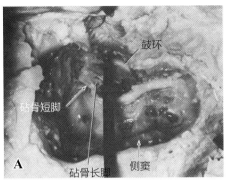

图 8-18　外耳道前壁的凸面已被切除，以便于抵达中耳前部。此处所示的解剖，除面神经显露外，大致相当于改良根治性（**Bondy**）乳突切除术的程度，即从乳突和中耳切除病变组织，但听骨和鼓膜或者它们的残余结构，未予触动（图 B 和图 C 彩色版本见书末）

鼓环

砧骨短脚

砧骨长脚　　侧窦

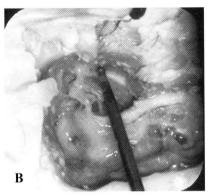

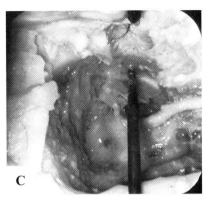

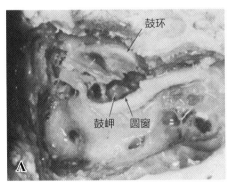

图 8-19　这是图 8-18 内中耳区域的高倍放大图（图 B 和图 C 彩色版本见书末）

鼓环

鼓岬　圆窗

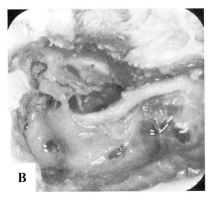

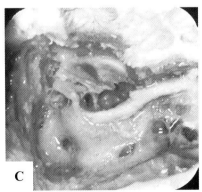

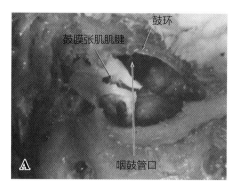

◀ 图 8-20　鼓膜（包括鼓环）已被切除，以暴露中鼓室的前部、前鼓室和咽鼓管的鼓口（图 B 和图 C 彩色版本见书末）

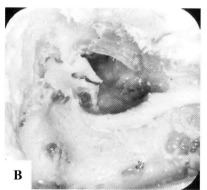

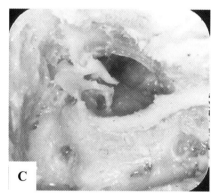

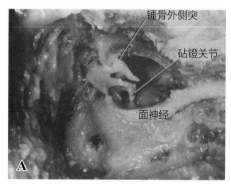

◀ 图 8-21　此图与图 8-20 中所示的视图相同，但放大率较低（图 B 和图 C 彩色版本见书末）

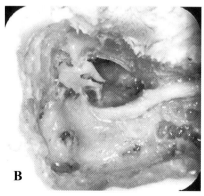

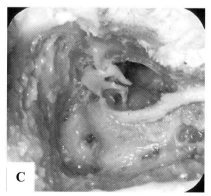

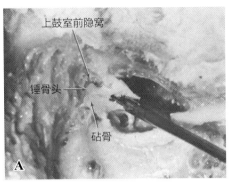

上鼓室前隐窝

锤骨头

砧骨

A

◀ 图 8-22　为了切除锤骨用剪刀切断鼓膜张肌腱，可见鼓沟（图 B 和图 C 彩色版本见书末）

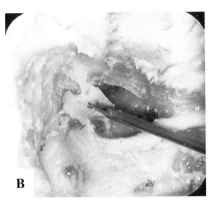

B

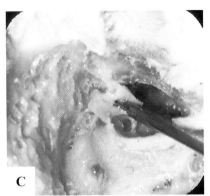

C

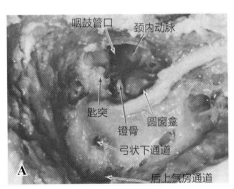

咽鼓管口　颈内动脉

匙突

镫骨

圆窗龛

弓状下通道

后上气房通道

A

◀ 图 8-23　锤骨和砧骨已被去除，显露出匙突和鼓膜张肌。上鼓室外侧壁前部及邻近外耳道已被磨除，这样上鼓室前部充分打开，进入中鼓室。此阶段切除过程（面神经显露除外）近似于乳突根治术（图 B 和图 C 彩色版本见书末）

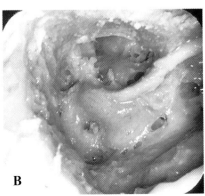

B

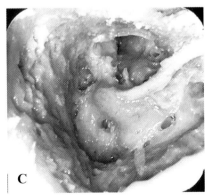

C

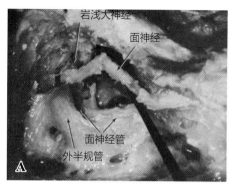

◀ 图 8-24　面神经已从面神经管中提起。在手术切除大范围的胆脂瘤或肿瘤时，可能需要将神经暂时或永久地从管中移出，这一过程称为面神经移位。可见岩浅大神经，它正从膝状神经节向前分出（图 B 和图 C 彩色版本见书末）

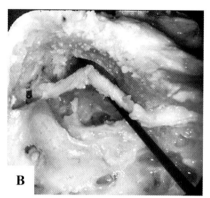

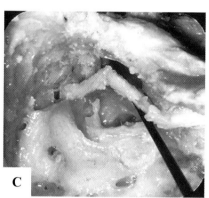

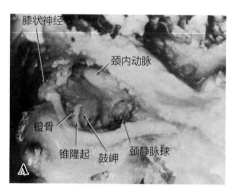

◀ 图 8-25　使用金刚钻头切除骨质显露出颈内动脉，下鼓室可见颈静脉球（图 B 和图 C 彩色版本见书末）

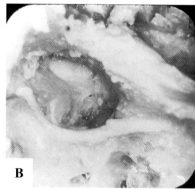

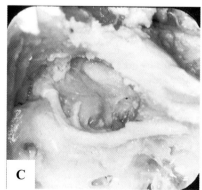

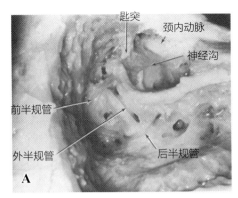

图中标注：
- 匙突
- 颈内动脉
- 神经沟
- 前半规管
- 外半规管
- 后半规管

A

◀ 图 8-26　半规管已被打开，中型金刚石钻头可以在这个部位安全的操作，相比于切割钻头前者不易出现跳钻的情况（图 B 和图 C 彩色版本见书末）

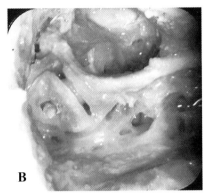

B

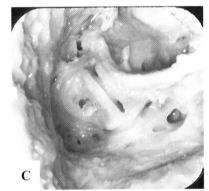

C

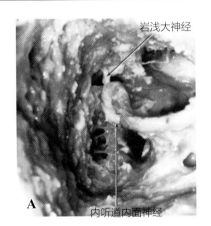

图中标注：
- 岩浅大神经
- 内听道内面神经

A

◀ 图 8-27　手术切除半规管后显露前庭和内听道（**IAC**）。这个过程被称为经迷路入路到达内听道，用于切除内听道和脑桥小脑角的肿瘤。切断岩浅大神经可以向后移位面神经及切除耳蜗，如同经耳蜗入路处理位于内听道前部的病变（图 B 和图 C 彩色版本见书末）

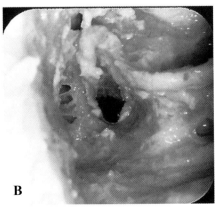

B

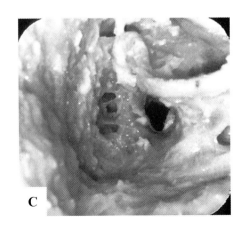

C

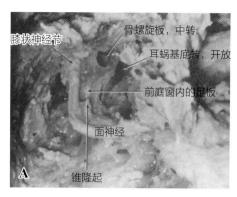

骨螺旋板, 中转

膝状神经节

耳蜗基底转, 开放

前庭窗内的足板

面神经

A

锥隆起

◀ 图 8-28　鼓膜张肌和匙突已被切除，耳蜗的底转和中转已被打开以显露鼓阶和骨螺旋板（图 B 和图 C 彩色版本见书末）

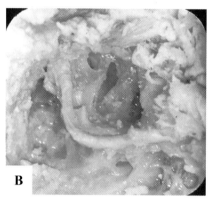

B

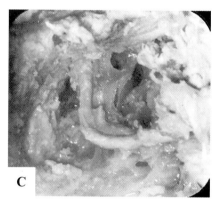

C

为了更好地体会三维效应，重要的是聚精会神观察配对图，让它们占据你的全部视野。此外，你眼睛的平面需要与页面的平面保持平行。而后，让你的眼睛"散焦"，从而让图像融合。或者也可以"透过"或"越过"图像，而不是聚焦于图像本身，产生三维认知效果。我们相信，这些立体图片将有利于在三维空间上体会耳部解剖，并帮助理解书中二维图像。

二、颞骨的病理状态

除极少数例外，下面仅限于展示正常解剖及其变异。然而，学习正常解剖的原因之一是培养识别异常结构的能力。下列图片中（图 8-29 至图 8-35）伴有几种不同的病变。这些图片来源于火棉胶包埋颞骨的水平切片。

三、手术视图

手术操作是集应用解剖之大成的过程。下列手术图片是在手术不同阶段遇到病变的情况（图 8-36 至图 8-49），所有的照片都是从外科医生的视角拍摄的，因此图片里耳部的前面位于图片的上方。

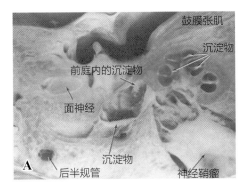

鼓膜张肌
沉淀物
前庭内的沉淀物
面神经
沉淀物
后半规管
神经鞘瘤

◄ 图 8-29　前庭神经鞘瘤（听神经瘤）

此图像来自 81 岁男性的标本，患者有 18 年的左侧听力损失和耳鸣病史。没有眩晕或平衡失调病史。左耳部有一个巨大的前庭神经鞘瘤，完全占据扩大的内听道。耳蜗神经和前庭神经向下方移位。内淋巴腔和外淋巴腔可见纤维素沉淀物（图 B 和图 C 彩色版本见书末）

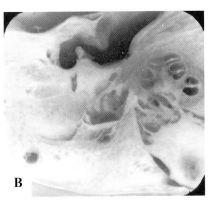

B

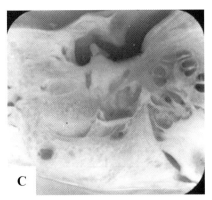

C

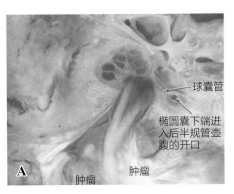

球囊管
椭圆囊下端进入后半规管壶腹的开口
肿瘤
肿瘤
A

◄ 图 8-30　颞骨肉瘤

此图像来自 27 岁女性的标本，在 24 岁时，患者发展为右侧分泌性中耳炎，并接受了鼓膜置管的治疗。26 岁时，她出现多组脑神经麻痹和右侧偏瘫。体格检查显示肿瘤位于中耳下部，活检证明是软骨黏液肉瘤。她在试图手术切除后的 12 天死亡。肿瘤破坏岩骨尖，浸润中鼓室、下鼓室和迷路下区。咽鼓管受压引起分泌性中耳炎，颈内动脉受压闭塞引起偏瘫（图 B 和图 C 彩色版本见书末）

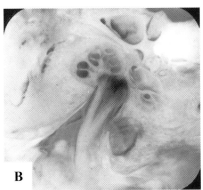

B

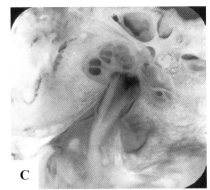

C

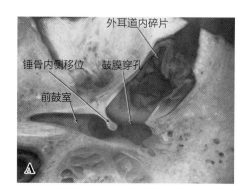

外耳道内碎片

锤骨内侧移位　鼓膜穿孔

前鼓室

A

◀ 图 8-31　鼓膜穿孔

此图像来自 69 岁男性的标本，鼓膜后下部有一个很大的穿孔，前、下边缘有纤维增厚。锤骨向内侧移位，可能是由于鼓膜张肌缺乏对抗力所致。外耳道（EAC）下段有已干燥的渗出物和上皮碎片（图 B 和图 C 彩色版本见书末）

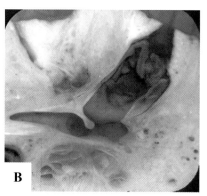

B

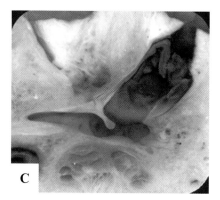

C

乳突根治腔

von Tröltsch 前袋

脱落的角蛋白

乳突气房

面神经膝　前半规管，壶腹端
岩浅大神经

A

◀ 图 8-32　乳突根治术腔

此图像来自 80 岁男性的标本，患者 71 岁时行右侧改良乳突根治术治疗鳞状细胞癌。乳突碗状腔内衬鳞状上皮，包含脱落的角蛋白。患者术后 9 年死于其他疾病（图 B 和图 C 彩色版本见书末）

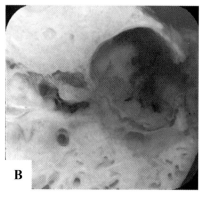

B

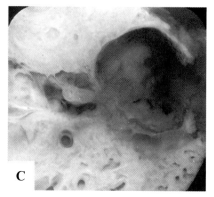

C

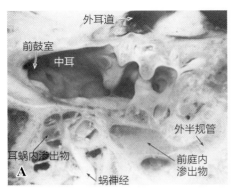

图中标注：外耳道、前鼓室、中耳、外半规管、耳蜗内渗出物、蜗神经、前庭内渗出物

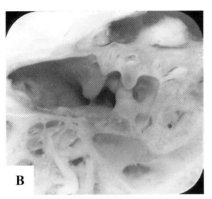

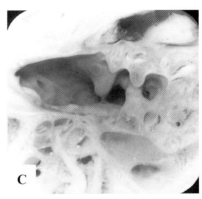

◀ 图 8-33　化脓性中耳炎、脑膜炎和迷路炎

此图像来自 17 个月男性的标本，该婴儿反复发作肺炎，在 17 个月时死于急性肺炎球菌性脑膜炎。中耳的沉淀物是脓液（中耳炎）。耳蜗三转内的外淋巴间隙、前庭、半规管内的混浊液体是细菌性迷路炎的特征，内听道神经干周围的沉淀物为脑膜炎的脓性脑脊液（图 B 和图 C 彩色版本见书末）

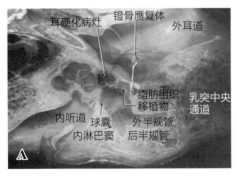

图中标注：耳硬化病灶、镫骨赝复体、外耳道、内听道、球囊内淋巴窦、外半规管后半规管、脂肪组织移植物、乳突中央通道

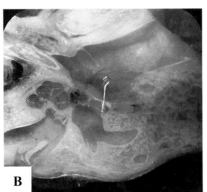

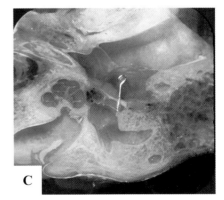

◀ 图 8-34　耳硬化症镫骨切除术

此图像来自 58 岁女性的标本，患者 45 岁时接受右侧镫骨切除术，并植入了"脂肪-钢丝"赝复体。她的听力恢复得很好并一直保持到 13 年后死亡时。前庭窗前方有大的血管性耳硬化灶。赝复体钩部很好地钩在砧骨长脚。其内侧端伸入前庭窗后缘，而不是理想中的中央位置（图 B 和图 C 彩色版本见书末）

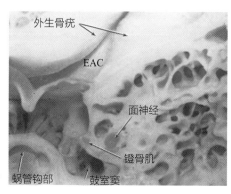

◀ 图 8-35 外生骨疣

此图像来自 80 岁男性的标本，外耳道（EAC）骨性赘生物通常是由于在冷水中游泳引起的冷冻性骨膜炎导致（图 B 和图 C 彩色版本见书末）

图 A 标注：外生骨疣、EAC、面神经、镫骨肌、鼓室窦、蜗管钩部

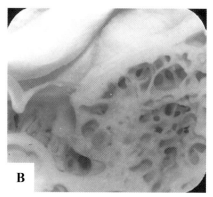

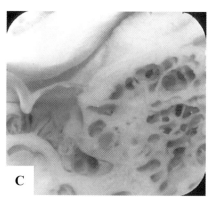

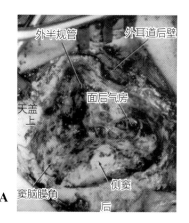

◀ 图 8-36 此图像来自 7 岁男性的标本，显示的是右耳单纯乳突切除术的手术野。在这个手术中，乳突被磨除，但没有进入外耳道和中耳（图 B 和图 C 彩色版本见书末）

图 A 标注：外半规管、外耳道后壁、面后气房、天盖上、窦脑膜角、侧窦后

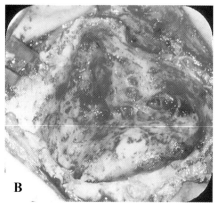

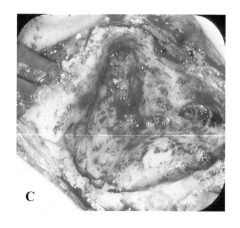

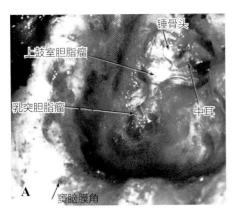

图8-37 此图像来自29岁男性的标本,是在慢性中耳炎和胆脂瘤行右耳鼓室乳突切除术的过程拍下的。砧骨已被吸收,锤骨头被胆脂瘤包绕,鼓膜后半部穿孔(图B和图C彩色版本见书末)

锤骨头
上鼓室胆脂瘤
乳突胆脂瘤
中耳
窦脑膜角

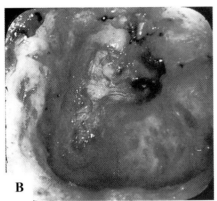

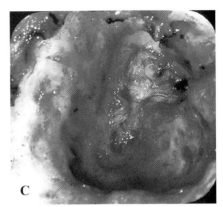

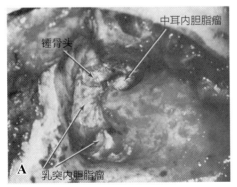

图8-38 此图像来自16岁男性的标本,与图8-44为同一病例。右耳中耳和乳突可见胆脂瘤,砧骨和足弓消失,锤骨被胆脂瘤包裹。随着手术进行,外耳道后壁将被完全去除,以方便进入中耳。上鼓室尚未完全显露(图B和图C彩色版本见书末)

中耳内胆脂瘤
锤骨头
乳突内胆脂瘤

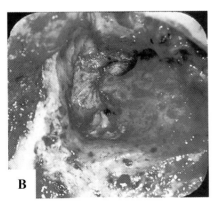

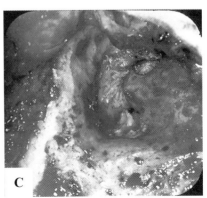

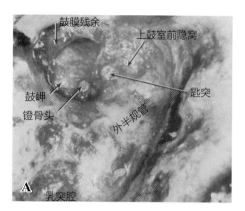

图中标注：鼓膜残余、上鼓室前隐窝、鼓岬、镫骨头、匙突、外半规管、乳突腔、A

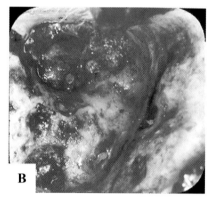

B

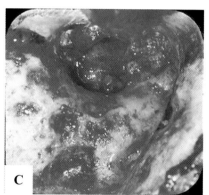

C

◀ 图 8-39　此图像来自 55 岁女性的标本，照片显示左耳手术切除病变组织后重建前的鼓室乳突腔（图8-40）（图 B 和图 C 彩色版本见书末）

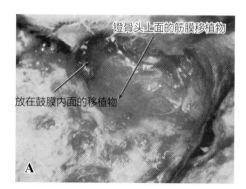

图中标注：镫骨头上面的筋膜移植物、放在鼓膜内面的移植物、A

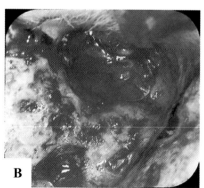

B

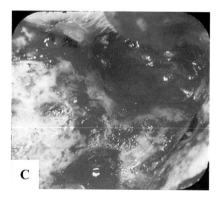

C

◀ 图 8-40　此图像来自 55 岁女性的标本，与图 8-39 为同一耳。放入颞肌筋膜移植物覆盖鼓室腔。移植物与镫骨头接触。本术式是 Ⅲ 型鼓室成形术（图 B 和图 C 彩色版本见书末）

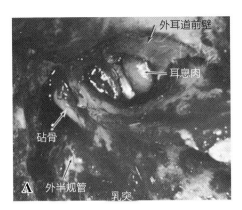

外耳道前壁

耳息肉

砧骨

外半规管

乳突

◀图 8-41　此图像来自 39 岁男性的标本，摄于右耳乳突鼓室切除术。去除乳突内的病变组织，磨除部分外耳道后壁。在上鼓室可以看到增厚的肉芽样的黏膜包绕着听骨。有耳部息肉从隐蔽的鼓膜穿孔中脱出（图 B 和图 C 彩色版本见书末）

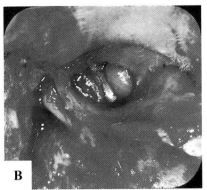

B

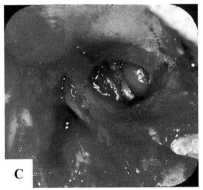

C

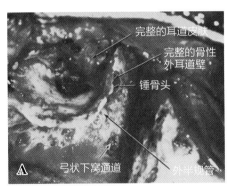

完整的耳道皮肤

完整的骨性外耳道壁

锤骨头

弓状下窝通道

外半规管

◀图 8-42　此图像来自 24 岁男性的标本，是在左耳完壁式鼓室成形术中拍摄的图像。将外耳道后壁皮肤及鼓膜一并掀起并向前移位，提供进入中耳的通路（图 B 和图 C 彩色版本见书末）

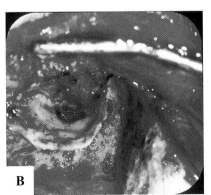

B

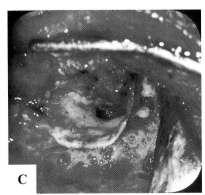

C

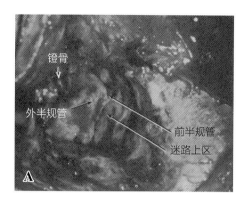

镫骨

外半规管

前半规管

迷路上区

B

C

◀ 图 8-43　此图像来自 12 岁女性的标本，呈现的是广泛显露左耳鼓室乳突腔以去除获得性胆脂瘤。胆脂瘤已经由迷路上通道延伸至岩尖（图 B 和图 C 彩色版本见书末）

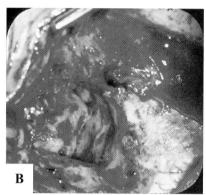

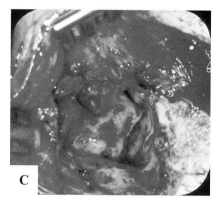

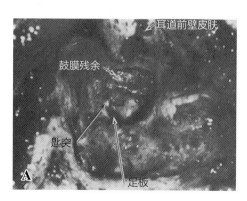

耳道前壁皮肤

鼓膜残余

匙突

足板

B

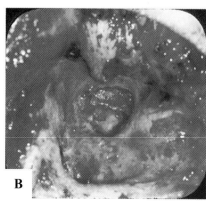

C

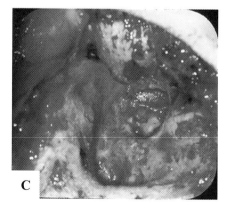

◀ 图 8-44　此图像来自 16 岁男性的标本，与图 8-38 同一病例。右耳病变组织（胆脂瘤和肉芽）被去除后，我们看到右耳鼓室乳突腔，准备进行重建（图 B 和图 C 彩色版本见书末）

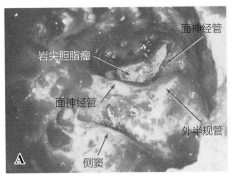

面神经管
岩尖胆脂瘤
面神经管
外半规管
侧窦
A

◀ 图 8-45　此图像来自 49 岁男性的标本，是左耳先天性岩尖胆脂瘤手术过程拍摄到的术中图像。通过磨除骨迷路的耳蜗部分到达了岩尖。胆脂瘤腔永久向外耳道开放（图 B 和图 C 彩色版本见书末）

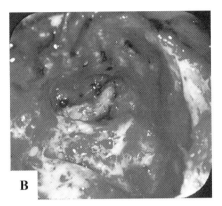

B

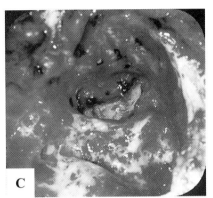

C

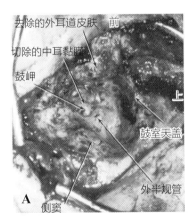

去除的外耳道皮肤　前
切除的中耳黏膜
鼓岬
上
鼓室天盖
外半规管
A
侧窦

◀ 图 8-46　此图像来自 52 岁女性的标本，完全清除左耳鼓室乳突腔病变来治疗伴有胆脂瘤的慢性中耳炎及乳突炎。在此病例中，由于重度耳聋，整个术腔用带蒂和游离的自体组织移植填塞（图 B 和图 C 彩色版本见书末）

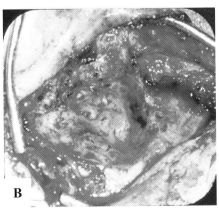

B

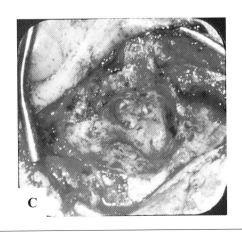

C

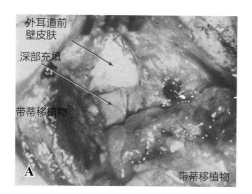

外耳道前
壁皮肤

深部充填

带蒂移植物

带蒂移植物

◀ 图 8–47 此图像来自 58 岁女性的标本，显示的是右耳乳突鼓室切除术后期的情况。用填充物（包括纱布条和棉球）把重建的移植组织固定在适当位置。用肌肉、筋膜和骨膜组成的双蒂移植物填塞乳突腔（图 B 和图 C 彩色版本见书末）

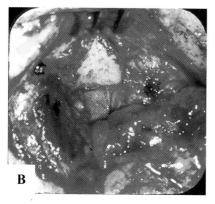

B

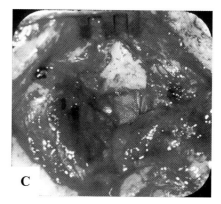

C

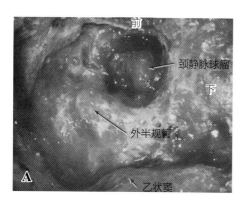

前

颈静脉球瘤

下

外半规管

乙状窦

A

◀ 图 8–48 此图像来自 63 岁女性的标本，这张照片摄于右耳外科手术中，显示颈静脉球瘤侵犯中鼓室和下鼓室（图 B 和图 C 彩色版本见书末）

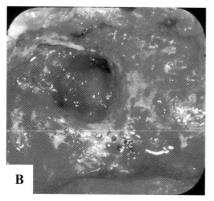

B

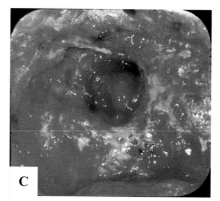

C

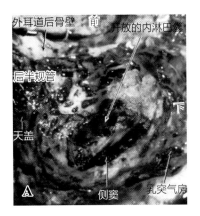

外耳道后骨壁　前　开放的内淋巴囊

后半规管

天盖

A

侧窦　乳突气房

下

◀ 图 8-49　此图像来自 32 岁男性的标本，显示右耳内淋巴囊开放术。为缓解 Ménière 病引起的眩晕，在开口处放置塑料管，将囊内液体引流至乳突腔（图 B 和图 C 彩色版本见书末）

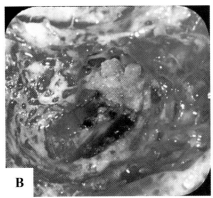

B

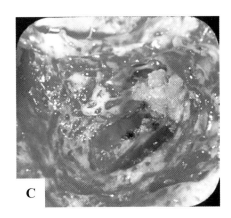

C

第 9 章　系统发育与胚胎学
Phylogeny and Embryology

纵观本书，我们为大家提供了很多有临床意义的解剖变异图片资料，特别是对于外科医生来说价值更大。这些变异（如耳蜗导水管增宽、面神经异常、颈静脉球高位、砧骨气化）因其发生频率较高而不被认为是异常情况。然而，如果外科医生要避免手术并发症，就必须提前考虑到并识别它们。

通常先天性畸形形态偏差更严重，虽然不会太频繁，但会导致功能问题。因此，为临床医生准备的解剖学著作，如果其中少了胚胎学的介绍，将是不完整的。

对耳部形态异常的理解要基于胚胎发育事件的认识，如耳丘发育成外耳、第一鳃沟形成外耳道、第一和第二鳃弓形成听小骨、由原始的听囊形成内耳膜迷路的外胚层部分，以及骨迷路的裂隙和液体通道的形成等。如今，随着显微重建外科手术的进展，有些外耳和中耳的形态异常都可得到矫正。

Kalter 和 Warkany [293, 294] 对畸形原因进行了如下分类：①简单的遗传起源（由单一的主要突变基因引起）；②遗传倾向与非遗传、未定义因素之间的相互作用；③染色体畸变；④独立的环境因素；⑤所有其他因素（一些尚未发现的原因）。

Konigsmark 和 Gorlin [295] 的著作中可以找到遗传性和代谢性耳聋的临床表现，其中既包括孤立性耳聋又包括综合征性耳聋。Gorlin [296] 所撰写的一部著作中阐述了正常和畸形耳的形态发生相关知识，还有 Schuknecht [17] 在著作中有一章关于耳发育缺陷的组织病理学的相关知识。

一、系统发育

哺乳动物耳的听觉和前庭系统在演化上来自于鳃器的改造，鳃器在水生和两栖生物中主要起呼吸功能。在鱼的两侧有一个水运动感知系统，即侧线，它是由一系列充满液体的凹坑（壶腹）组成，这些凹坑被称为神经丘，从头到尾分布。这些神经丘来源于表皮斑块，由浸浴在液体中的毛细胞组成，被支持细胞包绕，由第Ⅶ、Ⅸ、Ⅹ对脑神经支配。头部的侧线系统通过简单的侧线沟闭合形成最初的半规管。这种发育最早见于盲鳗，代表着真正的前庭机制的建立[151, 297]。

通过对下面一系列脊椎动物进行比较可以了解膜迷路演化到人类目前这个形态的过程。在脊椎动物门圆口纲盲鳗科的盲鳗（图9-1）中，我们可以发现相当于人耳结构的最原始构造，它具有椭圆囊及前半规管、后半规管，与人耳的相应结构可以类比。与两个半规管相连的是两个壶腹，其中含有附着毛细胞的壶腹嵴，可感知头部运动。盲鳗的内耳还包含一个总囊斑；在人类的耳发育过程中也会重现总囊斑的发育。原始内淋巴管向背侧延伸至皮肤。

在圆口纲七鳃鳗目的七鳃鳗（图9-2）中，情况更为复杂，因为其具有与椭圆囊部分分离的腹侧球囊。然而，圆口纲生物均不具有水平半规管。

软骨鱼纲板鳃亚纲的鲨鱼（图9-3）中，前庭系统有3个半规管。此外，球囊亦从椭圆囊独立出来，发育出突起结构，即听壶。软骨鱼的内淋巴间隙通过一个内陷的管状结构（图中没有描述）与周围环境相通，因此海水可以自由进出。这是生物演化中第一次出现膜迷路被包裹在与颅骨融合的软骨囊中。

肉鳍鱼纲的肺鱼，其内陷管状结构位于内淋巴管的外侧，内淋巴管作为一个独立的结构从球囊中生长出来。与外界的联系依然是通过内陷管状结构来维持；直到真骨鱼类的耳区，内陷管状结构才退化了。在这之前，前庭系统充满的是海水，而不是内淋巴。

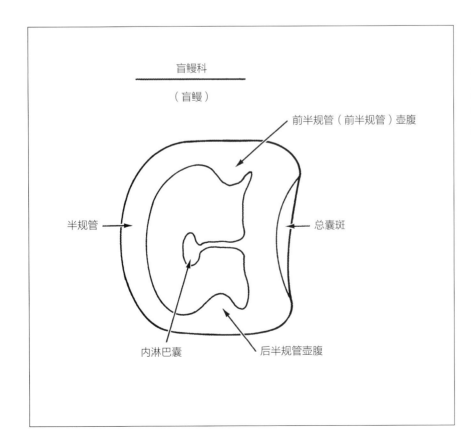

盲鳗科

（盲鳗）

前半规管（前半规管）壶腹

半规管

总囊斑

内淋巴囊

后半规管壶腹

◀ 图 9-1　盲鳗科盲鳗的迷路示意图

此迷路对应于哺乳动物的椭圆囊和前半规管、后半规管（引自 Guggenheim[297]）

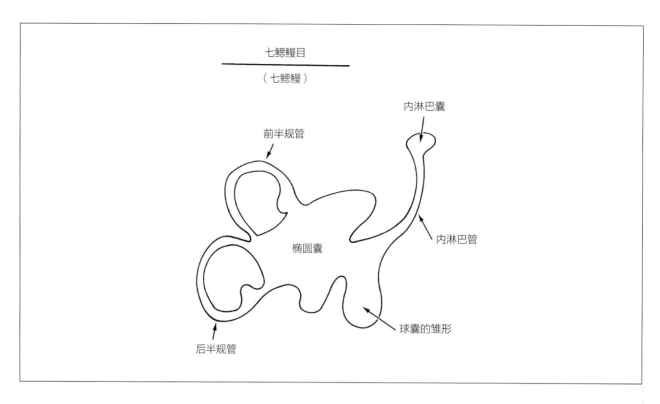

▲ 图 9-2　七鳃鳗目七鳃鳗的迷路简图

在七鳃鳗中，内耳仍是单纯的前庭器官，具有椭圆囊和两个半规管结构，不过球囊已经开始显现（引自 Guggenheim[297]）

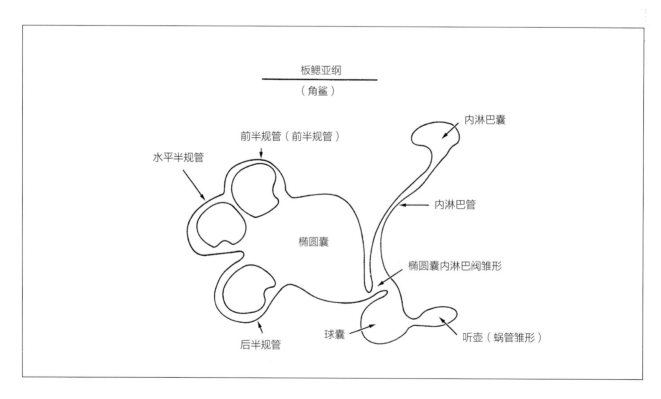

▲ 图 9-3　板鳃亚纲角鲨的迷路简图

第三个（水平）半规管已经出现，并具有独立的球囊和听壶（引自 Guggenheim[297]）

在以后的演化历程中，听壶形成了蜗管（图 9-4）。随着这些演化改变，既往侧线内的神经丘变成了深藏在颅骨内的膜迷路，感觉毛细胞浸泡于内部环境的液体即内淋巴内，而不再浸泡于外部环境的液体。这个封闭的系统依然延续着它感受机体运动以达到平衡的功能。

耳的听觉功能发展的先决条件是能够通过声波转换器和阻抗匹配机制将声波转换成液体位移，这一功能由外耳道、咽鼓管和中耳完成。真掌鳍鱼，一种化石肉鳍鱼类，使用一个特化的通气孔、憩室，来平衡由空气传导的声波阻抗，这是最早的中耳[298]。有假说认为哺乳动物鼓膜的雏形就是由通气孔憩室形成的双层膜。该膜的内层来自憩室的内胚层，而外层来自一个原本将憩室连接到颅骨的外胚层韧带。

哺乳动物的听骨系统发育起源复杂，且与其他脊椎动物不同。根据 Reichert–Gaupp 理论[1]，哺乳动物的镫骨起源于爬行动物的耳柱骨，砧骨来自上颌的方骨，锤骨来自于脊椎动物祖先下颌的关节骨（图 9-5）。与爬行动物不同，哺乳动物的下颌（齿骨）与鳞骨形成一种新的关节；而在人类头骨中，鳞骨是颞骨的一部分。有假说认为爬行动物类型的下颌向哺乳动物类型下颌的逐渐演变始于兽孔类，这是一类生活在三叠纪的似哺乳爬行动物。在演化过程中，第一下颌弓演变成了所有脊椎动物的颌骨和哺乳

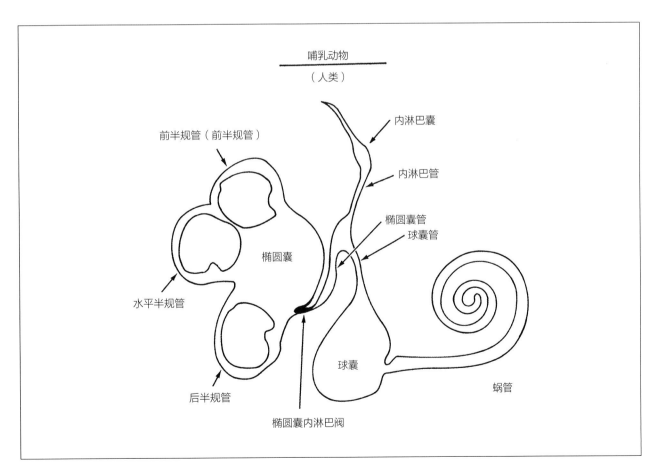

▲ 图 9-4　哺乳动物（人）迷路简图

注意椭圆囊内淋巴阀的存在和下半部分（球囊）的发育（引自 Guggenheim[297]）

动物的听骨。早期脊椎动物的颌骨与颅骨有韧带连接。当舌骨（第二鳃弓）向前移动，它建立了耳囊区与颌骨关节的连接，即舌颌骨。舌颌骨前移后，第一鳃裂向上迁移到颌关节上方，演变成咽鼓管，起到通气孔的功能。通气孔的外表面被鼓膜封闭。随着舌颌骨进一步的迁移，舌颌骨占据了通气孔并发展成镫骨，这样与前庭窗和内耳建立联系。然而，兽孔类的镫骨位于头骨内与外界隔绝的深凹中。因此，需要一种将声音传导到镫骨的机制。

两栖动物和早期爬行动物的下颌由 4 块骨头组成[299]，即齿骨、方骨、关节骨和隅骨（图 9-5）。齿骨（下颌）是牙齿的承载部件。关节骨与方骨形成关节，并与隅骨相接。随着咀嚼器官的改进，颌骨关节的应力减小了，颌骨后端的部分逐渐变小了。当下颌的齿骨上突向上延伸，直接与颅骨形成关节时（颞下颌关节雏形），关节骨和方骨变得多余，被并入中耳。关节骨演变成锤骨，方骨演变成砧骨，提供镫骨与鼓膜之间必不可少的连接[300, 301]。

二、胚胎学

人耳的发育一直是许多研究的主题[302-308]，但是仍有很多学习耳科的人发现理解发育过程和时间顺序很困难。为了尝试降低难度，我们将内容按胎儿期划分为 4 个时间段呈现出来，这 4 个时间段是由我们用适当的样本来展现出来。这些时间段分别为 0～4 周、4～8 周、8～16 周、16 周及以后。在每一个时期内，各种结构中出现的发展变化都会呈现出来。读者可以选择跟踪一个结构的顺序变化，也可以选择关注一个特定时间段的发育过程。

随附的显微照片基本按照 8 周、12 周、16 周及以后（出生后）的发育年龄排列。同时我们也总结了耳囊独特的骨化过程，并对骨化的步骤进行了简要综述。在综合其他人的报道时，我们注意到在确定某些发育现象发生时的胎龄方面存在一些分歧。因此，我们这里给出的胎龄是近似值。

（一）发育至 4 周

1. 膜迷路（0～4 周）

膜迷路包括蜗管及其 Corti 器，椭圆囊和球囊及其囊斑，半规管及其壶腹嵴，以及内淋巴管和囊。这个由上皮内衬的导管和腔室组成的相互连接的系统充满内淋巴并被包裹在耳囊中。在妊娠第 3 周结束时[118, 119]，耳迷路从外胚层表面开始发育（图 9-6）。在第一鳃沟背侧的神经皱襞侧面出现斑块状增厚，与后脑关系密切。原始听基板内侧的基底膜与菱形脑神经沟的基底膜是连续的。在接下来的几天里，基板中的细胞拉长并开始显示纤毛刷状边缘。基板的发育与"听面原基"同时发生。这些起源于神经嵴的神经节细胞，从神经沟壁上脱离，并向腹面和侧面迁移。就在第4周之前（图9-6），基板内陷到下方的间充质中，形成听窝。随着听窝的扩张，形成了一个囊状结构，囊口的组织逐渐融合将其与表面分离，形成了一个结构，被称为耳泡。即使早在孕4周，就可以在耳泡的背内侧面识别内淋巴附属物（译者注：内淋巴囊、内淋巴管等）

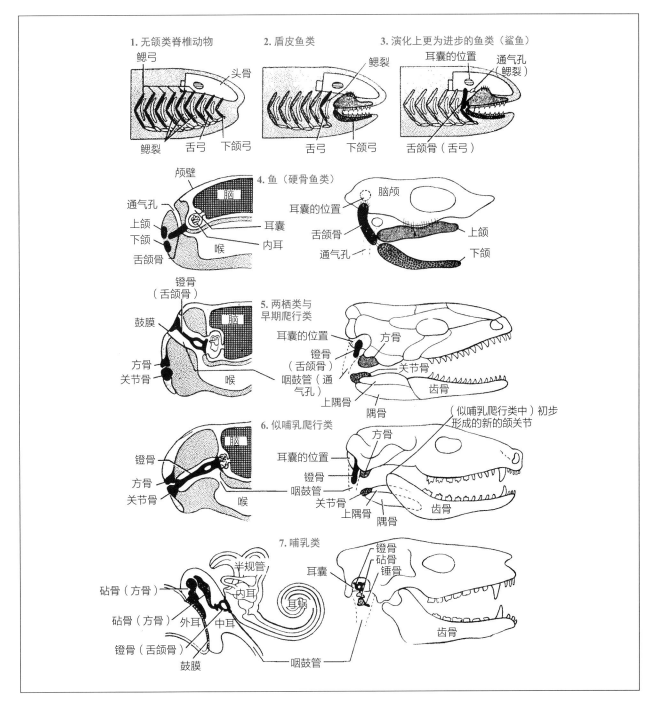

▲ 图 9-5　镫骨起源于爬行动物的耳柱骨，砧骨和锤骨分别起源于脊椎动物祖先上颌的方骨和下颌的关节骨。哺乳动物听骨系统在演化上是由第一下颌弓逐渐演变而来

引自 Taylor[301]

（图 9-6）。伴随着耳泡的发育，间充质组织分化形成了耳泡的软骨囊。

2. 半规管（0～4 周）

直到妊娠第 4 周，半规管雏形仍然是耳泡的椭圆囊面（背侧）2 个凸缘状的突出部分。它们构成了耳泡的管状结构。

3. 第Ⅷ对脑神经和神经节（0～4 周）

又被称为"听面原基"，起源于神经嵴，在妊娠第 3 周开始发育，与后脑外侧的听基板紧密相连。听面原基最初被认为是通过背腹向分裂产生面神经的膝状神经节和位听神经的神经节。然而，目前证据[309, 310]支持这样的说法，即只有第Ⅶ对脑神经的纤维来源于这种复合体。

平衡听觉神经起源于听基板前内侧的细胞；在妊娠的第 4 周这些细胞迁移到达耳泡上皮与其基底膜之间。然后通过微小的裂隙穿透基底膜到达第八节神经节形成的区域[308, 309]（图 9-7）。

听面原基的细胞向腹侧延伸至舌骨上鳃板（图 9-7），在那里产生特殊的面神经内脏的传入（味觉）纤维。目前认为[308, 309]耳泡源细胞是第Ⅷ对脑神经神经节的原基。现在很明确的是这两个神经节，第Ⅷ对脑神经和膝状神经节的起源是各自独立的[309]。

4. 耳囊（0～4 周）

耳囊位于咽鼓管鼓室隐窝的外侧末端上方，含有包绕内耳的软骨团块。它最终形成颞骨岩部。耳囊在软骨前体中发育，至胚胎第四周末可以识别出耳泡周围细胞间充质的密度增加。

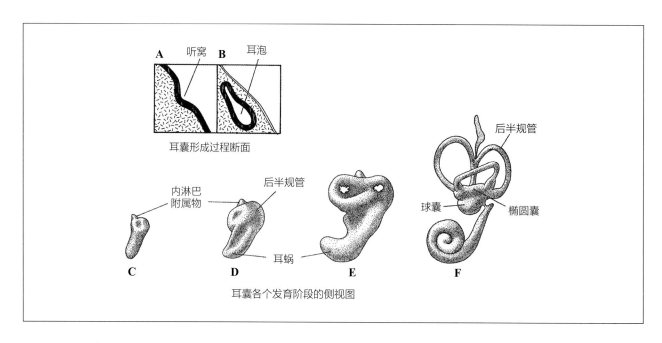

▲ 图 9-6 耳泡表现为神经外皮质的迁移过程（**A** 和 **B**）。随着所有半规管、内淋巴附属物（译者注：内淋巴囊、内淋巴管等）发育成像凸缘一样的突起，这是出现的第一个突起（**C** 和 **D**）。耳泡发育过程中管腔中央闭合，耳蜗盘旋增长（**E** 和 **F**）。**A** = 孕 22 天；**B** = 孕 4 周；**C** = 孕 4.5 周；**D** = 孕 5.5 周；**F** = 孕 8⁺ 周（引自 Streeter[302]）

5. 面神经（0～4 周）

早前的发现显示面神经和第Ⅷ对脑神经具有共同的起源（图 9-7）。在胚胎四周内，可见到被称为"听面原基"（或听面嵴）紧贴在耳泡头端的后脑。目前更多的数据[311]将"听面原基"定义为单纯的面部神经并且将其严格限制在仅发育成面神经的一般躯体感觉纤维或者包括运动纤维[308, 312]。

6. 耳廓（0～4 周）

耳廓发育迹象首先出现在妊娠第 4 周里，当第一鳃沟远端处下颌弓和舌弓组织聚集出现的时候。舌弓对于耳廓发育的具体作用至今仍未明确，但是一些学者[313]认为除了耳屏之外，整个耳廓发育源自于舌骨（第二鳃）弓，外耳道前部及耳屏单独源自于下颌弓。其他观点［见耳廓（4～8 周）］认为下颌弓和舌弓对耳廓发育的贡献是大致等同的。

7. 鼓室乳突腔室（0～4 周）

中耳通过鼓窦入口与乳突气房相通，通过咽鼓管与咽部相通。咽鼓管与中耳腔源自于第一咽囊背侧的内胚层组织。在胚胎 3 周时，前肠的外翻就已经可以观察到了。第二咽囊通过与前肠的融合在咽鼓管发育过程中也发挥了作用。中耳的其余结构（听骨、肌肉、肌腱等）源自于第一和第二鳃弓的中胚层组织。

到妊娠第 4 周，第一咽囊背腹向扁平的末端部分与第一鳃沟的内折处相接。这种接触是短暂的，因为中胚层注定要发育成锤骨柄和鼓膜的一部分（固有层），生长在内胚层（第一咽囊）和外胚层（第一鳃沟）之间。这时期的咽鼓管仅为一缝隙样的管道。

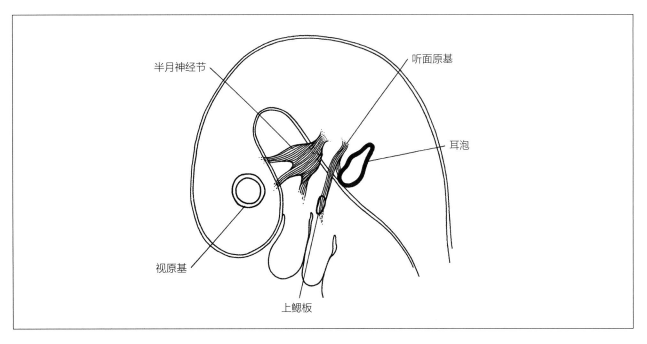

▲ 图 9-7　6 周胎儿简图显示耳泡相对于听面原基的位置关系及上鳃板的位置

引自 Gasser[312]

8. 锤骨和砧骨（0～4周）

听小骨的原基是很多讨论的主题。现在的共识是听骨多重起源。人们认为锤骨柄和砧骨的长脚来源于舌弓的内脏杆，而锤骨头和砧骨体源于下颌弓的内脏杆。然而，锤骨的前突从膜内骨化，而不是源于内脏杆。本文中，有必要描绘出下颌弓的内脏杆和舌弓的内脏杆的概念和 Meckel 和 Reichert 软骨相区别[308]。存在于鳃弓内的是浓缩的间质组织。随着间质组织的成熟，它最终转化成软骨并在某些（虽然不是全部）区域变成骨质。内脏杆的概念是用来描述整个浓缩的间充质团块的术语，而 Meckel 和 Reichert 软骨指由这些下颌弓和舌弓内脏杆的腹内侧部分形成的软骨。

约在妊娠 4 周（图 9-8），在下颌弓的内脏杆和舌弓的内脏杆背外侧末端出现间充质浓缩区域。鳃弓间桥形成，用于连接下颌弓内脏杆上端和舌弓内脏杆中央区域。正是这个桥发育出锤骨及砧骨的胚芽。

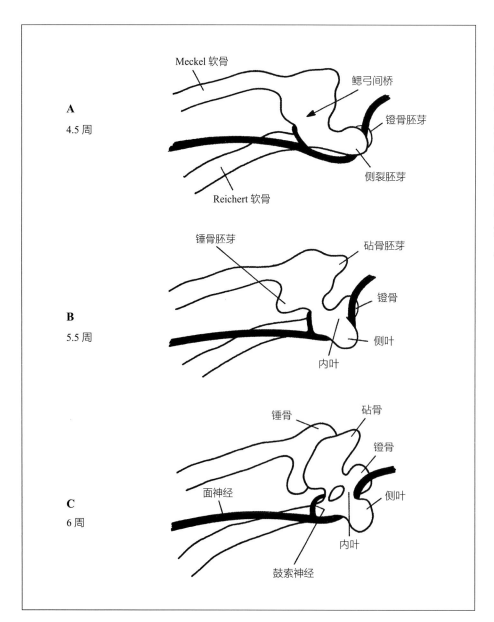

◀ 图 9-8　在第 4.5～6 周，鼓索神经从舌弓内脏杆逐步远离锤骨和砧骨。面神经在镫骨胚芽团块上的沟槽不断加深，并最终将该胚芽分为镫骨原基和透明外带。镫骨胚芽与透明外带结构转位是因为前（上）部镫骨原基和后（下）部透明外带生长的复合作用

A. 4.5 周；B. 5.5 周；C. 6 周（引自 Pearson[308]）

9. 镫骨（0~4 周）

镫骨，像锤骨和砧骨一样，有双重起源，由 Gradenigo 在 1887 年[314] 首次描述。从舌弓的内脏杆的间质产生的镫骨"环"衍生出镫骨的小头、足弓和足板的鼓室侧（外侧）面。镫骨"板"发育成镫骨足板周的环状韧带和足板的迷路（内侧）面，该"板"由耳囊发育而来，并在一生中保留部分软骨结构。妊娠第四周的时候，以后能够发育成镫骨的结构就是一个胚芽组织团块，这是当时所能识别的全部（图 9-8）。这个胚芽是由舌弓的内脏杆背外侧端浓缩的间充质细胞和初生的镫骨动脉组成，邻近面神经。

10. 动脉（0~4 周）

在妊娠的第 3 周，鳃弓间质中的小血管岛合并形成 6 条主动脉弓动脉。这些弓动脉起源于腹侧未配对的主动脉囊，经过内脏弓，终止于同侧背主动脉。这些动脉从来都不是共存的。第一和第二动脉甚至在第三和更多尾端位置的弓动脉完全发育之前就缩小和消失。成对的背主动脉向上延伸，供应胚胎前脑、中脑及内耳。耳泡最初从这些主动脉的一个或多个背侧支接受血液供应，后来又从原颈内动脉的分支即耳动脉获得血液供应。

在 3~4 周，原始颈动脉，起源于背主动脉的颅侧延伸部分，沿视泡到达第一动脉弓，与对侧同名动脉融合形成基底动脉。迷路的血液供应转为依赖于纵向的神经动脉，当原始的耳动脉在第四周逐渐消失时，这些动脉融合形成基底动脉。

第一弓动脉和第二弓动脉在胎儿期消失，尽管第二弓动脉的背段在成年后可能会保持不变（见"永存镫骨动脉"），在镫骨足弓之间穿行。

第三弓动脉形成颈动脉系统；从腹侧分支形成颈外动脉。颈总动脉是从第三弓动脉靠近颈外动脉起点的那一部分发育而来的。颈内动脉有双重起源，其近端部分源自第三弓动脉远端，其余部分，包括其颅内部分，源自背主动脉颅侧到第三弓动脉。

11. 静脉（0~4 周）

正在发育的脑组织周边有一些单纯的通道，这些通道在人类胚胎 3 周形成原始头窦。在第四周时，它包绕了第Ⅹ对脑神经。脑部背外侧部分血供经过前、中及后硬脑膜血管丛引流至原始头窦。后两个通道引流耳泡血供。第Ⅹ对脑神经周围的血管环只是短暂的，到第 4 周时，其内侧面收缩。然而，颅面仍然持续存在，部分发育成原始的头髓静脉，进而发育成岩下窦和耳蜗下静脉。同时，硬脑膜后、中血管丛在耳泡附近形成吻合支。

（二）发育至 8 周

1. 膜迷路（4~8 周）

在妊娠第 5 周，作为耳泡与表面外胚层的唯一联系的柄状结构仍然存在。在妊娠 4~5 周时，耳泡开始背腹向延伸。形成 3 个褶皱，将耳泡分为 3 个主要的部分，即内淋巴管和囊、球囊及其蜗管，以及半规管和椭圆囊。

第一个褶皱在5周时形成，作为一个向下褶皱，它将内淋巴管和内淋巴囊雏形从耳泡（椭圆囊球囊腔）的椭圆囊部分划分出来，成为一个背内侧突起（图9-9）。腹内侧突出部分形成蜗管的前体。同时，神经纤维开始从位听神经节向耳泡的部分延伸。耳泡内侧壁的增厚形成了一个共同的原始囊斑（总斑）。这个共同的囊斑很快分上下两部分，上段形成椭圆囊斑和前半规管、外半规管的壶腹嵴，下段形成球囊斑和后半规管的壶腹嵴。到6周时，原始半规管（耳囊的小管部分）分化形成两个扁平的囊；外半规管起源于水平突起，而前半规管和后半规管则来自于一个共同的外突。

3个褶皱中的第二个出现在耳泡的内侧，以水平方向起源于球囊和原始内淋巴管开口的交界处。

第三个褶皱也是以水平方位起源的，位于椭圆囊球囊腔的外侧面。该褶皱内陷，被 Chatellier [315] 和 Anson [303] 称为椭圆球囊隔（椭圆球囊间襻），是主要负责将椭圆囊与球囊分隔的褶皱。最初，内侧和外侧的水平褶皱是相对应的，但到了8周时，内侧相对于外侧的位置更接近尾端。这些结构组合呈 Y 形，连接着椭圆囊和内淋巴管。

2. 蜗管（0～8周）

在胚胎第6周，蜗管从耳囊的球囊部分向外形成管状憩室（图9-6）。该腹侧突

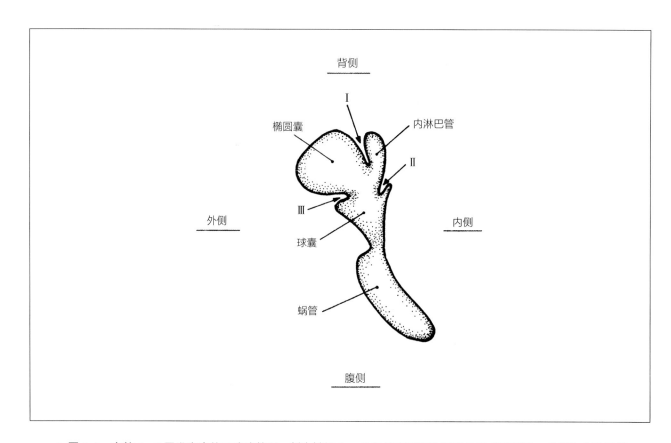

▲ 图 9–9　在第 6～8 周发育中的耳迷路简图。新生皱褶 I 、II 和 III 将耳囊分隔以发育成椭圆囊、球囊和内淋巴管

引自 Bast 和 Anson [274]

起随着内侧生长而盘绕起来，在胚胎第 6 周绕成一周，第 8 周完成整个两周半。在此阶段，蜗管与球囊的连接变窄，形成球囊连至蜗管的联合管。即使当蜗管刚刚出现时，Corti 器也是表现为蜗管壁上的分层上皮细胞板（图 9-30、图 9-33、图 9-40 和图 9-43）。与囊斑和壶腹嵴一样，Corti 器在妊娠早期出现，到中期达到最大尺寸。在早期 Corti 器区域，从基底部到顶端，蜗管的上皮细胞分化为两排隆起的高柱状细胞。这些隆起的细胞分泌胶状垫，形成顶盖膜。较小的外隆起分化为 Corti 器，而内侧较大的隆起形成螺旋缘。这种形态变化像波浪一样从耳蜗的基部向顶端扩散。到第 8 周时，蜗管外壁的上皮和下层的间充质开始分化形成血管纹（图 9-43）。蜗轴、鼓阶和前庭阶以及发育中的耳囊在第 8 周开始分化。

3. 球囊和椭圆囊（0～8 周）

与半规管相连的椭圆囊构成膜迷路的上部分。这一系统发育较古老的膜迷路部分在胎儿个体发育过程中出现的更早（图 9-29 和图 9-34）。与蜗管相关的球囊构成了下部分，系统发育较新（图 9-30 和图 9-35）。

在妊娠的第 7 周期间，球囊和蜗管之间的缩窄形成了联合管，在接下来的一周，耳囊的 3 个皱褶深入，形成了椭圆囊、球囊和内淋巴管的成年形状（图 9-9）。与其他感觉器官一样，椭圆囊斑由膜迷路的单层上皮分化而来，此区域也是感觉神经进入的区域。在发育的第 7 周到第 8 周之间，单纯上皮细胞转化为复杂的假复层结构。

4. 半规管（4～8 周）

在 6 周的阶段，两个拱形的凸缘通过相对应处的上皮细胞壁的融合和解体而出现部分腔隙闭塞（图 9-6）。空隙由间充质组织填充。每一个凸缘的周边部分保留了它的管腔，从而形成了半圆形的管。这个过程首先发生在前半规管，然后是后半规管和外半规管。壶腹是通向椭圆囊的 3 个半规管的扩张末端；在前半规管、外半规管壶腹位于前肢（脚），在后半规管位于下肢（脚）。在妊娠第 7 周时，在壶腹内前庭神经纤维进入的位置出现神经上皮细胞排列成嵴状结构（图 9-29、图 9-32 和图 9-36）。这些壶腹嵴雏形垂直于内淋巴流动的方向。半规管的非壶腹端直接联通椭圆囊，并呈现中空状态。因为后和前半规管融合形成一个共同的导管（总脚），总共有 5 个脚（而不是 6 个）进入椭圆囊。

5. 内淋巴管（0～8 周）

在大概妊娠第 6 周时，内淋巴管作为内淋巴的附属结构，在耳泡背内侧形成凸起，这是内淋巴管最初可以观察到的形态（图 9-9）。虽然前庭端是一个狭窄的管，但它在远端变宽，形成一个囊样结构。随着耳泡外侧的发育，内淋巴附属结构的远端位于相对较内侧的位置，到第 8 周时，形成一个覆盖薄层上皮并有低皱襞的大梭形囊。

6. 第Ⅷ对脑神经和神经节（4～8周）

在第4周和第5周之间，位听神经节分成上下两支，将神经纤维输送到耳泡的各个区域。上支供应椭圆囊斑和上、外半规管壶腹嵴。5～6周时，下支进一步分为上、下两部分，上部分支配球囊斑和后半规管壶腹嵴，下部分支配 Corti 器。

在约6周时，后壶腹的神经纤维呈张开状，但随后呈现为一条密集的神经。曾发现该区域下面部分的感觉结构有暂时性的纤维合并或萎缩（如遗嵴），Streeter[302] 猜想这两个过程可能相关。到7周末，上半部明显扩大，神经供应呈离散型。

8周后，神经接近成人状态。前庭神经是由位听神经节的上部分化而来，现在由上下两个分支组成，其神经节位于其主干。蜗神经与成人的蜗神经相似，其螺旋状纤维排列紧密。

只要建立了神经接触，就会分化出感觉神经上皮和支持细胞。在一篇关于耳器官发育的综述中 Van de Water 和 Ruben[310] 指出，内耳感觉结构的初始分化可能不需要神经元接触，但一旦分化，神经元接触可能对维持感觉结构很重要。Hilding[316] 发现毛细胞在突触出现之前就已经分化了；他不确定神经纤维是否影响分化。

7. 耳囊（4～8周）

第5周时，除内淋巴管发育区外，其余部位均有间质浓缩。在第6周它包围了膜迷路并开始呈现软骨特性。内侧壁有一小区域无法进行间质浓缩；它标志着内听道的未来位置。浓缩的间充质除了缺少血管外，与发育中胚胎其他部位的胚胎结缔组织完全相同。第6周结束时，软骨前体（紧密的间充质，具有胚胎软骨的特征）分化为第一个真正的耳囊软骨。这个过程约要到第8周才能完成。此时膜迷路在形态方面已达到成熟，而直到大约中期的时候才能达到成人大小。当软骨前体的外层区域正在变成真正的软骨时，已经形成的软骨正在发生去分化，在紧邻耳泡的上皮细胞处形成一处松散的、血管网的间充质。

8. 外淋巴间隙（0～8周）

外淋巴（内耳周）迷路占据了膜迷路和耳囊内骨膜层之间的空间。在发育的第8周到第24周，这种复合组织和组织－液体空间迅速产生，该结构是从围绕膜迷路的中胚层组织发育来的。在耳蜗、半规管和迷路的前庭部分遵循同样的时间规律。与耳囊的发育一样，软骨前体的退行性改变也参与其中；它不是分化为成熟软骨，而是分化成松散的血管网。这个过程约在第8周开始，围绕着半规管壶腹的前软骨变稀薄（图9-32）。同样在第8周，椭圆囊、球囊和蜗管的近端部分可见松散的血管网（图9-34）；这是前庭外淋巴池（内耳周）发育的第一个证据（图9-31）。就在圆窗下的前软骨中有一个稀疏区域触发了鼓阶的发育。

9. 囊膜通道（0～8周）

在第7周的胚胎中，耳蜗底回内侧壁的耳囊前软骨变稀疏，正好位于发育中的圆窗内侧，延伸至颅后窝，是原始的耳蜗导水管。随着进一步的发育，它所容纳的耳周管将为鼓阶和蛛网膜下腔之间提供一条通道。

耳蜗导水管所含的网状组织与包绕第Ⅸ对脑神经、硬脑膜和岩下窦的网状组织是延续的。因此，被松散的间充质结缔组织和血管占据的圆窗龛，也是通过耳蜗导水管与颅后窝硬脑膜相延续的。

10. 面神经（4～8周）

4～5周时，鳃前板水平的"听面原基"细胞开始转变为膝状神经节的神经母细胞[312]。这个独立于运动纤维发育的神经节（Fisch 和 Jahrsdorefer[317]）在第6周就已形成。

"听面原基"的面神经部分在4～5周时开始分化，尾端部分形成面神经的主干，头端部分经腹侧至第一咽囊进入下颌弓。该头侧部是鼓索神经，在这个时期它的大小与面神经的主干相当[312]。鼓索神经的末端与下颌神经分支（舌神经）的末端在同一区域，约6周半时颌下神经节发育的区域也位于此处。直到第7周，舌神经和鼓索神经[312]已经建立了确切的结合，就在神经节的近端。

中间神经（Wrisberg 神经）从膝状神经节发育而来，约在第7周时呈离散状存在。它以一束或两束纤维的形式在第Ⅶ和第Ⅷ对脑神经之间走行，延伸到脑干，这个阶段比第Ⅶ对脑神经的主干小得多[312]。

岩浅大神经是面神经发育出来的第二个分支[318]，它从膝状神经节的最腹侧发出；该神经在5周时出现，6周半时发育得很好了。

11. 面神经管（0～8周）

在8周的胎儿中，面神经管是位于耳囊后部鼓室壁上的一个沟。面神经管进一步的发育与耳囊的其他部分一样，表现为软骨性的，容纳着正在发育的镫骨肌、面神经和血管。

12. 耳廓（4～8周）

在第5周和第6周期间，在第4周时期形成的组织聚集处形成了6个隆起，被称为 His 结节[319]（图 9-10 至图 9-12）这些结节在耳廓发育过程中的重要性存在争议。一些学者认为它们是巧合，而不是整个过程的一部分。而多数权威人士认为，这6个小结节确实对耳廓的最终形成发挥作用。

结节1、2、3起源于下颌弓，由第Ⅴ对脑神经的耳颞支支配。His 结节4、5和6起源于舌弓，受第Ⅶ对脑神经小皮支和颈丛分支的支配，特别是耳大神经和枕小神经。

图 9-12 描绘了这些结节的成年同源结构，如 Anson 和 Donaldson（1980）、His[319] 和 Arey[320] 所述的那样。Streeter[321] 和 Pearson[308] 提出了一个不同的方案。他们认为第1结节形成了耳屏区域，第2结节形成耳轮脚，第3结节形成耳轮主要部分。他们认为第4结节形成对耳轮，第5结节形成对耳屏，第6结节形成耳垂和耳屏下部。与这些理论完全不同，Wood-Jones 和 Wen[313] 提出只有耳屏来自下颌弓，而耳廓的其余部分是舌弓的起源。

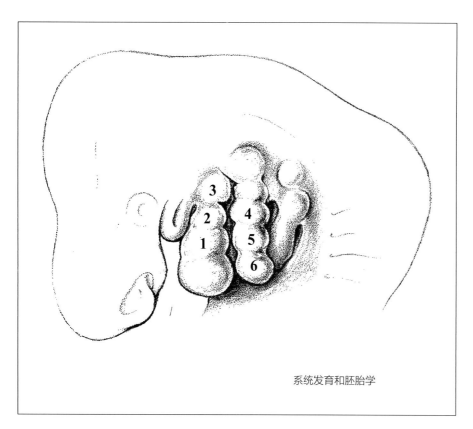

系统发育和胚胎学

◀ 图 9-10　耳廓在约第 6 周时从第一鳃弓的 1 ～ 3 结节和第二鳃弓的 4 ～ 6 结节发育而来（图 9-11 和图 9-12）

引自 Levine [332]

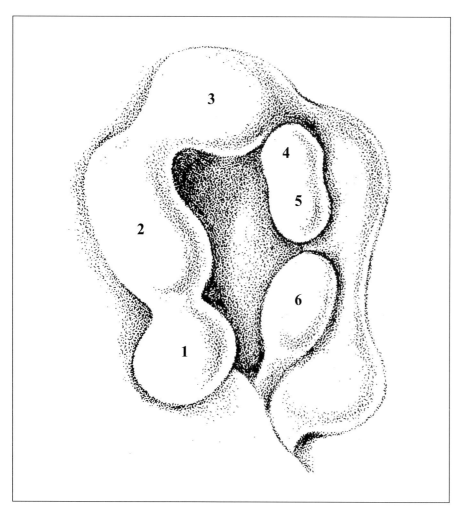

◀ 图 9-11　在约 7 周时，原有的 6 个 His 结节进一步发育（图 9-10 和 9-12）

引自 Levine [332]

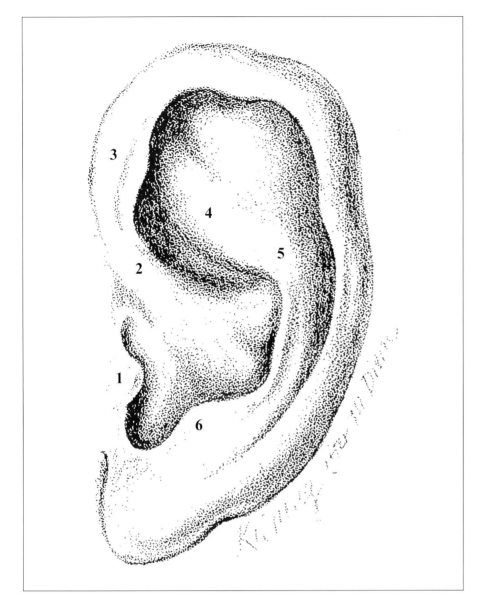

◀ 图 9-12　本图显示从标号为 **1 ～ 6** 的 His 结节发育来的成人耳廓的各个部分（图 **9-10** 和图 **9-11**）

引自 Levine [332]

　　最初，这些隆起紧靠着第一鳃沟，但随着鳃沟发育形成耳甲艇、耳甲腔和耳屏间切迹之后这些隆起才分开，第 6 周结束时，丘状突起形成耳廓的两个皱襞，下颌弓的源起形成前皱襞，舌弓的源起形成后皱襞。这些皱襞在第一鳃沟的上端融合。在发育的第 2 个月，由于下颌和面部的生长，耳廓从原来的腹内侧位置向后外侧移位。第 7 周后，褶皱的间质中发育出软骨。

　　13. 外耳道、鼓膜和鼓膜环（0～8 周）

　　外耳道起源于第一鳃沟的背侧，在妊娠第 2 个月加深，在下颌弓和舌弓之间形成漏斗状凹陷。在第 4 周和第 5 周之间，第一鳃沟的外胚层与咽鼓管鼓室隐窝的内胚层短暂接触。到第 6 周，中胚层的生长打破了这种接触（图 9-32）。第 8 周，第一鳃沟的下段向中耳延伸，形成一个狭窄的隧道，即早期（原始）外耳道。此早期外耳道相当于成人外耳道的纤维软骨部。

14. 鼓室乳突腔（4～8周）

在第 4～6 周，伴随软骨性耳囊的发展，鼓室逐渐扩张。从第 7 周开始，由于第 2 鳃弓的快速生长，咽鼓管鼓室隐窝在中点处发生收缩。将位于收缩点外侧的咽鼓管鼓室隐窝区域为原鼓室，位于收缩点内侧的区域为原咽鼓管。

第 8 周末，鼓室外侧与第一鳃沟（外耳道雏形）之间的接近过程被中胚层组织的生长阻断，使得中胚层组织形成鼓膜固有层和锤骨柄（图 9-13）。同时，中耳周围的间充质变薄，允许中耳空间逐渐扩大。中耳腔扩大的过程最初只出现在下半部分，在胎儿晚期才完成。

耳周上隆起作为耳囊的突出部分向前延伸，位于听骨链的上方，它形成鼓室盖的外侧部分；与此同时，一个间充质组织构成的板状结构成为鼓室天盖内侧唯一的组成成分。

也就是在这个时候，胎头的生长促使咽鼓管鼓室隐窝的内侧面变窄和伸长，从而形成咽鼓管。

15. 锤骨和砧骨（4～8周）

4～8 周时，砧骨和锤骨的软骨雏形由鳃弓间桥的间充质形成。鼓索神经的发育与这些听骨的分化密切相关；该神经在砧骨和锤骨原基（鳃弓间桥）的腹侧穿过时形成了听骨生长的固定点（图 9-8）。

第 5 周至第 6 周，原始锤骨和砧骨的大小迅速增长；然而，鼓索神经发育落后，在 6 周时似乎将砧骨和锤骨胚基与舌弓内脏条分开。在第 6 周，在听骨雏形及 Meckel 和 Reichert 软骨中形成软骨前体。在第 7 周，砧骨迅速转变为真正的软骨，其短脚与耳囊接触（图 9-31）。到第 8 周末，软骨性锤骨的形状接近成人；然而，当砧骨已经

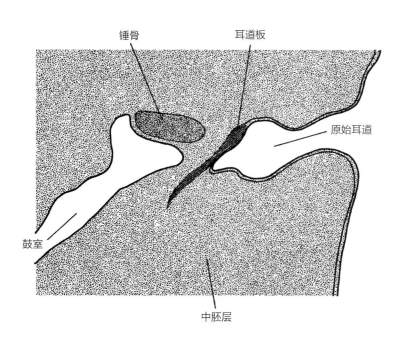

◀ 图 9-13　直到第 9 周，第一鳃沟的外胚层向中耳延伸，形成外耳道原基。耳道板是外胚层表面向内生长的结果，从外耳道向鼓室下壁延伸

引自 Anson 和 Donaldson[4]

与 Reichert 软骨分离时，锤骨和 Meckel 软骨之间仍然存在连续性。锤骨与成人的舌弓衍生结构不连接；与锤骨不同，砧骨与镫骨的关节连接表明了其与舌弓结构的持续连接。据推测，当鼓索神经作为砧骨和舌弓内脏条之间的链接时，只有砧骨长脚的胚芽细胞向镫骨方向增殖，这种连续性重建才会发生（图 9-8）。直到这个原始的连续结构被打破时，砧骨长脚的原基几乎已经到达镫骨头的位置。在未来关节发育的部位发生了融合。Meckel 软骨与锤骨的交界处，有一个膜状骨形成的区域，标志着锤骨前突（长突）雏形。同时，在锤骨和砧骨未来的关节区域，致密的间充质将它们分离开（图 9-30）。

16. 镫骨（4～8 周）

第 5～6 周时，镫骨胚芽团块发育成围绕着镫骨动脉的环状结构。变形的第一步是在第 5 周，镫骨原基组织在其与镫骨动脉接触的区域形成一个沟。在接下来的一周，有沟槽的镫骨原基组织在动脉周围融合，形成镫骨环；容纳镫骨动脉的中央缺损就是闭孔。在同一时期，面神经开辟出另一个沟，将镫骨原基分为镫骨本体和透明外带，由第二鳃弓间充质即透明间带连接（图 9-8）。随着透明外带原基的后下扩张和镫骨的前上扩张，这些结构似乎围绕面神经旋转，因此透明外带最终停止在镫骨后面（图 9-8）。

在第 7 周，镫骨发生了几个的进化事件。当舌弓杆近端的透明间带细胞凝结时，透明外带延伸到耳囊。镫骨环在未来形成前庭窗的区域扩大并接近耳囊，砧骨长脚碰到镫骨头。就像砧骨和锤骨一样，胚芽组织现在分化成软骨。镫骨的这一改变过程与邻近耳囊的过程同步。镫骨与耳囊接触处有凹陷。在第 8 周，当耳囊的其余部分正在进行软骨分化时，这个连接处的组织（足弓和足板的基底雏形）变为致密的纤维组织（耳囊的镫骨足板）（图 9-31）。这个组织形成镫骨足板的前庭（内侧）面，在足板达到其最终尺寸后，足板边缘的组织凝结形成环状韧带。

17. 动脉（4～8 周）

4～5 周时，脑神经根和主动脉弓动脉分别对应于咽索和咽囊；这种关系被称为"鳃"发育阶段。除了第一弓动脉（下颌动脉）的背部碎片外，第一和第二主动脉弓动脉已经消失。在它们的位置是舌骨动脉，代表第二弓动脉的背端，和咽腹动脉止于下颌神经根。

从第 5 周开始，镫骨动脉从舌骨动脉的近端开始，穿过原始镫骨进入下颌杆（图 9-14）。腹侧咽动脉的远端残余部分与近端部分分离。到第 6 周末，镫骨动脉作为舌骨动脉的主要分支，已达到发育高峰，但舌骨动脉的远端收缩成一小支，沿着舌咽神经的鼓室支向尾端走行。这个舌骨小分支伴随着镫骨动脉的主干发育成成人的颈内动脉颈鼓支。

在镫骨上面，镫骨动脉（图 9-14）立即发出颅支，该支伴随第 V 对脑神经的眼支形成眶上分支。镫骨动脉的其余部分于第 V 对脑神经下颌支腹侧走行，在鼓索神经下颌根区加入到腹侧咽动脉远端的丛状残余部分；这种吻合成为镫骨动脉的上下颌部。

在此，我们将按照惯例使用术语"内听动脉"。在其他文献中我们更倾向于使用"迷路动脉"一词，因为它提供前庭和迷路的听觉部分。

发育 4～6 周时，内听动脉和小脑前下动脉从基底动脉向外侧延伸；由于它们有一条与基底动脉平行的血管相连，因此在展神经周围形成了一个血管环。该环的一部分萎缩决定了内听动脉从小脑前下动脉的起源（图 9-15）。如果环外侧退化时，内听动脉和小脑前下动脉分别从基底动脉发出；然而，如果颅侧环中断，内听动脉会成为小脑前下动脉的分支。

在 7 周胚胎中，镫骨动脉通过其眶上部分成为眶（除眼球外）的主要血供；这个分支分为眶上动脉、额动脉、筛前动脉和泪腺动脉。镫骨动脉眶上支与原始眼动脉开始吻合；这种吻合将眼动脉近端分支形成它的 3 个视支，位于视神经的背侧。同时，颈外动脉与镫骨动脉上下颌分支之间形成吻合连接，它将形成颌内动脉和脑膜中动脉，以及下牙槽动脉和眶下动脉。位于颈内动脉和眶上部起点之间的镫骨动脉干发生萎缩，颈外动脉系统替代了先前由镫骨动脉眶上和上下颌部供应的区域。Tandler [322] 认为鼓室前动脉，这个上颌内动脉的一个分支，代表着镫骨动脉退化后的残余部分。Altmann [278] 提出岩上动脉是镫骨动脉干的另一个残余部分。

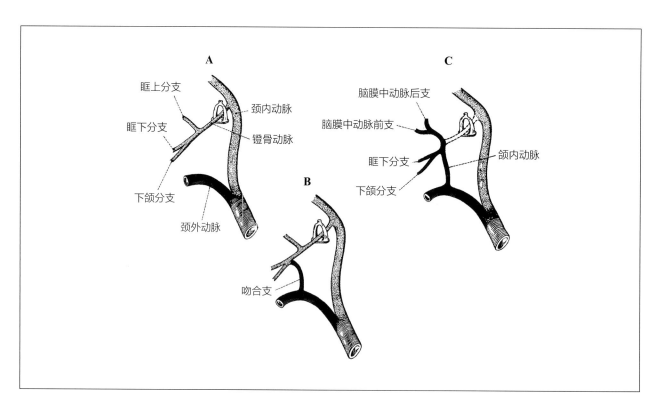

▲ 图 9-14　这些简图显示了人胚胎镫骨动脉发育变化过程

A. 6 周；B. 7 周；C. 7 周以上［引自 Altmann（1947）和 Davies（1967）］

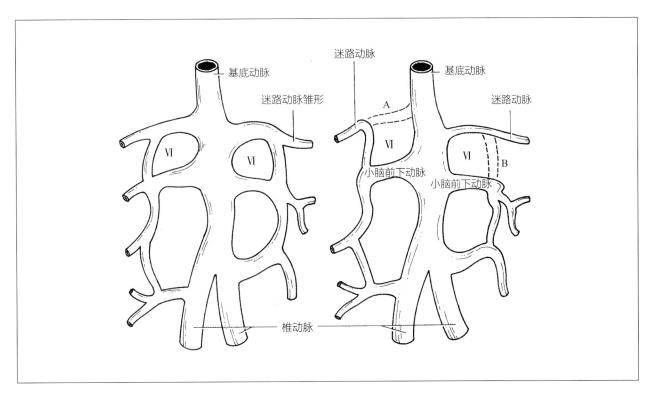

▲ 图 9-15　2 种不同的发育模式决定了迷路动脉的引流来源。如果在 A 点发生血管萎缩，会由小脑前下动脉引流，如果在 B 点萎缩，会由基底动脉引流

引自 Altmann

第 8 周结束时，弓状下动脉发育为内听动脉或小脑前下动脉的分支，供应部分发育中的乳突和迷路囊。它穿过弓状下窝。

18. 静脉（4～8 周）

第 5 周时，两侧对称的主静脉系统流入静脉窦（心脏的尾室）。两侧的前主静脉从头部向尾部引流，并加入从胚胎尾部引流的后主静脉。这种结合形成了对称的静脉管道，被称为 Cuvier 管或总主静脉，直接汇入静脉窦的侧角。在这个阶段，前主静脉在颅骨某处穿过，成为颈静脉孔。位于该孔上方的前主静脉段发育成侧窦的乙状窦部分，开口下方的部分成为颈内静脉[268]。同时，原始头窦位于第 X 对脑神经外侧。

尽管前硬脑膜干消失，与中硬脑膜窦吻合的部分形成横窦。其分支之一是原始后脑静脉，后来成为岩上窦。硬脑膜中静脉丛主干作为耳前窦持续存在。在发育的第 8 周，耳前窦的内侧延伸加入到脊髓头静脉，形成丛状颅向延伸，即岩下窦。

19. 颞骨（0～8 周）

成人颞骨由 5 个主要部分组成，即鳞部（鳞）、岩部（岩）、鼓室、乳突和茎突。然而，在这五个部分中，乳突和茎突直到出生后才完全发育。鳞部和鼓部都是膜状骨发育而来。岩部是直到妊娠 20 周以软骨性耳囊发育来的，在此期间骨化持续进行；茎突也是软骨所形成。

直到 8 周的时期，当延伸到颧突的骨化中心开始出现的时候，才可以首次辨识出颞骨的鳞部。

（三）发育至 16 周

1. 膜迷路（8～16 周）

8～9 周时，垂直褶皱向下迁移，先使其与内侧褶皱接触（图 9-16），之后它转向侧面，与侧壁的褶皱重叠。因此，椭圆囊通过椭圆囊导管和球囊导管间接与球囊相连。内侧水平褶皱在腹侧向的进一步迁移将球囊从球囊椭圆囊管初步分离出来。背侧垂直内陷的游离缘继续作为椭圆囊 - 内淋巴阀。

同时，在这段时间内，内淋巴管的近端会出现粗糙的皱襞。10～12 周，成熟的膜迷路结构完全形成。

2. 蜗管（8～16 周）

在 8～10 周形成两周半后，蜗管进一步的生长只发生在直径上，其到中期已经完成主要发育。蜗管的直径小于邻近的鼓室阶和前庭阶。骨螺旋板从阶间蜗轴延伸到蜗管的内边缘（图 9-44 和图 9-51）。蜗管最初的圆形（图 9-30）在 11 周时变为椭圆形（图 9-44），16 周时变为三角形（图 9-48）。由此定义了 3 个壁：前壁与前庭阶的壁融合形成前庭膜（Reissner 膜），后壁与鼓阶的壁融合形成基底膜，螺旋韧带构成外壁。11 周胎儿蜗管的复层上皮在未来的基底膜区扁平化为单层柱状上皮。进一步发育的结果是形成假复层细胞的堆积和沿着其游离边缘形成模糊可辨认的顶盖膜。14 周时，前壁上皮细胞已发展为立方状结构。在蜗管的基底端，Corti 器雏形的上皮细胞在外毛细胞区出现膨胀和分离。在 16 周的胎儿中，蜗管已达到其最终的三角形结构（图 9-51）。后壁（基底膜）的上皮继续分化为 Corti 器和盖膜。以螺旋韧带为基础，外壁上皮向血管纹分化。同时，Corti 器的细胞分化向顶端扩散。蜗神经穿过形成骨螺旋板的组织，其外侧游离缘成为蜗管内角的锚点（图 9-44）。

3. 椭圆囊和球囊（8～16 周）

随着膜迷路内陷的进一步发展，垂直方向的褶皱（图 9-16）形成了椭圆囊内淋巴阀。在 10～12 周的阶段，囊斑的感觉细胞呈现为丛生的游离细胞和支持细胞（图 9-44）。正在形成的耳石膜呈胶状垫覆于囊斑上皮细胞，表面布满菱形碳酸钙晶体，即耳石。在 14～16 周的阶段，囊斑的各个部分几乎完全分化为类似成人的结构，但周围的耳囊仍主要表现为软骨性质。

4. 半规管（8～16 周）

在此期间，半规管直径和弓状曲线逐渐增大。在妊娠第 10～12 周，壶腹嵴的单层鳞状上皮细胞，目前还是假复层，逐渐分化为成人壶腹嵴的感觉毛细胞和支持细胞群；

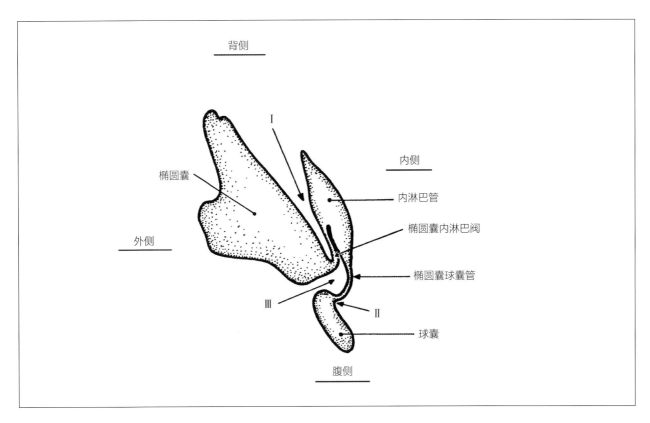

背侧

I

内侧

椭圆囊

内淋巴管

椭圆囊内淋巴阀

外侧

椭圆囊球囊管

III

II

球囊

腹侧

▲ 图 9–16　发育中的第 9 周人胚胎耳迷路简图。逐渐加深的皱褶 I 、II 和III将椭圆囊原基转化为成熟椭圆囊、球囊和内淋巴管（图 9–9）。这一胚胎发育过程与耳迷路系统发育过程类似（见前述）。皱褶 I 发育成椭圆囊 – 内淋巴阀

引自 Bast 和 Anson, 1949

毛细胞的游离边缘有纤毛。到第 15 周，嵴呈镰状结构，并且具有一个发育良好的嵴帽，有感觉毛细胞的刚毛状突起嵌入其中（图 9-36 和图 9-54）。

5. 耳囊（8～16 周）

在 9 周时，与发育中的膜迷路相邻的前软骨去分化为松散的网状间质，以利于迷路的生长（图 9-17）。当前软骨去分化为网状组织时，邻近软骨也去分化为前软骨，为进一步的扩大生长做准备。在扩大的半规管的外（扩展）面，软骨去分化为前软骨，前软骨去分化为间质网。在管的内（尾随）侧，间质网再次分化为前软骨，依次，前软骨再分化为软骨。迷路周围间隙的形成同样涉及相邻前软骨的去分化。

在耳迷路生长的第一阶段，前软骨内部区域逐渐形成三层。内层是致密的网状组织，包裹着耳迷路的上皮（固有膜）；中层是疏松的蛛网膜样组织的中心区域，它是充满液体的（耳周）空间；外层致密组织形成耳囊的软骨膜。前软骨去分化成网状组织首先出现在镫骨和椭圆囊之间的组织中。在第二阶段，在 9～10 周，中层网状结构的网格组织结合形成第一个耳周间隙。第三阶段和最后阶段从第 12 周软骨膜的形成开始，到第 16 周开始膜迷路周围软骨的骨化（图 9-46 和图 9-51）。尽管耳囊小，却包括 14 个骨化中心，这些中心相继出现并扩大与其他中心融合（见后述）。第一个这样的骨化

中心出现在大约 16 周时，在耳蜗的基底周起始处的囊外侧面。骨化过程在出生前不久即完成。

6. 外淋巴间隙（8～16 周）

在网状组织（耳周间质）形成液泡是为外淋巴系统提供空间的下一步。到第 10 周时，这一过程相对加速，特别是在球囊和椭圆囊的外侧区域，形成一个间皮内衬的腔将球囊和相邻的椭圆囊与镫骨足板分开（图 9–40）。耳周组织立即开始纤维发育，以支持球囊和椭圆囊壁及其血管和神经供应。半规管周区耳周间隙发育相对滞后。到第 12 周，蜗管周围的原始网状结构和新生的螺旋板被广泛空泡化，伴随着纤维间隙合并，形成两阶。然而，第一个明确发育的耳周空间是前庭的外淋巴池，靠近前庭窗；这一过程发生在第 12 周后期。前庭窗附近的外淋巴池（耳蜗基底周区域）形成后立即出芽样生长成前庭阶，与此同时，圆窗区的鼓阶也迅速分化。发育中的鼓阶中央边界是平滑的，但是它们的外周是不规则的，随着耳蜗的整体扩张而生长。骨螺旋板在耳周鼓阶和前庭阶之间的结缔组织内发育成膜状骨，随后不断延长并连接蜗轴（另一种独立形成的膜状骨）。到 16 周时，围绕迷路半规管内膜性管道外周部分的原始网状结构也变得高度空泡化。在同一时期，网状结构内出现纤维，以支持从内听道进入的血管和神经通道。

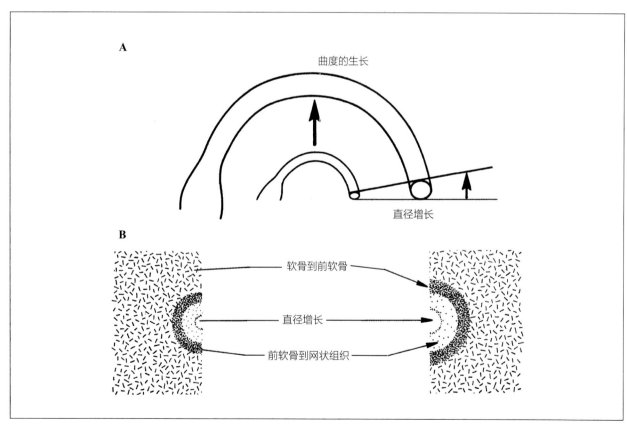

▲ 图 9–17　半规管发生弓状曲线和断面直径的增长

引自 Pearson[308]

7. 囊性通道（8～16 周）

到第 9 周，耳蜗下静脉（位于耳蜗导水管处的静脉）在耳蜗导水管合胞体中变得明显。同时，一个软骨杆开始从圆窗壁龛区域和后半规管壶腹向耳蜗导水管的缝隙延伸，最终形成圆窗的底缘和内侧缘。

8. 窗前裂（0～16 周）

在第 9 周，窗前裂在软骨性耳囊外侧壁上最初表现为一条前软骨体。随着它逐渐扩大，到 14 周时，其内的由外淋巴结缔组织组成的间充质与中耳、镫骨前庭关节和前庭的结缔组织连续。窗前裂穿过耳的骨性分区，连接内耳和中耳。血管从中耳进入裂孔。

9. 窗后小窝（0～16 周）

窗后小窝是前庭耳周组织在前庭窗后部外翻进入耳囊侧壁的结构。约 2/3 的胚胎发育有此结构，通常与中耳没有交通。

10. 面神经（8～16 周）

在第 8 周，由于镫骨肌与面神经明显分开，面神经的镫骨肌支可见（图 9-30 和图 9-31）。

12～13 周时，中间神经与面神经运动根以及耳蜗神经建立了联系。起源于面神经背内侧的两条分支，分别与迷走神经上神经节和舌咽神经融合连接；这种连接导致一根神经穿过原始鼓乳裂，以支配外耳道的皮下组织[312]。到第 15 周，膝状神经节发育成出生时的形态。

11. 外耳道、鼓膜和鼓环（8～16 周）

在第 9 周，一条称为耳道板或耳道栓的上皮细胞条索，也就是原始外耳道的基底部显示出内生性，向鼓室下壁生长延伸（图 9-13）；这个外胚层板在它的末端形成一个圆盘状的膨大。耳道板与鼓室上皮细胞之间的间质形成鼓膜固有层的纤维层。鼓膜的黏膜层来自鼓室的内胚层组织（咽鼓管鼓室隐窝）。鼓环膜性骨的 4 个小骨化中心中的第 1 个在大约 9 周时出现。随着颅骨生长至第 12 周左右，实性外耳道持续扩张，此时鼓膜周围已形成骨性鼓环。一旦 4 个骨化中心融合，就会迅速生长，到第 16 周鼓环几乎完全发育。位于环的上颅侧仍然存在一个被称为 Rivinus 切迹（鼓切迹）的缺口。当鼓膜在别处插入鼓环的沟中时，高于 Rivinus 切迹更高的部分直接附着在岩骨上。

12. 鼓室乳突腔（8～16 周）

鼓室逐渐扩大，到第 12 周时，它延伸超过鼓膜下 2/3 的内侧表面及中耳外侧壁。中耳间质溶解，最终到达上鼓室。随着听骨及其相关肌肉的分化，大量残余间质溶解，促进鼓室扩张。在这个过程中，中耳的结构被黏膜覆盖，这一过程类似于腹部内脏腹膜发育。

到 16 周时，颞骨鳞部鼓突的生长已经确定了上鼓室的前壁，并形成了固有鼓室的侧壁。中耳底壁的一个主要组成部分是由骨质板层形成的，它可能是岩部的分支发育来的，也可能是岩部和鼓环之间的一块独立的骨质发育来的。鼓膜和骨性鼓环决定中耳外侧边界。

Frazer（引自 Proctor [42]）提出了另一个关于中耳腔起源的概念。Frazer 提出第三鳃弓向前生长，形成原始鼓室。第三鳃弓在隐窝前壁与第一个鳃弓接触，形成鼓室前壁和内壁。在这个学说中，第二鳃弓和第二鳃沟形成鼓室底。

13. 锤骨和砧骨（8～16 周）

第 8～10 周时，听骨和 Meckel 软骨的生长与胚胎的整体生长同步，使生长较慢的锤骨前突相对落后。这些进行性的听骨生长以软骨形式出现，到大约孕 15 周，达到软骨最大尺寸，呈现出明显的成年形态（图 9-49）。砧骨此时开始出现骨化，首先形成一层薄薄的软骨膜骨。砧骨的第 1 个骨化中心位于其长脚的前表面，并向上延伸至砧骨体。此后不久，锤骨在与 Meckel 软骨连续的区域显示第一个骨化征象，即软骨空泡化。锤骨的骨化形成始于第 16 周，锤骨颈内侧出现软骨膜骨斑块。同时，砧骨长脚周围形成一个完整的软骨膜骨壳，血管芽进入钙化软骨。在锤骨和砧骨，骨化均经过软骨膜、软骨内和软骨内骨的形式进行。Meckel 软骨的大小继续增长，但它的表面显示出早期的退化迹象，这导致了锤骨前韧带的形成。

14. 镫骨（8～16 周）

在 9 周的胎儿中，透明间带（即镫骨肌雏形）的间质中形成了组织聚集（图 9-18）。镫骨肌的肌腱来自于透明间带的剩余部分，它与镫骨头部保持着联系。透明外带与耳囊融合，参与面神经管前壁和镫骨锥体（锥隆起）骨的发育。面神经管的前壁位于透明外带的远端，由 Reichert 软骨形成。然而，在以后的发育过程中，膜内骨化形成了一道将 Reichert 软骨与面神经管内容物分离的壁，从而终止了其在面神经管壁结构中的短暂作用 [323]。到第 9 周，镫骨，会像锤骨和砧骨一样（图 9-41），由软骨组成，并持续软骨模式生长至妊娠 15 周左右。从第 16 周开始，镫骨与耳囊的组织学分化和分离变得明显，可见一个椭圆形区域，即环状韧带雏形。在这个区域的原始面神经管到足板和镫骨头部可见血管呈现。在一些标本中，可以看到第 1 个镫骨骨化中心，尽管这通常要到第 18 周才出现。

15. 听骨肌（0～16 周）

鼓膜张肌是第一鳃弓的衍生物，因此受三叉神经支配。镫骨肌是第二鳃弓的衍生物，受面神经支配。第 8 周在间充质内可以看到原始鼓膜张肌，该间充质将变成耳蜗外侧的黏膜下结缔组织，镫骨肌已经从透明间带发育完成。

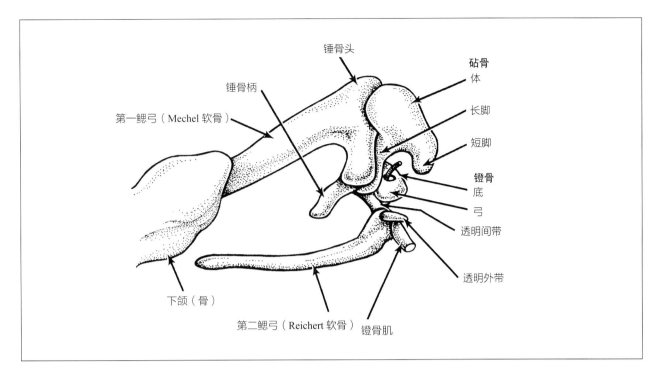

锤骨头

锤骨柄

第一鳃弓（Mechel 软骨）

砧骨
体

长脚

短脚

镫骨
底

弓

透明间带

透明外带

下颌（骨）

第二鳃弓（Reichert 软骨）　镫骨肌

▲ 图 9-18　这是在 **8～9** 周听骨从各自起源的鳃弓发育的左侧视图。锤骨仍然与 **Meckel** 软骨相连。从 **Reichert** 软骨发育来的透明间带和镫骨在砧镫关节区域连接，并形成镫骨韧带插入点。**Reichert** 软骨内侧和近侧的细胞聚集，发育成镫骨肌

引自 Hanson 等 [330]

16. 动脉（8～16 周）

到第 10 周时，内耳和外耳的大部分血管供应的起始位置都很容易辨认。枕动脉分为耳后支和茎乳动脉，同时也供应内淋巴囊。鼓室下动脉已经能够辨认出来是咽部升动脉的分支，耳深动脉和鼓室前动脉也是如此。

17. 静脉（8～16 周）

第 10 周胎儿岩下窦和海绵窦发育良好。内听道引流的内耳静脉进入的岩上窦是硬脑膜窦中最后出现的。通常直到出生后才开始向海绵窦引流。到第 12 周时，岩上窦的终末段已由前耳窦的近端演化而来。

18. 颞骨（8～16 周）

颞骨的鼓部在孕 9～10 周时开始发育。

第 9 周，鳞部和颧突开始形成膜状骨。第 9 周结束时，中耳上壁出现耳囊突起，它被称为耳周上突起。它生长在听骨上方，形成鼓室天盖外侧。鼓室天盖中部由纤维组织板构成。

（四）16 周后发育

到第 20 周时，膜迷路的大小达到最大值，位于一个骨囊中。到第 25 周，内耳基本上呈现出成人的形态。

1. 蜗管（16 周以上）

在第 16~20 周，Corti 器向其细胞组分进行分化。此时，内耳已达到最大尺寸，耳囊形成骨性外壳。从大约 19 周开始，迷路动脉的分支建立成为供应耳蜗的血管。血管穿过蜗轴、骨螺旋板和阶壁形成不含树状吻合的血管末端复合体。

膜迷路的血供与耳囊迷路的血供是分离的，因为鼓室丛的分支虽然穿透了耳囊的外层骨膜层，但却没有穿过内骨膜层。妊娠第 20 周血管纹充分发育，第 21 周时 Corti 隧道在耳蜗全周内出现。到第 22 周，原始 Corti 器的内外缘从基部向顶端分化为可识别的内外感觉细胞、柱状细胞和 Hensen 细胞。发育中的螺旋神经节的外周神经纤维已经到达感觉毛细胞。应用扫描电子显微镜对孕 18~20 周的胎儿 Corti 器的发育进行了研究，Tanaka 等 [324] 发现传入神经末梢的形成早于传出神经末梢。这一观察结果表明，Corti 器感觉细胞的分化与传出神经支配无关。胞质富含张力原纤维的 Deiters 细胞也在这个时候发育。在 24 周胎儿，在盖膜插入区的螺旋边缘发生细胞重组；这种重组凸显了在 Corti 器的内边缘、内隧道或内螺旋沟的沟槽结构。内柱细胞和外柱细胞随着它们的支持性张力原纤维而快速发育。细胞吸收是外通道和内毛细胞与外毛细胞之间空间的形成机制。外指细胞（这是因为它们与手的指骨相似）和外毛细胞之间的间隙逐渐变宽导致 Nuel 间隙的形成。

2. 半规管（16 周以上）

前半规管在妊娠 20 周左右达到成人大小。遵循它们最初形成的系统发育顺序，后半规管和外半规管紧随其后。在已接近成人的结构的半规管内，壶腹嵴发育成熟（图 9-62）。

3. 内淋巴管（16 周以上）

最初是一个直的管装结构，中期时内淋巴管向尾端方向弯曲。内淋巴管起源于球囊管和椭圆囊管的交界处，在前庭导水管内平行于总脚后内侧。内淋巴管的远端，即内淋巴囊，呈现出成年后的解剖关系，位于乙状窦的外侧面，同时它的伴随静脉丛汇流于此。内淋巴囊的特殊之处在于它随着颅后窝的扩张而继续生长；它的大小可能是中期时的 3 倍甚至 4 倍。

4. 耳囊（16 周以上）

当膜迷路达到成人大小时，耳蜗和半规管的骨化过程都会加剧。在 16~20 周时，耳囊的耳蜗部分完成生长。在一些标本中，早在 16 周结束时，可能在圆窗之上就会有前三个骨化中心融合（见后述）。此时出现连续的骨化中心，共 14 个。所有骨化中心和耳囊为作为一个整体在结构上分为 3 层。外层和内层骨膜分别来自外部和内部的软骨膜。随着成骨细胞的钙质物质沉积和血管芽长入，它们会转化为骨膜（图 9-19 和图 9-20）。这些层形成的哈弗氏系统与身体其他部位长骨的完全一样。软骨内（中）层由软骨内骨和软骨成骨组成。软骨内骨呈现持续的钙化透明软骨岛，在原始软骨陷窝中容纳骨细胞，是软骨成骨发生沉积的基础。骨化过程的最初阶段是由成骨芽长入软骨组织，导致钙化软骨失活。血管芽去除了大部分钙化软骨，形成的空隙很快就被骨组织占据。到21周时，剩下的钙化软骨岛被成骨细胞填充形成软骨内骨。在这些岛的外表面，成骨细胞沉积于内软骨。同时，在第20～21周，蜗轴开始发育成膜状骨（图9-51）。到第21周，最后的骨化中心出现，融合开始。在直接融合的中心之间没有骨骺生长。半规管区骨化滞后，允许半规管持续生长直至24周后完成。半规管周围的软骨受到血管芽的侵袭和吸收，这些血管来自于弓状下窝中前半规

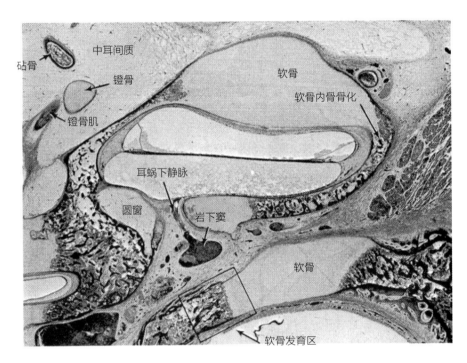

◀ 图 9-19　此图像来自17周龄胎儿的标本，耳蜗下静脉引流到岩下窦中，发育中的镫骨肌邻近镫骨。图9-20显示的是框内区域的放大图像（此图彩色版本见书末）

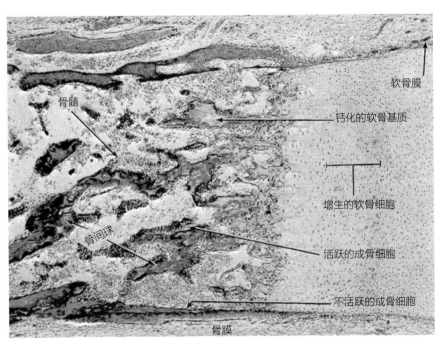

◀ 图 9-20　本图是图9-19框内区域高倍放大图，显示软骨内骨形成。从右到左进行，请注意软骨细胞续贯性增殖、肥大，然后钙化；它们的空腔被成骨细胞占领，形成骨。没有清除掉的软骨岛被称为骨间球或软骨内骨（此图彩色版本见书末）

管弓下的血管。这个过程之后很快出现血管芽萎缩，形成与耳蜗区相似的三层骨化。内、外层骨质沉积使骨膜外层扩展，在中层，软骨内骨的针状海绵骨上有软骨成骨存在。

蜗轴是蜗管螺旋的中心锥形支撑物，在耳蜗中以独特的膜状骨的形式存在。虽然它的骨化独立于耳蜗的其余部分，但它是通过阶间隔附着在耳蜗外壁上的。它由纵向和螺旋状蜗轴管穿行，血管和神经共同穿行其中。约从第23周开始，螺旋板在耳蜗的基底回处骨化。到第25周，蜗轴几乎完全骨化，间隔将其牢固地连接在耳蜗壁上。到26周时，软骨成骨沉积于软骨内骨索上，这使骨髓间隙减少，形成分散的细小血管通道（比如Volkmann管）。一旦形成，软骨内骨或软骨成骨内的骨层不再发生进一步的重塑。

在耳囊的发育过程中，有几个独特的特点值得强调[325]：①生长迅速，主要发生在15～21周的阶段；②尽管耳囊较小，却具有大量的骨化中心（14个）；③骨化中心融合，无骨骺长入；④耳囊的三层组织学结构；⑤骨膜和软骨内骨区胎儿结构持续存在，无重塑，每个独立的骨化中心及其三层结构的每一层的独立出现和骨化。

5. 外淋巴间隙（16周以上）

半规管区外淋巴间隙的发育落后于前庭和耳蜗。半规管的外淋巴间隙在第17周完成与前庭外淋巴池的连通（图9-48），在第20周时其空间得到充分发展。除了在膜迷路和骨膜之间伸展的血管支撑通路的小梁外，网状结构最终变薄，留下一个连续性的空间。

6. 耳囊通道（16周以上）

术语"耳蜗导水管"是指耳囊内的通道，而术语"耳周管"是指它的封闭膜管，是它提供了外淋巴和蛛网膜下腔之间的联系。

根据Spector等研究发现[112]，16～18周胚胎的原始耳蜗导水管包含3种结构，即鼓脑膜裂、耳周管和耳蜗下静脉。他们对这些结构在16～40周的发育期进行分析，认为包括四个发育阶段：①20周时，岩尖的生长和骨化使耳蜗下静脉进入一个单独的隔室（Cotugno管）；②在24周，岬部及圆窗边缘和半规管囊的融合使鼓脑膜裂消失；③在32周时，耳蜗导水管及其所含的耳周管逐渐延长，这是通过在岩尖处的耳囊内侧骨沉积过程实现的；④到第40周，蛛网膜组织已经生长到耳蜗导水管中，形成一层衬膜和网状结构。

妊娠32～40周，耳蜗导水管和耳周管的颅口扩大，完成了这些结构的发育。

7. 面神经（16周以上）

妊娠17周时，面神经的所有神经连接都已建立。

8. 面神经管（8～16 周以上）

面神经管的膝状神经节区在颅中窝板和颞骨鳞部膜状骨发生部分骨化。在 26 周的胎儿中，随着耳囊的逐渐骨化，原始的沟逐渐转变为真正的面神经管。在面神经管的深面完成骨膜骨的生长，而前上面仍仅有部分闭合。35 周时，膝状神经节位于一个骨板上，该骨板将其与上鼓室分开。骨形成过程伴随着所含结构的形态发育的持续进行，因此足月时的面神经管与成人的非常接近。面神经管在颅面（面神经裂孔）不能完全闭合，因此膝状神经节的神经束膜组织与硬脑膜保持直接接触，这种情况可能会持续到成年期。

9. 耳廓（16 周以上）

耳廓在妊娠的第 20 周已经达到成人的形态（然而，生长持续到 9 岁）（图 9-21）。第 25 周左右发育的首要特征是出现在耳轮游离缘的结节，称为 Darwinian 结节；这种结构是低等哺乳动物耳廓尖端的同源结构。耳廓的 6 个外肌和 3 个内肌是从舌弓的中胚层发育而来的，和其他面部肌肉一样受第Ⅶ对脑神经的支配。

10. 外耳道、鼓膜和鼓环（16 周以上）

约在第 21 周，实性耳道板开始在其最深部分形成管腔。到第 28 周，外胚层板的中央细胞解体形成一个通道。其余的细胞形成骨性外耳道的被覆上皮。外胚层板成为外耳道的内侧骨性部分，该耳板的最内侧部分形成鼓膜的浅层。约在第 34 周，鼓环从其后侧开始固定于耳囊上。耳道外侧软骨部分的壁是由耳廓软骨的延续形成的；在腮腺附近的软骨部分裂隙状缺损（Santorini 裂隙），是腮腺和外耳道之间沟通的重要通道。在其前上方的骨和软骨管道之间的间隙由纤维膜连接。鼓环与耳囊的融合直到出生才完成。出生后 3 年内，耳道板的剩余纤维部分发生进行性骨质形成，导致外耳道前壁

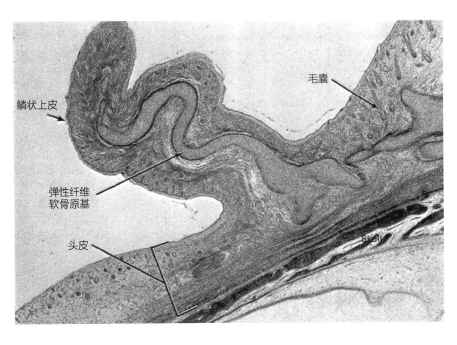

鳞状上皮

弹性纤维软骨原基

头皮

毛囊

Skull

◀ 图 9-21　此图像来自 17 周龄胎儿的标本，显示的是发育中的耳廓和头皮，显示了皮肤附属，耳廓软骨在分化的早期阶段

和下壁完全骨化。在出生后早期，外耳道的上壁仅由颞部的水平板形成，而底面则由鼓环生长形成。在早期，鼓膜表面几乎处于水平面，而成人与水平面成 50°～60° 的夹角。鼓环也参与下颌窝和茎突的形成。外耳道闭锁或狭窄是由于第一鳃沟发育不全引起的，可能是由于上皮生长不足，或是由于外耳道板的管化失败。

11. 鼓室乳突腔（16 周以上）

在妊娠 16～20 周期间，咽鼓管延长，周围中胚层出现软骨化区域，形成咽鼓管的纤维软骨部分（图 9-22）。

第 21 周时，上鼓室隐窝的疏松结缔组织的侧向生长标志着鼓窦雏形。早在 24 周时，在耳囊骨化后不久，岩锥（尖顶气房）就有气房形成。同时形成的其他气房群，有颈内动脉周围和咽鼓管管周气房、耳蜗上气房（膝状神经节前上方）和鼓室壁气房。

到第 23 周时，中耳天盖的外侧和内侧开始骨化，直到妊娠末期才完全骨化。

第 29 周时，耳蜗的骨膜层延伸至鼓窦部疏松的结缔组织周围，与鳞部的鼓突融合形成乳突。接下来 1 周，上鼓室间隙向后陷形成鼓窦，鼓窦在第 35 周已发育良好。第 33 周早期，气房就扩展到乳突。

到第 30 周，鼓室实际上已经完成扩张；约 4 周后，上鼓室也随之出现。婴儿的鼓窦几乎与成人一样大，但乳突在出生后 5～10 年内仍在生长。

12. 锤骨和砧骨（16 周以上）

到第 17 周末，原始的软骨膜骨斑块已经延伸到锤骨的外侧，使锤骨颈部完全被包围。软骨膜壳下的软骨空泡四处扩张，迅速发展，以及锤骨内部的软骨成骨化，导致软骨钙化。在接下来的一周内，锤骨的中心被血管芽长入，钙化的软骨被吸收。这个

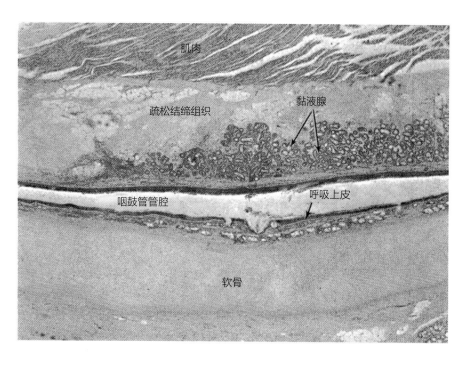

▲ 图 9-22　此图像来自 5 月龄男性的标本，显示了咽鼓管，内衬呼吸上皮，富含黏液腺

过程使骨髓和软骨内骨小梁形成（图 9-49）。在第 19 周，这个套管状结构逐渐包裹头部和柄部的近端，并最终覆盖整个听骨，只在关节面和柄末端留下裸露的韧带附着点。

同样，砧骨的软骨膜壳包绕着短脚和长脚。软骨内骨形成衬于软骨膜壳的内表层。同时，Meckel 软骨退变，软骨细胞去分化为成纤维细胞，形成锤骨前韧带。

到了第 20 周，听骨已经呈现出成年的形态。锤骨前突的膜骨约在第 21 周与颈部融合（图 9-55）。第 21~24 周，软骨内骨骨化使骨化过程延伸至锤骨柄顶端。同样，由于软骨内骨骨化，锤骨和砧骨的骨髓腔逐渐消失，到 26 周时开始经历终生的重塑过程，骨区域被重新吸收，被新骨取代。原始骨被新骨替代的程度是高度可变的，似乎不依赖于年龄。在这个阶段，随着 Meckel 软骨的退变，唯一残留的软骨出现在鼓环和颞骨岩部之间的区域。

到第 27 周，听骨结构接近成人，没有外来的间充质，听骨被黏膜包裹，黏膜与鼓室壁相连，就像腹部肠系膜一样。听骨的支持韧带和血液供应位于这些皱襞中。

第 28 周时，带骨膜壳的骨膜内骨使听骨形成双层结构。骨膜内骨的沉积很快发生，因此在出生后早期，锤骨和砧骨的组织学结构与成人非常相似（图 9-55 和图 9-57）。

13. 镫骨（16 周以上）

骨化通常在 18 周时在镫骨足板的鼓室面开始，并扩散到附近足弓的表面，最后到镫骨头。在其他听骨骨化的早期阶段出现的软骨膜"壳"在镫骨中是不完整的，闭孔表面有许多间隙，20 周时，足弓闭孔表面继续溶解软骨膜骨和钙化软骨，同时在头部和足板的内部区域骨内沉积。软骨成骨形成一薄层附着于镫骨足板的永久性软骨性镫骨板。随着足板变宽，前庭窗的软骨边缘从软骨向间质去分化。该软骨与足板前庭面及窗前裂软骨相延续（图 9-23）。当达到成人大小时，窗缘的间充质转化为纤维组织，形成环状韧带，环绕镫骨足板并将其固定在前庭窗的边缘。

在第 32 周，扩张的鼓室黏膜穿透足弓间隙，软骨膜骨被吸收，形成闭孔。与随着身体生长而变厚和延长的长骨不同，镫骨会丢失物质以达到成年时的形态。与锤骨和砧骨不同，镫骨不会进入重塑过程，胎儿骨会在一生中持续存在。

14. 听骨肌（16 周以上）

随着耳囊的骨化，鼓膜张肌的半管逐渐将肌肉包裹在骨性外壳中，该骨壳在发育期是不完整的，并且贯穿整个成年期（图 9-56）。

15. 静脉（16 周以上）

在胎儿后期，前耳窦的远端接入岩鳞窦。前耳窦甚至在出生时仍可能会部分或全部的持续存在。这些保留下来的节段在出生后会转化为板障管，而颅骨残端则转化为海绵窦的侧翼。

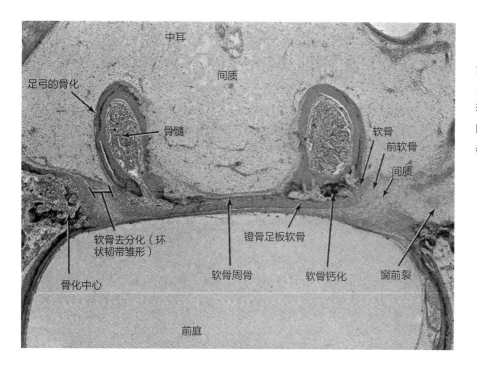

中耳

间质

足弓的骨化

骨髓

软骨

前软骨

间质

软骨去分化（环
状韧带雏形）

镫骨足板软骨

骨化中心

软骨周骨

软骨钙化

窗前裂

前庭

◀ 图 9-23　此图像来自即将出生胎儿的标本，显示了镫骨前庭关节的环状韧带的发育，包括从软骨到前软骨和间质的去分化。间质是成人环状韧带的纤维组织基础（此图彩色版本见书末）

16. 颞骨（16 周以上）

16 周后，鳞部的耳后突延伸到鼓环后面，形成乳突的前上部分。在第 20～24 周，由软骨性耳囊组成的岩骨开始了多个中心的迅速骨化（见后述）。此时，鼓室和迷路已达到全尺寸大小；然而，颞骨，尤其是乳突则继续生长。第 25 周时，中耳底发育，既可以作为位于岩锥体与鼓环之间的独立骨，也可以作为岩锥体的层状骨板突起。

到第 29 周，鳞部鼓突与骨膜样耳囊的鼓窦段相连，形成鼓窦侧壁。此时，Reichert 软骨背侧形成一个骨化中心，与耳囊融合，在鼓室底部形成茎突和部分骨性面神经管的远端。

外侧岩鳞裂划分出两个结构一个边界，即从鳞部中分离出来的乳突部分和从岩骨中产生的乳突部分。这个裂隙在新生儿是可见的，但一般到出生后第 2 年就消失了。

出生时乳突窦很大，有一层薄薄的骨壳。乳突在出生后的第 1 年内，在岩锥的外部发育成一个突起。随着乳突的增长，窦腔相对缩小，呈更中间的位置，如面神经一样。乳突虽然在 3 岁时发育良好，但在接下来的若干年内，仍达不到成人的形态。

出生后，茎突在 Reichert 软骨上部形成骨化中心；同时，在它的腹侧出现另一个骨化中心，它将成为舌骨的小角和舌骨体的上部。茎突舌骨韧带代表中间的茎突透明间带萎缩的残余部分。颞骨各部分的融合是其进一步发展的主要过程。

三、骨学

（一）骨的发生与生长

骨是一种结缔组织，其细胞间基质通过钙质物质的沉积而改变。骨发育有 2 种类型，这取决于它发生的结缔组织的类型，即发生于间质的膜内骨化和发生软骨雏形的软骨内骨化。

膜内骨化是颅骨、锁骨和下颌骨等扁平骨骨化的一种方式。第一步是间充质的凝结和骨发育区域血管的增加。结缔组织的某些细胞分化成成骨细胞，分泌形成由胶原纤维和基质混合而成的类骨质。最初，成骨细胞在骨的表面，即成骨层上形成一层衬膜；正是在这一层的内表面发生钙质沉积。一些成骨或形成层的细胞被骨基质捕获，成为被包埋在骨陷窝的骨细胞。成骨层的剩余部分随着每层连续骨层的沉积而从发育中心移动。所形成的骨缓慢进入亲本间充质的血管通道之间，由多条血管及血管周围组织穿过的骨针状物组成。这种骨存在的时间很短，随着个体的生长，膜骨也必须通过选择性的骨吸收和沉积而移动和生长。

有 3 种类型的软骨内骨，即软骨膜、内软骨（等同于软骨内）和软骨内骨。前两种类型见于躯体的大部分长骨中；然而，软骨内骨是耳囊和听骨所独有的。

软骨内骨形成与膜内骨形成的不同之处在于它发生在一个已有的胚胎透明软骨雏形中。在软骨内生骨发育的最初阶段，胚胎间质首先分化为软骨前体，然后分化为真正的透明软骨模型，模拟最终的成人形态。在这些软骨模型中，特别是在耳囊和听骨上，尺寸的增长是首要的，只有当它们达到成年尺寸后，才会开始骨化。软骨细胞肥大和钙质盐沉积在细胞内基质上进而形成钙化软骨。

同时，软骨模型周围的结缔组织（软骨膜）逐渐与软骨层的软骨细胞融合，当骨化开始时，软骨膜深层分化成一层成骨细胞，这些成骨细胞将软骨膜骨沉积在下一层骨化软骨上。随着软骨膜骨的出现，软骨膜被称为骨膜会更恰当。骨膜骨包裹着骨化的耳囊。

在软骨膜骨形成的时候，高度细胞化和血管化的成骨芽进入耳囊，进入软骨陷窝，该陷窝扩大并将软骨细胞移除。一些成骨芽细胞分化为成骨细胞，在扩大的软骨陷窝中形成骨。去除的钙化软骨只是一部分而并非全部。剩下的钙化软骨岛称为软骨内骨（软骨岛、骨间小球）。

成骨细胞在钙化软骨岛周围形成一层包膜，并沉积为一种称为软骨内骨或替代骨的骨。

在耳囊内表面形成的一层薄薄的骨膜，通常被称为骨的骨内膜层。当软骨性耳囊被成骨芽大量替代，软骨内骨形成后，骨内膜层将发育出来。

（二）耳囊骨化

耳囊有 14 个骨化中心，其中包括颞骨岩部。根据 Bast 的研究[326]，骨化中心的出现与神经末梢、内听道和半规管相关；此外，"只有在内耳被包裹的部分达到最大尺寸后，耳囊的特定区域才开始骨化"[326]。最初，软骨发生钙化，然后成骨芽及其丰富的血管供应侵入未来的骨化中心。前三个骨化中心出现在大约妊娠期第 15 周（图 9-24）。

当蜗管的基底周向圆窗生长时，第 1 个中心出现在耳囊的外侧。这个中心后期与第 8 骨化中心相连。第 2 个中心也出现在耳囊外侧，位于后壶腹神经进入壶腹嵴入口的下方。这个中心可能与第 1 个中心同时出现，也可能落后于第 1 个中心。第 3 中心也在前庭神经上分支入口处的耳囊外侧发育。这个中心逐渐扩大，到第 18 周后期，几乎包围了第Ⅷ对脑神经，形成了最初的面神经管。

第 4 个中心一般出现在 16 周左右（图 9-24）。位于圆窗上方，连接第 1 中心和第 2 中心。第 5~10 个骨化中心在 17 周左右开始形成。第 5 个中心出现在耳蜗的外侧面及内听道的侧壁上。它不仅构成内听道顶部的一部分，而且与第 3 中心的后部融合，在前庭神经上形成骨弓。第 6 中心位于耳蜗神经分支进入耳蜗处的上方，位于耳蜗囊的内侧面，当耳蜗神经进入基底回的上内侧面时，第 6 中心也对耳蜗神经起到隔离作用。这个中心也有一部分形成内听道的内侧壁。第 7 个中心出现在内听道的上内侧壁，位于耳囊的外侧。当其与第 5 中心融合时，内听道顶完整形成。当其与第 6 中心融合，内听道的上内侧壁完整形成。因此，第 5、第 6 和第 7 中心都有参与内听道骨壁的形成。第 8 中心与第 7 中心在耳囊的外侧面几乎同时发育（图 9-25）。

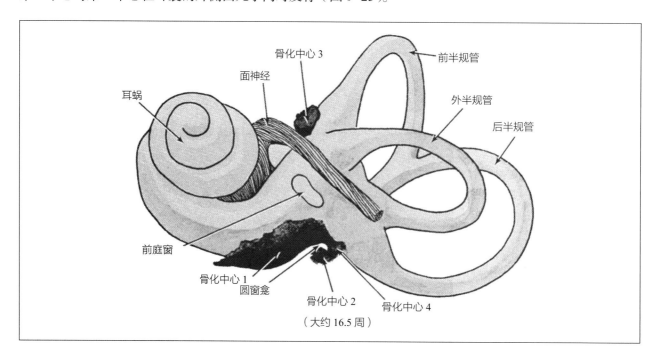

▲ 图 9-24 简图显示听囊在 16.5 周时的骨化

引自 Anson 和 Donaldson[4]

在第 17 周结束时，第 9 和第 10 中心相继出现。第 9 中心位于内听道下内侧缘的耳囊外侧。第 10 中心位于前半规管的后曲部。第 11～13 中心在 18 周时出现且位置非常接近，因此可能并不总是作为单独的中心出现。第 11 中心位于耳蜗的上外侧，第 12 中心位于耳蜗和前庭神经上支之间。第 13 中心出现在 12 中心下方，随着向下的延伸部分包绕前庭神经。最终与第 2 中心融合发生。

第 14 中心也就是最后一个骨化中心出现在 20～21 周的耳囊外侧面（图 9–26），覆盖部分后半规管后外侧。随着这个中心的出现，除了窗前裂的区域和覆盖后半规管和外侧半规管的区域，耳囊的骨化就完成了。后一个区域允许管的持续生长，并最终骨化形成前半规管的侧面，在约 23 周时停止生长。窗前裂通常在第 22 或 23 周开始骨化。

四、连续胚胎切片

以下显微照片（图 9–27 至图 9-62）显示了人类耳部的四个发育阶段。前 3 个系列组分别来自孕 8 周、12 周和 16 周的胎儿。胎儿标本的年龄由与胎龄相关的头臀长度确定。这些数字取自平均数用作近似值，因此可能存在个别差异。第 4 组来自一名约 5 月龄患有脑肝肾综合征（Zellweger 综合征）婴儿，其出生后发育迟缓。每个胎儿组的第一张显微照片都是头颅概况，将耳部图与头部其他部分放在一起。随后显示从上到下的颞骨的 5 个水平连续切片。在尽可能的情况下，将各切片做到相对应水平的呈现。高倍镜下依次显示耳蜗、椭圆囊、球囊和壶腹嵴。

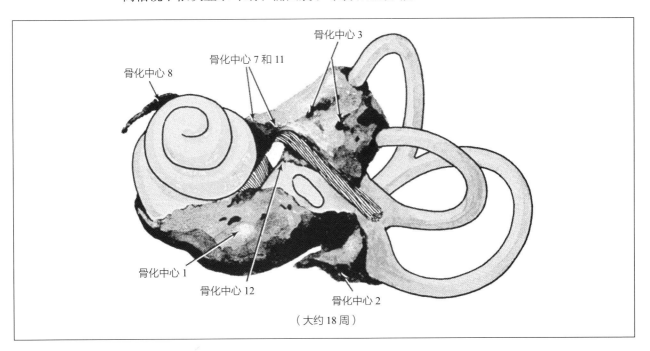

▲ 图 9–25　简图显示耳囊在 18 周时的骨化

引自 Anson 和 Donaldson [4]

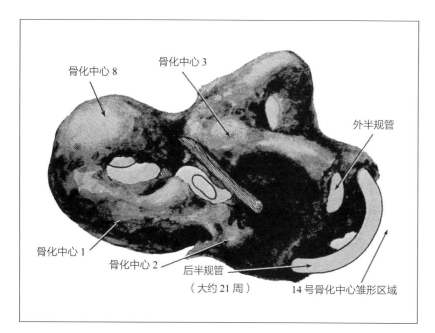

◀ 图 9-26　简图显示耳囊在 21 周时的骨化

引自 Anson 和 Donaldson [4]

骨化中心 8

骨化中心 3

外半规管

骨化中心 1

骨化中心 2

后半规管

（大约 21 周）

14 号骨化中心雏形区域

1. 胎儿 A（8 周）

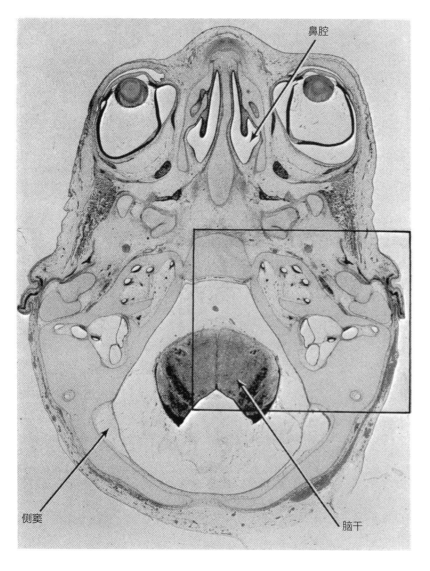

鼻腔

◀ 图 9-27　本图是头部水平切面的概览图，图 9-28 至图 9-32 则从上到下顺序显示了框出区域的放大图像（此图彩色版本见书末）

侧窦

脑干

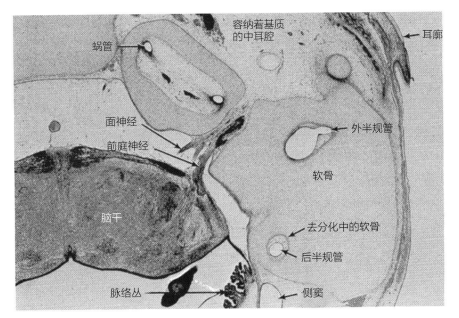

図中标注（从上到下、从左到右）：
蜗管　容纳着基质的中耳腔　耳廓
面神经　外半规管
前庭神经　软骨
脑干　去分化中的软骨
后半规管
脉络丛　侧窦

◀ 图 9-28　中耳腔雏形容纳着基质，可以看到面神经和前庭神经从脑干进入到内听道

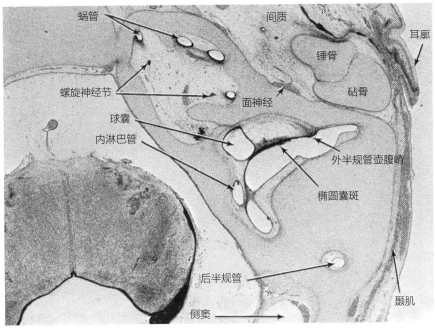

图中标注：
蜗管　间质　耳廓
锤骨
螺旋神经节　砧骨
球囊　面神经
内淋巴管
外半规管壶腹嵴
椭圆囊斑
后半规管
颞肌
侧窦

◀ 图 9-29　本图显示发育中的软骨性耳囊和膜迷路，可清晰见到耳蜗原基和螺旋神经节

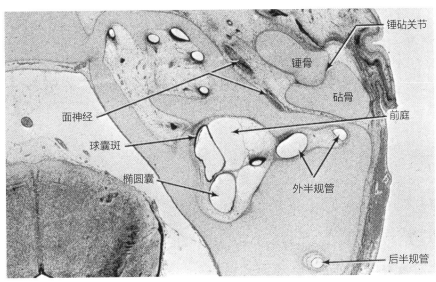

图中标注：
锤砧关节
锤骨
砧骨
面神经　前庭
球囊斑
椭圆囊　外半规管
后半规管

◀ 图 9-30　蜗管具有全部的两周半结构。前庭的外淋巴腔正在发育，网状组织被吸收（图 9-33）

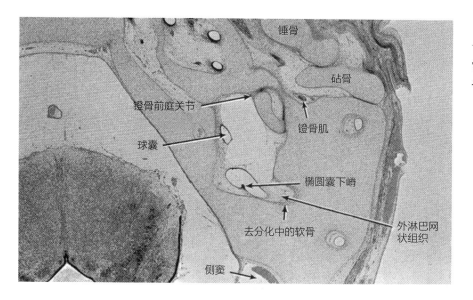

锤骨
砧骨
镫骨前庭关节
球囊
镫骨肌
椭圆囊下嵴
去分化中的软骨
外淋巴网状组织
侧窦

◀ 图 9–31　锤骨和砧骨可见。正常情况下，大体积的软骨足板居于前庭窗内（此图彩色版本见书末）

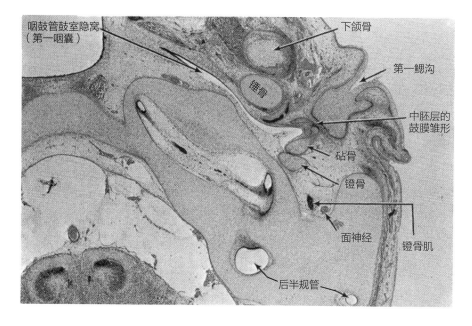

咽鼓管鼓室隐窝（第一咽囊）
下颌骨
第一鳃沟
锤骨
中胚层的鼓膜雏形
砧骨
镫骨
面神经
镫骨肌
后半规管

◀ 图 9–32　咽鼓管鼓室隐窝侵入中耳间质

第一鳃沟的外胚层正接近中胚层聚集处，该处将发育成未来的鼓膜

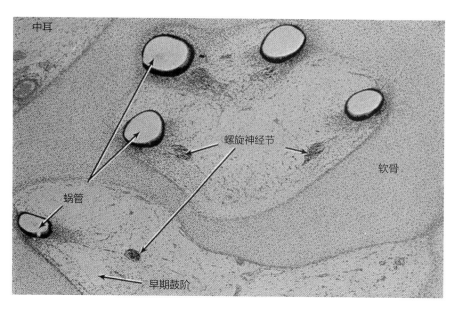

中耳
螺旋神经节
软骨
蜗管
早期鼓阶

◀ 图 9–33　本显微图片是图 9–31 里耳蜗区的高倍放大图像（此图彩色版本见书末）

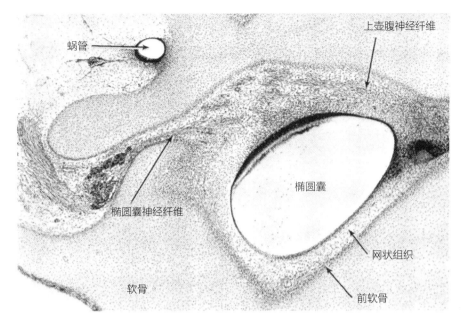

▶ 图 9-34　高倍镜下见到的椭圆囊，可以看到感觉上皮、耳石膜和前庭神经束

蜗管

上壶腹神经纤维

椭圆囊

椭圆囊神经纤维

网状组织

软骨

前软骨

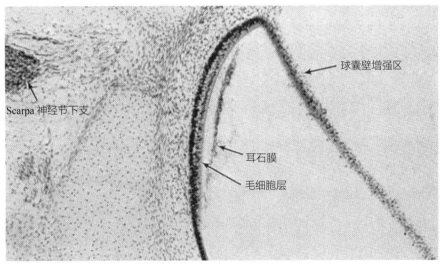

▶ 图 9-35　本图是已发育出感觉上皮的球囊高倍放大图

球囊壁增强区

Scarpa 神经节下支

耳石膜

毛细胞层

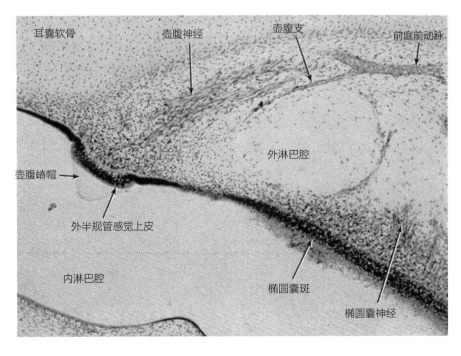

▶ 图 9-36　已经发育好的外半规管壶腹嵴帽和感觉上皮。内淋巴腔已经发育完全，外淋巴腔在网状组织溶解的同时形成

耳囊软骨

壶腹神经

壶腹支

前庭前动脉

外淋巴腔

壶腹嵴帽

外半规管感觉上皮

内淋巴腔

椭圆囊斑

椭圆囊神经

2. 胎儿 B（12 周）

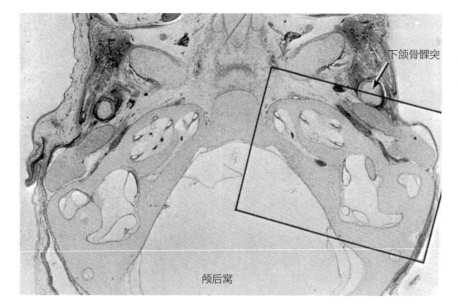

下颌骨髁突

颅后窝

◀ 图 9–37　本图显示的是头部水平断面概览，图 **9–38** 至图 **9–42** 则显示了框出区域的放大图像（此图彩色版本见书末）

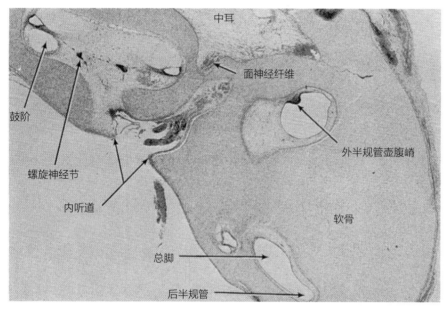

中耳

面神经纤维

鼓阶

外半规管壶腹嵴

螺旋神经节

内听道

软骨

总脚

后半规管

◀ 图 9–38　内听道已发育好，尚未发生骨化，面神经纤维位于中耳沟槽内

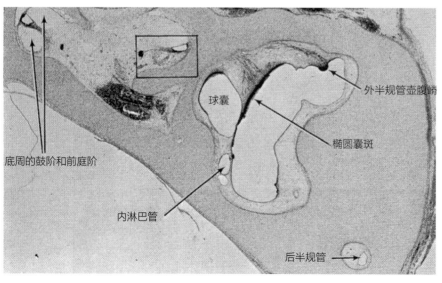

球囊

外半规管壶腹嵴

椭圆囊斑

底周的鼓阶和前庭阶

内淋巴管

后半规管

◀ 图 9–39　耳蜗各阶正在发育中，蜗管的底转已经形成特征性的三角形。图 **9–43** 是框出区域的放大图像

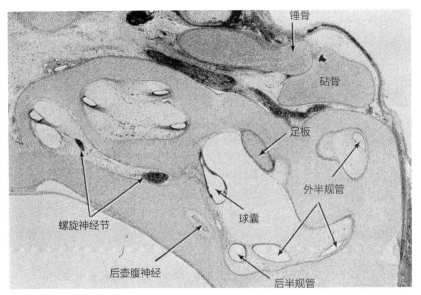

图中标注：
锤骨
砧骨
足板
外半规管
螺旋神经节
球囊
后壶腹神经
后半规管

◀ 图 9-40　在耳蜗底转可见螺旋神经节，前庭已经扩大（此图彩色版本见书末）

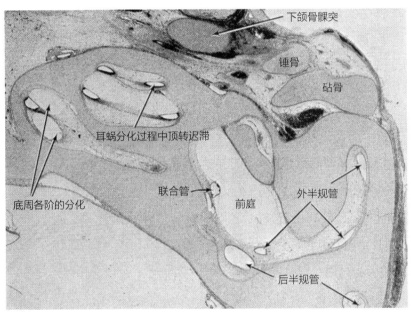

图中标注：
下颌骨髁突
锤骨
砧骨
耳蜗分化过程中顶转迟滞
联合管
前庭
外半规管
底周各阶的分化
后半规管

◀ 图 9-41　请注意底转的蜗管轮廓已呈三角形，而顶转的蜗管仍然呈未成熟的卵圆形

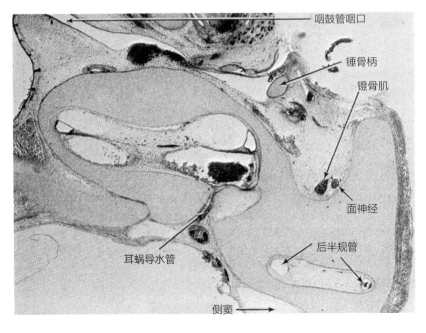

图中标注：
咽鼓管咽口
锤骨柄
镫骨肌
面神经
耳蜗导水管
后半规管
侧窦

◀ 图 9-42　可见到耳蜗导水管原基从底转的鼓阶延伸至接近岩下窦的颅后窝

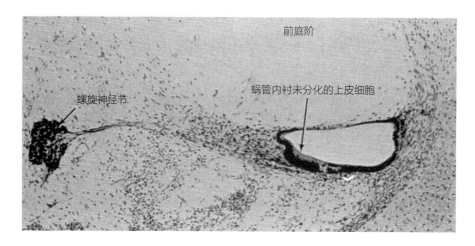

前庭阶

螺旋神经节

蜗管内衬未分化的上皮细胞

▲ 图 9–43　这是图 9–39 中框出区域的蜗管和邻近结构更高倍放大图像，前庭阶的耳周网状组织比鼓阶的吸收更多，螺旋神经节发育良好（此图彩色版本见书末）

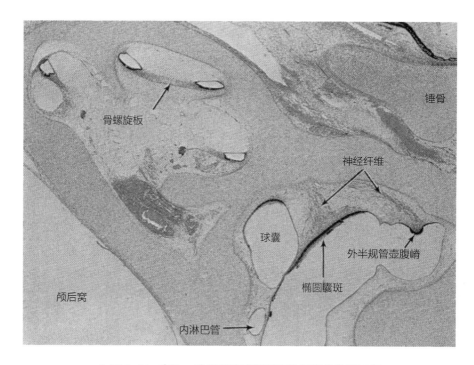

锤骨

骨螺旋板

神经纤维

球囊

外半规管壶腹嵴

椭圆囊斑

颅后窝

内淋巴管

▲ 图 9–44　在这一阶段前庭感觉器官比耳蜗分化得更好

3. 胎儿 C（16 周）

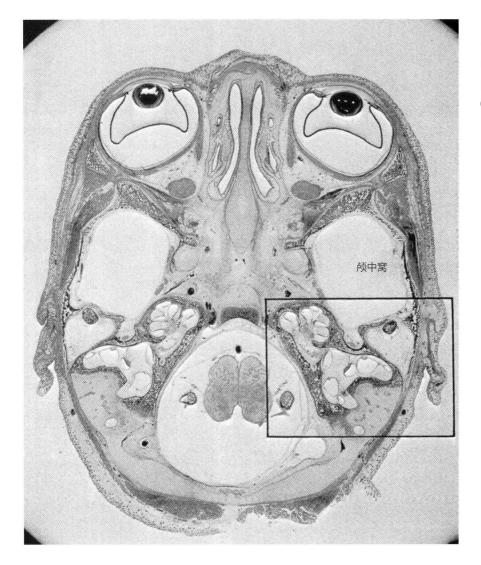

◀ 图 9–45　本图显示的是头部水平断面概览图，图 9–46 至图 9–50 则为框出区域的放大图像（此图彩色版本见书末）

颅中窝

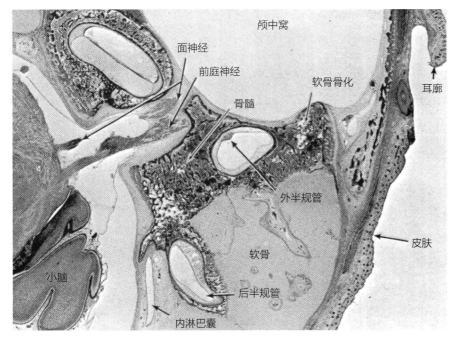

◀ 图 9–46　耳囊已部分骨化

颅中窝

面神经
前庭神经
骨髓
软骨骨化
耳廓
外半规管
皮肤
软骨
小脑
后半规管
内淋巴囊

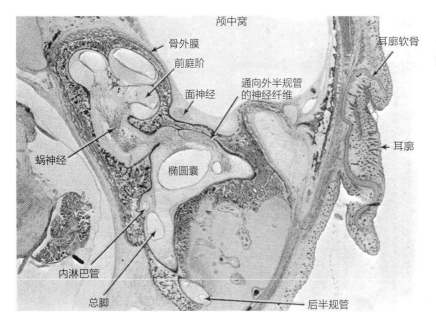

▶ 图 9–47　耳周网状组织溶解，向外淋巴腔发育（此图彩色版本见书末）

图中标注：颅中窝、骨外膜、前庭阶、面神经、通向外半规管的神经纤维、耳廓软骨、耳廓、蜗神经、椭圆囊、内淋巴管、总脚、后半规管

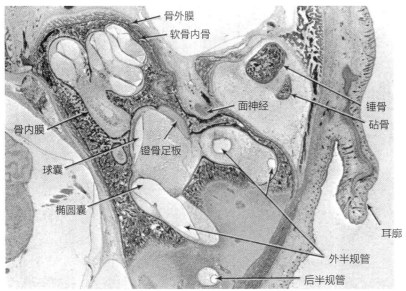

▶ 图 9–48　镫骨足板依然是软骨，能见到耳囊的外膜，软骨内骨（软骨内的）和骨内膜。耳囊后部仍然是大软骨，这样方便半规管的持续长大和扩张（此图彩色版本见书末）

图中标注：骨外膜、软骨内骨、面神经、锤骨、砧骨、骨内膜、镫骨足板、球囊、椭圆囊、耳廓、外半规管、后半规管

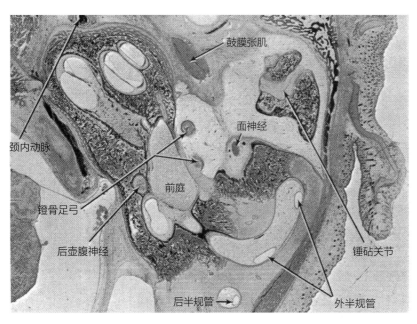

▶ 图 9–49　中耳基质正在溶解，砧骨和锤骨部分骨化。这一阶段镫骨足弓比成熟期时要大一些。鼓膜张肌纤维已经能看清，窗前裂和窗后小窝都可见

图中标注：鼓膜张肌、面神经、颈内动脉、前庭、镫骨足弓、后壶腹神经、锤砧关节、后半规管、外半规管

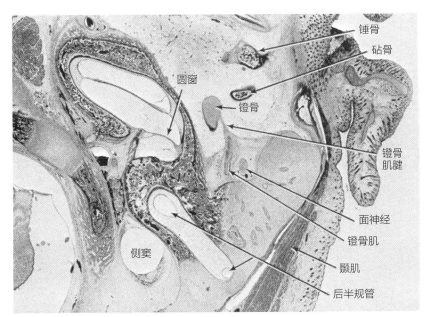

▶ 图 9–50　耳蜗导水管已可以清晰显示，镫骨肌和肌腱已与镫骨头软骨接触

锤骨
砧骨
圆窗
镫骨
镫骨肌腱
面神经
镫骨肌
颞肌
后半规管
侧窦

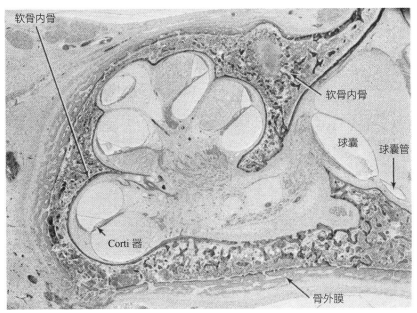

▶ 图 9–51　耳囊的 3 层骨质清晰可见，蜗管结构（Reissner 膜、血管纹、Corti 器）已发育好。外淋巴腔内仍然有纤维沉淀，这些纤维会在以后的发育过程中逐渐消失（此图彩色版本见书末）

软骨内骨
软骨内骨
球囊
球囊管
Corti 器
骨外膜

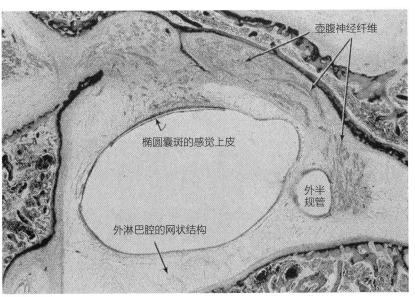

▶ 图 9–52　椭圆囊斑的细胞层次结构接近成熟，外淋巴网状结构并没有完全溶解

壶腹神经纤维
椭圆囊斑的感觉上皮
外半规管
外淋巴腔的网状结构

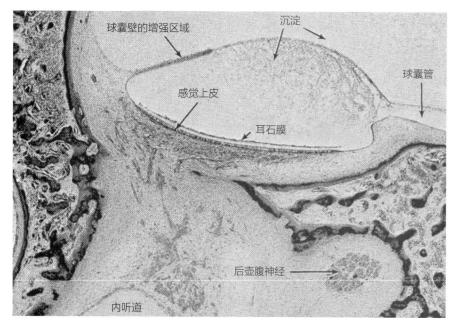

图 9-53 球囊神经束的筛区还没有成形，内外淋巴腔都有高蛋白成分的沉淀

图中标注：
- 球囊壁的增强区域
- 沉淀
- 球囊管
- 感觉上皮
- 耳石膜
- 后壶腹神经
- 内听道

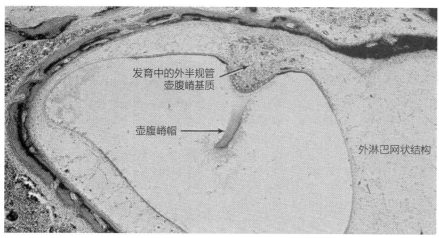

图 9-54 外半规管的壶腹和壶腹嵴显示出高度成熟状态，外淋巴内的网状组织仍在（此图彩色版本见书末）

图中标注：
- 发育中的外半规管壶腹嵴基质
- 壶腹嵴帽
- 外淋巴网状结构

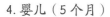

4. 婴儿（5 个月）

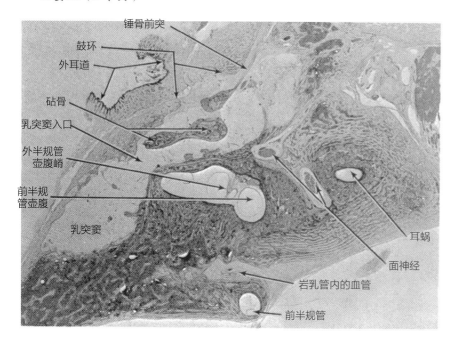

图 9-55 锤骨前突伸入岩鼓缝中，上鼓室和乳突窦仍有稀薄的间叶组织

图中标注：
- 锤骨前突
- 鼓环
- 外耳道
- 砧骨
- 乳突窦入口
- 外半规管壶腹嵴
- 前半规管壶腹
- 乳突窦
- 耳蜗
- 面神经
- 岩乳管内的血管
- 前半规管

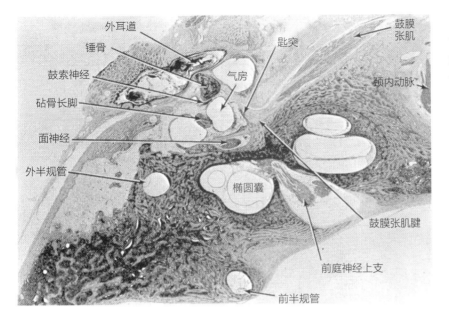

图中标注（图9-56）：
外耳道、锤骨、鼓索神经、砧骨长脚、面神经、外半规管、椭圆囊、前半规管、匙突、气房、鼓膜张肌、颈内动脉、鼓膜张肌腱、前庭神经上支

◀ 图 9-56　中鼓室的上部仍然含有间充质，不过已有部分气化。外耳道含有耵聍和角质碎片

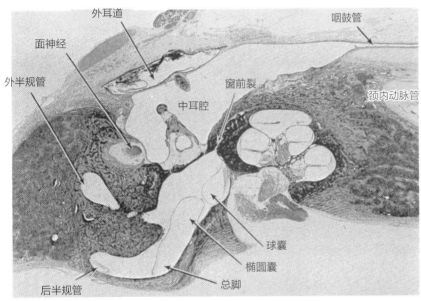

图中标注（图9-57）：
外耳道、面神经、外半规管、中耳腔、窗前裂、后半规管、总脚、球囊、椭圆囊、咽鼓管、颈内动脉管

◀ 图 9-57　中鼓室的中间部分已完全气化，镫骨闭孔内仍含有间充质，乳突内含有骨小梁和骨髓（此图彩色版本见书末）

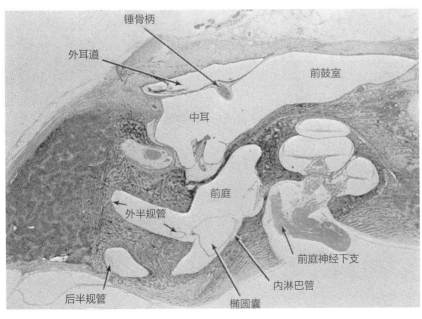

图中标注（图9-58）：
锤骨柄、外耳道、中耳、前鼓室、前庭、外半规管、后半规管、椭圆囊、内淋巴管、前庭神经下支

◀ 图 9-58　骨外膜和内软骨层界限明显，内听道正常但开口呈喇叭口状

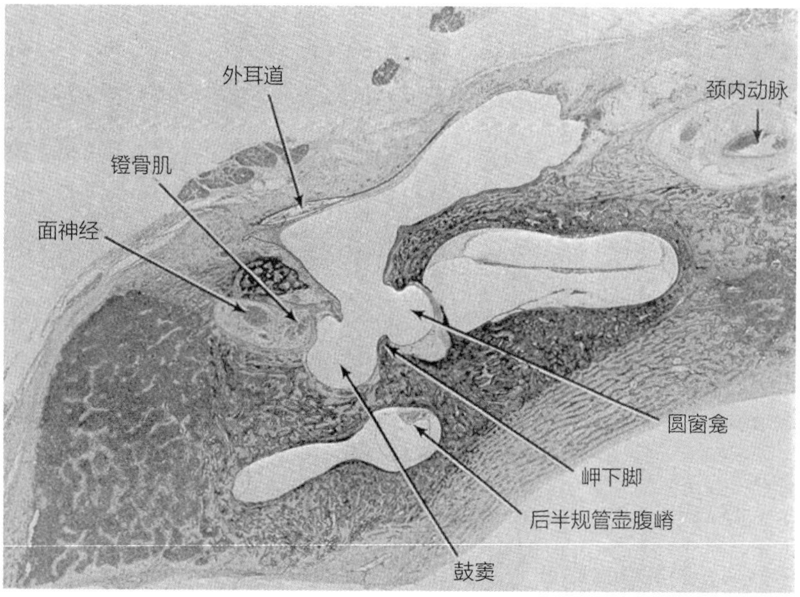
外耳道
颈内动脉
镫骨肌
面神经
圆窗龛
岬下脚
后半规管壶腹嵴
鼓窦

◀ **图 9-59** 在这个年龄颈内动脉还很小，面神经和镫骨肌占据共同的骨间腔

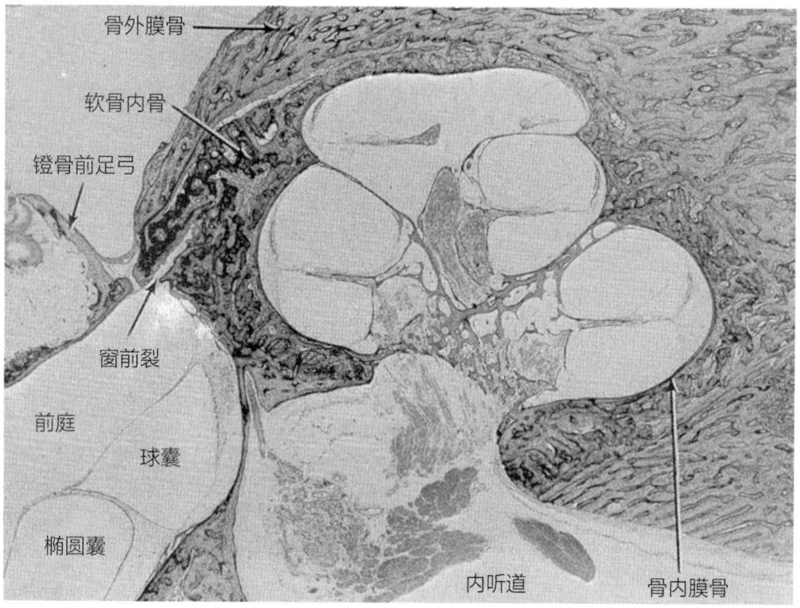
骨外膜骨
软骨内骨
镫骨前足弓
窗前裂
前庭
球囊
椭圆囊
内听道
骨内膜骨

◀ **图 9-60** 本图很好地显示了骨迷路的三层板状结构，膜迷路呈正常外观，球囊后上壁贴于椭圆囊前下壁是正常情况

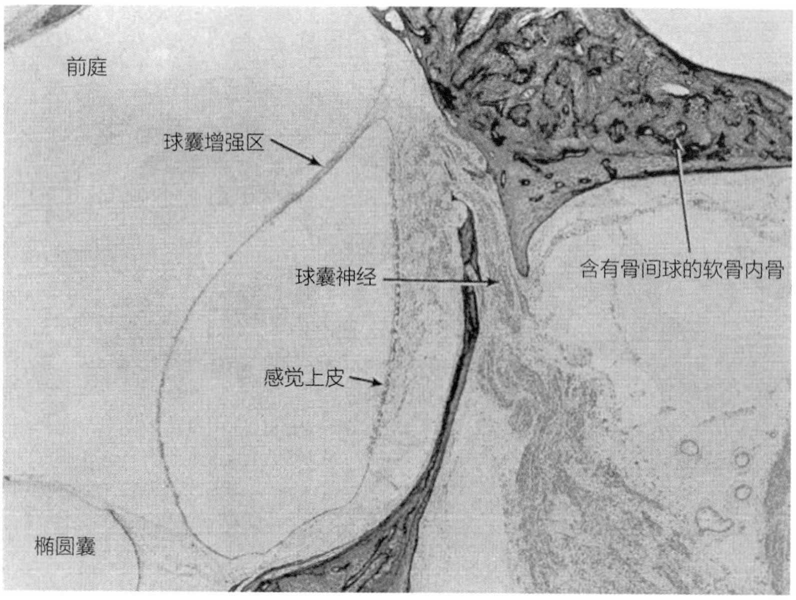
前庭
球囊增强区
球囊神经
含有骨间球的软骨内骨
感觉上皮
椭圆囊

◀ **图 9-61** 前庭下神经的球囊支，当它向前通过筛区，通常要经过球囊斑，然后急转向后支配该部位。镫骨足板在运动时会产生外淋巴涡流，球囊斑的增强区可能是作为对抗机制来发挥保护功能

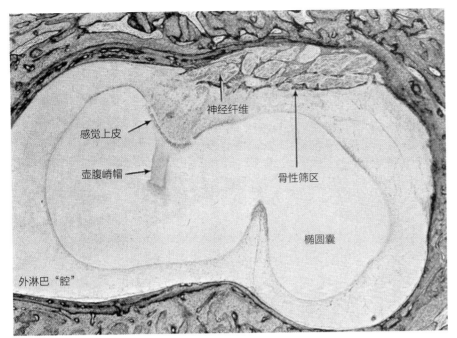

感觉上皮

壶腹嵴帽

外淋巴"腔"

神经纤维

骨性筛区

椭圆囊

◀ 图 9-62　本高倍放大图显示了外半规管的壶腹嵴，感觉上皮发生重度死亡后自溶现象，外淋巴的网格组织变稀薄，筛区骨质的格栅状结构形成，非常明显

参考文献
References

[1] Pye A, Hinchcliffe R. Comparative anatomy of the ear. In: Hinchcliffe R, Harrison D, eds. Scientific Foundations of Otolaryngology, ch.13. London: William Heinemann Medical Books Publications, 1976.

[2] Rogers BD. Anatomy, embryology, and classification of auricular deformities. In: Tanzer RC, Edgerton MT, eds. Symposium on Reconstruction of the Auricle. Vol.10. St. Louis: CV Mosby Co., 1974.

[3] Senturia BH, Marcus MD, Lucente FE. Diseases of the External Ear. An Otologic–dermatologic Manual. New York: Grune & Stratton, 1980.

[4] Anson BJ, Donaldson JA. Surgical Anatomy of the Temporal Bone. 3rd ed. Philadelphia: WB Saunders Co., 1981.

[5] Main T, Lim D. The human external auditory canal secretory system—an ultrastructural study. Laryngoscope 1976; 86:1164.

[6] Matsunaga E. The dimorphism in human normal cerumen. Ann Hum Genet 1962; 25:273.

[7] Petrakis NL, Doherty M, Lee RE, Smith SC, Page NL. Demonstration and implications of lysozyme and immunoglobulins in human ear wax. Nature 1971; 229:119.

[8] Wever EG, Lawrence M. Physiological Acoustics. Princeton: Princeton University Press, 1954.

[9] Prussak A. Zur Anatomie des menschlichen Trommelfells. Arch Ohrenheilk 1867; 3:255.

[10] Lim DJ. Human tympanic membrane. An ultrastructural observation. Acta Otolaryngol (Stockh) 1970; 70:176.

[11] Shrapnell HJ. On the form and structure of membrana tympani. Lond M Gaz 1832; 10:120.

[12] Wolff D, Bellucci RJ. The human ossicular ligaments. Ann Otol Rhinol Laryngol 1956; 65:895.

[13] Davies DG. Malleus fixation. J Laryngol Otol 1968; 82:331.

[14] Goodhill V. External conductive hypacusis and the fixed malleus syndrome. Acta Otolaryngol (Stockh) 1966; 217(suppl):1.

[15] Goodhill V. The fixed malleus syndrome. Trans Am Acad Ophthalmol Otolaryngol 1966; 70:370.

[16] Guilford FR, Anson BJ. Osseous fixation of the malleus. Trans Am Acad Ophthalmol Otolaryngol 1967; 71:398.

[17] Schuknecht HF. Pathology of the Ear. Cambridge: Harvard University Press, 1974.

[18] Schuknecht HF. Mondini dysplasia. A clinical and pathological study. Ann Otol Rhinol Laryngol, 1980; 89(suppl 65):1.

[19] Gussen R. The human incudomalleal joint. Chondroid articular cartilage and degenerative arthritis. Arth Rheum 1971; 14:465.

[20] Bolz EA, Lim DJ. Morphology of the stapediovestibular joint. Acta Otolaryngol (Stockh) 1972; 73:10.

[21] Etholm B, Belal A Jr. Senile changes in the middle ear joints. Ann Otol Rhinol Laryngol 1974; 83:49.

[22] Lupin AJ. The relationship of the tensor tympani and tensor palati muscles. Ann Otol Rhinol Laryngol 1969; 78:792.

[23] Epley JM. Reflexogenic vertigo treated by tensor tympani transection. Otolaryngol Head Neck Surg 1981; 89:849.

[24] Wright JLW, Etholm B. Anomalies of the middle–ear muscles. J Laryngol Otol 1973; 87:281.

[25] Hoshino T, Paparella MM. Middle ear muscle anomalies. Arch Otolaryngol 1971; 94:235.

[26] Proctor B. Surgical anatomy of the posterior tympanum. Ann Otol Rhinol Laryngol 1969; 78:1026.

[27] Jahrsdoerfer RA, Richtsmeier WJ, Cantrell RW. Spontaneous CSF otorrhea. Arch Otolaryngol 1981; 107:257.

[28] Proctor B, Nielsen E, Proctor C. Petrosquamosal suture and lamina. Otolaryngol Head Neck Surg 1981; 89:482.

[29] Platzer W. Zur Anatomie der Eminentia pyramidalis und des M. Stapedius. Monatschr Ohrenheilk Laryngorhinol 1961; 95:553.

[30] Spector GJ, Ge X.–X. Development of the hypotympanum in the human fetus and neonate. Ann Otol Rhinol Laryngol 1981; 90(suppl 88):1.

[31] Wigand ME, Trillsch K. Surgical anatomy of the sinus epitympani. Ann Otol Rhinol Laryngol 1973; 82:378.

[32] Kawabata I, Paparella MM. Fine structure of the round window membrane. Ann Otol Rhinol Laryngol 1971; 80:13.

[33] Richardson TL, Ishiyama E, Keels EW. Submicroscopic studies of the round window membrane. Acta Otolaryngol

(Stockh) 1971; 71:9.

[34] Schachern PA, Paparella MM, Duvall AJ III, Choo YB. The human round window membrane. Arch Otolaryngol 1984; 110:15.

[35] Ombredanne M. Absence congénitale de fenêtre ronde dans certaines aplasies mineures. Ann Otolaryngol Chir Cervicofac 1968; 85:369.

[36] Goodhill V, Harris I, Brockman SJ, Hantz O. Sudden deafness and labyrinthine window ruptures. Audiovestibular observations. Ann Otol Rhinol Laryngol 1973; 82:2.

[37] Gacek RR. Transection of the posterior ampullary nerve for the relief of benign paroxysmal positional vertigo. Ann Otol Rhinol Laryngol 1974; 83:596.

[38] Saito R, Igarashi M, Alford BR, Guilford FR. Anatomical measurement of the sinus tympani. Arch Otolaryngol 1971; 94:418.

[39] Cheatle AH. Some Points in the Surgical Anatomy of the Temporal Bone from Birth to Adult Life. London: J & A Churchill Ltd., 1907.

[40] Ballance C. Essays on the Surgery of the Temporal Bone. London: MacMillan Company, 1919.

[41] Dworacek H. Die anatomischen verhältnisse des Mittelohres unter operationsmikroskopischer Betrachtung. Acta Otolaryngol (Stockh) 1960; 51:15.

[42] Proctor B. Embryology and anatomy of the eustachian tube. Arch Otolaryngol 1967; 86:503.

[43] Proctor B. Anatomy of the eustachian tube. Arch Otolaryngol 1973; 97:2.

[44] Lim DJ. Functional morphology of the lining membrane of the middle ear and eustachian tube. An overview. Ann Otol Rhinol Laryngol 1974; 83(suppl 11):5.

[45] Eggston AA, Wolff D. Histopathology of the Ear, Nose and Throat. Baltimore: Williams & Wilkins, 1947.

[46] Aschan G. The anatomy of the eustachian tube with regard to its function. Acta Soc Med Upsal 1955; 60:131.

[47] Graves GO, Edwards LF. The eustachian tube: a review of its descriptive, microscopic, topographic and clinical anatomy. Arch Otolaryngol 1944; 39:359.

[48] Ostmann P. Die Würdigung des Fettpolsters der lateralen Tubenwand. Ein Beitrag zur Frage der Autophonie. Arch Ohrenheilk 1893; 34:170.

[49] Hentzer E. Ultrastructure of the normal mucosa in the human middle ear, mastoid cavities, and eustachian tube. Ann Otol Rhinol Laryngol 1970; 79:1143.

[50] Shimada T, Lim DJ. Distribution of ciliated cells in the human middle ear: electron and light microscopic observations. Ann Otol Rhinol Laryngol 1972; 81:203.

[51] Lim DJ, Shimada T, Yoder M. Distribution of mucus–secreting cells in normal middle ear mucosa. Arch Otolaryngol 1973; 98:2.

[52] Lim DJ. Normal and pathological mucosa of the middle ear

and eustachian tube. Clin Otolaryngol 1979; 4:213.

[53] Birken EA, Brookler KH. Surface tension lowering substance of the eustachian tube in non suppurative otitis media: an experiment with dogs. Laryngoscope 1973; 83:255.

[54] Liu YS, Lim DJ, Lang RW, Birck HG. Chronic middle ear effusions. Immunochemical and bacteriological investigations. Arch Otolaryngol 1975; 101:278.

[55] Novikoff AB, Essner E. Pathological changes in cytoplasmic organelles. Fed Proc Suppl 1962; 21:1130.

[56] Hiraide F, Paparella MM. Histochemical characteristics of normal middle ear mucosa. Acta Otolaryngol (Stockh) 1972; 74:45.

[57] Lim DJ, Viall J, Birck H, St. Pierre R. Symposium on prophylaxis and treatment of middle ear effusions. Laryngoscope 1972; 82:1625.

[58] Lim DJ, Hussl B. Macromolecular transport by the middle ear and its lymphatic system. Acta Otolaryngol (Stockh) 1975; 80:19.

[59] Sainte–Marie G. A paraffin–embedding technique for studies employing immunofluorescence. J Histochem Cytochem 1962; 10:250.

[60] Tomasi TB Jr. The Immune System of Secretions. Englewood Cliffs, NJ: Prentice–Hall, 1976.

[61] Proctor B. The development of the middle ear spaces and their surgical significance. J Laryngol Otol 1964; 78:631.

[62] Kessel J. Ueber Form– und Lagererhältnisse eigenthümlicher an der Schleimhaut des menschlichen Mittelohres vorkommender Organe. Arch Ohrenheilk 1870; 5:254.

[63] Politzer A. Ueber gestielte Gebilde im Mittelohre des menschlichen Gehörorganes. Wien Med Wchnschr, November 20, 1869.

[64] Gussen R. Pacinian corpuscles in the middle ear. J Laryngol Otol 1970; 84:71.

[65] Lim DJ, Jackson D, Bennett J. Human middle ear corpuscles—a light and electron microscopic study. Laryngoscope 1975; 85:1725.

[66] Guild SR. A hitherto unrecognized structure, the glomus jugularis, in man. Anat Rec 1941; 79(suppl 2):28.

[67] Guild SR. The glomus jugulare, a nonchromaffin paraganglion, in man. Ann Otol Rhinol Laryngol 1953; 62:1045.

[68] Spector GJ, Maisel RH, Ogura JH. Glomus tumors in the middle ear. I. An analysis of 46 patients. Laryngoscope 1973; 83:1652.

[69] Rosenwasser H. Carotid body tumor of the middle ear and mastoid. Arch Otolaryngol 1945; 41:64.

[70] Winship T, Klopp CT, Jenkins WH. Glomus–jugularis tumors. Cancer 1948; 1:441.

[71] Lattes R, Waltner JG. Nonchromaffin paraganglioma of the middle ear (carotid–body–like tumor; glomusjugulare tumor). Cancer 1949; 2:447.

[72] Mulligan RM. Chemodectoma in the dog. Am J Pathol 1950; 26:680.

[73] Gaffney JG. Carotid–body–like tumors of the jugular bulb and middle ear. J Pathol Bacteriol 1953; 66:157.

[74] Zettergren L, Lindstrom J. Glomus tympanicum, its occurrence in man and its relation to middle ear tumors of carotid body type. Acta Pathol Microbiol Scand 1951; 28:157.

[75] Alford BR, Guilford FR. A comprehensive study of the tumors of the glomus jugulare. Laryngoscope 1962; 72:765.

[76] Proctor B. Alexander Prussak. Ann Otol Rhinol Laryngol 1968; 77:344.

[77] Anson BJ, Donaldson JA. The Surgical Anatomy of the Temporal Bone and Ear. Philadelphia: WB Saunders Co., 1967.

[78] Schuknecht HF. Stapedectomy. Boston, Little: Brown & Co., 1971.

[79] Lempert J, Wolff D. Histopathology of the incus and the head of the malleus in cases of stapedial ankylosis. Arch Otolaryngol 1945; 42:339.

[80] Deaver JB. Surgical Anatomy: A Treatise on Human Anatomy in Its Application to the Practice of Medicine and Surgery. Vol. 3. No. 8. Philadelphia: F Blakiston's Sons & Co., 1901–1903.

[81] Brödel M. Three Unpublished Drawings of the Anatomy of the Human Ear. Philadelphia: WB Saunders Co., 1946.

[82] Donaldson JA, Anson BJ, Warpeha RL, Rensink MJ. The perils of the sinus tympani. Trans Pac Coast Oto– Ophthalmol Soc 1968; 49:93.

[83] Hagens EW. Anatomy and pathology of the petrous bone: based on a study of fifty temporal bones. Arch Otolaryngol 1934; 19:556.

[84] Meltzer PE. The mastoid cells: their arrangement in relation to the sigmoid portion of the transverse sinus. Arch Otolaryngol 1934; 19:326.

[85] Tremble GE. Pneumatization of the temporal bone. Arch Otolaryngol 1934; 19:172.

[86] Lindsay JR. Petrous pyramid of temporal bone. Pneumatization and roentgenologic appearance. Arch Otolaryngol 1940; 31:231.

[87] Lindsay JR. Pneumatization of the petrous pyramid. Ann Otol Rhinol Laryngol 1941; 50:1109.

[88] Hug JE, Pfaltz CR. Temporal bone pneumatization. A planimetric study. Arch Otorhinolaryngol 1981; 233:145.

[89] Allam AF. Pneumatization of the temporal bone. Ann Otol Rhinol Laryngol 1969; 78:49.

[90] Zuckerkandl E. Zur Anatomie des Warzenfortsatzes. Monatschr Ohrenheilk 1879; 13:49.

[91] Möller J. Le septum de Körner. Acta Otolaryngol (Stockh) 1930; 14:213.

[92] Jones MF. Pathways of approach to the petrous pyramid. Ann Otol Rhinol Laryngol 1935; 44:458.

[93] Mayer O. Die Pyramidenzelleneiterungen. Z Hals Nas Ohrenheilk 1937; 42:1.

[94] Lindsay JR. Suppuration in the petrous pyramid. Ann Otol Rhinol Laryngol 1938; 47:3.

[95] Lindsay JR. Osteomyelitis of petrous pyramid of temporal bone. Ann Surg 1945; 122:1060.

[96] Ramadier J. Les osteites petreuses profondes (petrosites). Otorhinolaryngol Int 1933; 17:816.

[97] Ziegelman EF. The cellular character of one hundred temporal bones: clinical and surgical significance. Ann Otol Rhinol Laryngol 1935; 44:3.

[98] Diamant M. Otitis and pneumatisation of the mastoid bone. A clinical–statistical analysis. Acta Otolaryngol (Stockh) 1940; 41(suppl):1.

[99] Williams HL. Latent or dormant disease in the pneumatic cell tracts of the temporal bone. Trans Am Acad Ophthalmol Otolaryngol 1966; 70:545.

[100] Proctor B. The petromastoid canal. Ann Otol Rhinol Laryngol 1983; 92:640.

[101] Mazzoni A. The subarcuate artery in man. Laryngoscope 1970; 80:69.

[102] Wolff D, Bellucci RJ, Eggston AA. Microscopic Anatomy of the Temporal Bone. Baltimore: Williams & Wilkins, 1957.

[103] Minor LB, Solomon D, Zinreich JS, Zee DS. Soundand/ or pressure–induced vertigo due to bone dehiscence of the superior semicircular canal. Arch Otolaryngol Head Neck Surg 1998; 124:249.

[104] Carey JP, Minor LB, Nager GT. Dehiscence or thinning of bone overlying the superior semicircular canal in a temporal bone survey. Arch Otolaryngol Head Neck Surg 2000; 126:137.

[105] Keleman U. Über die Fissuren im knochernen innenohr. Arch Klin Exp Ohr Nas Kehlkopfheilk 1933; 137:36.

[106] Harada T, Sando I, Myers EN. Microfissure in the oval window area. Ann Otol Rhinol Laryngol 1981; 90:174.

[107] Okano Y, Myers EN. Herniation of the singular nerve into the round window niche. Arch Otolaryngol 1976; 102:478.

[108] Okano Y, Myers EN, Dickson DR. Microfissure between the round window niche and posterior canal ampulla. Ann Otol Rhinol Laryngol 1977; 86:49.

[109] Mayer O. Über die Entstehung der Spontanfrakturen der Labyrinthkapsel und ihre Bedeutung für die Otosklerose. Z Hals Nas Ohrenheilk 1930; 26:261.

[110] Mayer O. Die Ursache der Knochenneubildung bei der Otosklerose. Acta Otolaryngol (Stockh) 1931; 15:35.

[111]Proops DW, Hawke M, Berger G, Mackay A. The anterior process of the malleus. In: Lim DJ, ed. Abstr Seventh Midwinter Res Meet Assn Res Otolaryngol. Columbus: Offset Print, 1984.

[112] Spector GJ, Lee D, Carr C, et al. Later stages of development of the periotic duct and its adjacent area in the

human fetus. Laryngoscope 1980; 90(suppl 20):1.

[113] Lempert J, Wolff D, Rambo JHT, Wever EG, Lawrence M. New theory for the correlation of the pathology and the symptomatology of Ménière's disease. A research study of the vestibular endolymphatic labyrinth. Ann Otol Rhinol Laryngol 1952; 61:717.

[114] Altmann F. Discussion. Otolaryngol Clin N Am 1968; 1:352.

[115] Duvall AJ III. The ultrastructure of the external sulcus in the guinea pig cochlear duct. Laryngoscope 1969; 79:1.

[116] Shambaugh G. On the structure and function of the epithelium in the sulcus spiralis externus. Arch Otolaryngol 1908; 37:538.

[117] Smith CA. Structure of the stria vascularis and the spiral prominence. Ann Otol Rhinol Laryngol 1957; 66:521.

[118] Huschke E. Über die Hörwerkzeuge. Beitr Physiol 1824; 35.

[119] Huschke E. Ueber die Sinne. Beitr Physiol Naturgesch. Vol. 1. Weimar: GHS pr Landes–Industrie–Compoirs, 1824.

[120] Corti A. Recherches sur l'organe de l'ouie des mammifères. Z Wiss Zool 1851; 3:109.

[121] Boettcher A. Über entwickelung und Bau des Gehörlabyrinthes nach Untersuchungen an Säugethieren. Nova Acta Acad Cesariae 1869; 35:1.

[122] Retzius G. Das Gehörorgan der Wirbeltiere. II. Das Gehörorgan der Reptilien, der Vögel, und der Saugetiere. Stockholm: Samson & Wallin, 1884.

[123] Held H. Die cochlea der Säuger und der Vögel, ihre Entwicklung und ihr Bau. In: Bethe A, ed. Handbuch der normalen und pathologischen physiologie. Vol. II. Berlin: J Springer, 1926.

[124] Kolmer W. Gehörorgan. I. Das aüssere Ohr. In: von Mollendorff W, ed. Handbuch Der Mikroskopischen Anatomie des Menschen. Berlin: J Springer, 1927.

[125] Engström H, Wersäll J. Structure and innervation of the inner ear sensory epithelia. Int Rev Cytol 1958; 7:535.

[126] Engström H, Wersäll J. The ultrastructural organization of the organ of Corti and of the vestibular sensory epithelia. Exp Cell Res 1958; 5:460.

[127] Friedmann I. Electron microscope observations on in vitro cultures of the isolated fowl embryo otocyst. J Biophys Biochem Cytol 1959; 5:263.

[128] Flock Å. Electron microscopic and electrophysiological studies on the lateral line canal organ. Acta Otolaryngol (Stockh) 1965; 199(suppl):1.

[129] Kimura RS. Hairs of the cochlear sensory cells and their attachment to the tectorial membrane. Acta Otolaryngol (Stockh) 1966; 61:55.

[130] Spoendlin H. The organization of the cochlear receptor. Adv Otorhinolaryngol 1966; 13:1.

[131] Iurato S. Submicroscopic Structure of the Inner Ear. Long Island City: Pergamon Press, 1967.

[132] Lim DJ. Three dimensional observation of the inner ear with the scanning electron microscope. Acta Otolaryngol (Stockh) 1969; 255(suppl):1.

[133] Bredberg G, Lindeman H, Ades H, West R, Engström H. Scanning electron microscopy of the organ of Corti. Science 1970; 170:861.

[134] Cabezudo LM. The ultrastructure of the basilar membrane in the cat. Acta Otolaryngol (Stockh) 1978; 86:160.

[135] Angelborg C, Engström H. The normal organ of Corti. In: Møller AR, ed. Basic Mechanisms in Hearing. New York: Academic Press, 1973.

[136] Engström H. The cortilymph, the third lymph of the inner ear. Acta Morphol Neerl Scand 1960; 3:195.

[137] Iurato S. Submicroscopic structure of the membranous labyrinth. I. The tectorial membrane. Z Zellforsch 1960; 52:105.

[138] Lim DJ. Fine morphology of the tectorial membrane: its relationship to the organ of Corti. Arch Otolaryngol 1972; 96:199.

[139] de Vries H. Struktur und Lage de Tektorialmembran in der Schnecke, untersucht mit neueren Hilfsmitteln. Acta Otolaryngol (Stockh) 1949; 37:334.

[140] Lawrence M. Hair cell–tectorial membrane complex. Am J Otolaryngol 1981; 2:345.

[141] Werner C. Das Labyrinth. Bau, Funktion und Krankheiten des Innenohres vom Standpunkt einer experimentellen und vergleichenden. Pathologie Leipzig: Verlag Georg Thieme, 1940.

[142] Perlman HB. The saccule; observations on a differentiated reinforced area of the saccular wall in man. Arch Otolaryngol 1940; 32:678.

[143] Kimura RS. Distribution, structure, and function of dark cells in the vestibular labyrinth. Ann Otol Rhinol Laryngol 1969; 78:542.

[144] Mira E, dal Negro F. Die histochemischen und histoenzymologischen Eigenschaften des Epithels der Übergangszone der Crista ampullaris. Arch Ohr Nas Kehlkopfheilk 1969; 193:322.

[145] Smith CA. Microscopic structure of the utricle. Ann Otol Rhinol Laryngol 1956; 65:450.

[146] Wersäll J. Studies on the structure and innervation of the sensory epithelium of the cristae ampullares in the guinea pig. A light and electron microscopic investigation. Acta Otolaryngol (Stockh) 1956; 126(suppl):1.

[147] Hamilton DW. The cilium on mammalian vestibular hair cells. Anat Rec 1969; 164:253.

[148] Okano Y, Sando I, Myers EN. Crista neglecta in man. Ann Otol Rhinol Laryngol 1978; 87:306.

[149] Montandon P, Gacek RR, Kimura RS. Crista neglecta in the cat and human. Ann Otol Rhinol Laryngol 1970; 79:105.

[150] Bast TH. The utriculo–endolymphatic valve. Anat Rec

1928; 40:61.

[151] Schuknecht HF, Belal AA. The utriculo–endolymphatic valve: its functional significance. J Laryngol Otol 1975; 89:985.

[152] Valvassori GE, Clemis JD. The large vestibular aqueduct syndrome. Laryngoscope 1978; 88:723.

[153] Arenberg IK, Rask–Andersen H, Wilbrand H, Stahle J. The surgical anatomy of the endolymphatic sac. Arch Otolaryngol 1977; 103:1.

[154] Clemis JD, Valvassori GE. Recent radiographic and clinical observations on the vestibular aqueduct. Apreliminary report. Otolaryngol Clin N Am 1968; 1:339.

[155] Stahle J, Wilbrand H. The vestibular aqueduct in patients with Ménière's disease. A tomographic and clinical investigation. Acta Otolaryngol (Stockh) 1974; 78:36.

[156] Rask–Andersen H, Bredberg G, Stahle J. Structure and function of the endolymphatic duct. In: Vosteen K–H, Schuknecht HF, Pfaltz CR, et al., eds. Ménière's Disease. New York: Thieme–Stratton Inc., 1981.

[157] Portmann G. Vertigo. Surgical treatment by opening the saccus endolymphaticus. Arch Otolaryngol 1927; 6:309.

[158] Lundquist P.–G. The endolymphatic duct and sac in the guinea pig. An electron microscopic and experimental investigation. Acta Otolaryngol (Stockh) 1965; 201(suppl):1.

[159] Lundquist P.–G, Kimura R, Wersäll J. Ultrastructural organization of the epithelial lining in the endolymphatic duct and sac in the guinea pig. Acta Otolaryngol (Stockh) 1964; 57:65.

[160] Adlington P. The ultrastructure and the functions of the saccus endolymphaticus and its decompression in Ménière's disease. J Laryngol Otol 1967; 81:759.

[161] Arnvig J. Lymph vessels in the wall of the endolymphatic sac. Arch Otolaryngol 1951; 53:290.

[162] Mazzoni A. Vein of the vestibular aqueduct. Ann Otol Rhinol Laryngol 1979; 88:759.

[163] Sando I, Egami T, Harada T. Course and contents of the paravestibular canaliculus. Ann Otol Rhinol Laryngol 1980; 89:147.

[164] Ogura Y, Clemis JD. A study of the gross anatomy of the human vestibular aqueduct. Ann Otol Rhinol Laryngol 1971; 80:813.

[165] Stahle J, Wilbrand H. The para–vestibular canaliculus. Can J Otolaryngol 1974; 3:262.

[166] Meurman Y. Zur Anatomie des Aquaeductus cochleae nebst einigen Bemerkurgen über dessen Physiologie. Acta Soc Med Fenn Duodecim (Ser B, Fasc No 1) 1930; 13:1.

[167] Anson BJ, Donaldson JA, Warpeha RL, Winch TR. The vestibular and cochlear aqueducts: their variational anatomy in the adult human ear. Laryngoscope 1965; 75:1203.

[168] Ritter FN, Lawrence M. A histological and experimental study of cochlear aqueduct patency in the adult human. Laryngoscope 1965; 75:1224.

[169] Palva T, Dammert K. Human cochlear aqueduct. Acta Otolaryngol (Stockh) 1969; 246(suppl):1.

[170] Rask–Andersen H, Stahle J, Wilbrand H. Human cochlear aqueduct and its accessory canals. Ann Otol Rhinol Laryngol 1977; 86(suppl 42):1.

[171] Duckert L. The morphology of the cochlear aqueduct and periotic duct of the guinea pig—a light and electron microscopic study. Trans Am Acad Ophthalmol Otolaryngol 1974; 78:21.

[172] Waltner JG. Barrier membrane of the cochlear aqueduct. Histologic studies on the patency of the cochlear aqueduct. Arch Otolaryngol 1948; 47:656.

[173] Schuknecht HF, Seifi AE. Experimental observations on the fluid physiology of the inner ear. Ann Otol Rhinol Laryngol 1963; 72:687.

[174] Anson BJ, Donaldson JA, Warpeha RL, Winch TR. A critical appraisal of the anatomy of the perilymphatic system in man. Laryngoscope 1964; 74:945.

[175] Palva T. Cochlear aqueduct in infants. Acta Otolaryngol (Stockh) 1970; 70:83.

[176] Kelemen G, La Fuente AD, Olivares FP. The cochlear aqueduct: structural considerations. Laryngoscope 1979; 89:639.

[177] Waltner JG. Histogenesis of corpora amylacea of the cochlear aqueduct, the internal auditory meatus and the associated cranial nerves. Arch Otolaryngol 1947; 45:619.

[178] Shi S.–R. Temporal bone findings in a case of otopalatodigital syndrome. Arch Otolaryngol 1985; 111:119.

[179] Siebenmann F. Die Korrosions–Anatomie des knochernen Labyrinthes des menschlichen Ohres. Wiesbaden: JF Bergmann, 1890.

[180] Portmann M, Sterkers JM, Charachon R, Chouard C. The Internal Auditory Meatus: Anatomy, Pathology and Surgery. New York: Churchill Livingstone, 1975.

[181] Pérez Olivares F, Schuknecht HF. Width of the internal auditory canal. A histological study. Ann Otol Rhinol Laryngol 1979; 88:316.

[182] House WF. Surgical exposure of the internal auditory canal and its contents through the middle, cranial fossa. Laryngoscope 1961; 71:1363.

[183] House WF, Brackmann DE. Dizziness due to stenosis of the internal auditory canal. In: Silverstein H, Norrell H, eds. Neurological Surgery of the Ear. Birmingham: Aesculapius Publishing Co., 1977.

[184] Parisier SC. The middle cranial fossa approach to the internal auditory canal—an anatomical study stressing critical distances between surgical landmarks. Laryngoscope 1977; 87(suppl 4):1.

[185] Fisch U. Transtemporal surgery of the internal auditory

canal. Report of 92 cases, technique, indications and results. Adv Otorhinolaryngol 1970; 17:203.

[186] Sobotta J. Atlas of Descriptive Human Anatomy. Vol. III. 7th English ed. Edited and translated by E. Uhlenhuth. New York: Hafner Publishing Co., 1957.

[187] Davis H. Advances in the neurophysiology and neuroanatomy of the cochlea. J Acoust Soc Am 1962; 34:1377.

[188] Anson BJ, Warpeha RL, Donaldson JA, Rensink MJ. The developmental and adult anatomy of the membranous and osseous labyrinths of the otic capsule. Otolaryngol Clin N Am 1968; 1:273.

[189] Gray H. Anatomy of the human body. In: Goss CM, ed. Textbook of Human Anatomy. 27th ed. Philadelphia: Lea & Febiger, 1959.

[190] Carpenter MB. Core Text of Neuroanatomy. 1st ed. Baltimore: Williams & Wilkins, 1972.

[191] Miehlke A. Normal and anomalous anatomy of the facial nerve and an embryological study of the thalidomide catastrophe in Germany. Trans Am Acad Otolaryngol 1964; 68:1030.

[192] May M. Anatomy of the facial nerve (spatial orientation of fibers in the temporal bone). Laryngoscope 1973; 83:1311.

[193] Crumley RL. Spatial anatomy of facial nerve fibers—a preliminary report. Laryngoscope 1980; 90:274.

[194] Kempe LF. Topical organization of the distal portion of the facial nerve. J Neurosurg 1980; 52:671.

[195] Harris WD. Topography of the facial nerve. Arch Otolaryngol 1968; 88:264.

[196] Thomander L, Aldskogius H, Grant G. Motor fiber organization in the intratemporal portion of the cat and rat facial nerve studied with the horseradish peroxidase technique. Abstr Uppsala Disert Fac Med No 404 iii, 1. Uppsala: Acta Universitatis Upsaliensis, 1981.

[197] Gacek RR, Radpour S. Fiber orientation of the facial nerve: an experimental study in the cat. Laryngoscope 1982; 92:547.

[198] Guerrier Y. Surgical anatomy, particularly vascular supply of the facial nerve. In: Fisch U, ed. Facial Nerve Surgery. Birmingham: Aesculapius Publishing Company, 1977.

[199] Kuré K, Sano T. Faserarten im N. facialis und die funktionelle Bedeutung der Ganglion geniculi. Z Zellforsch Mikroskop Anat 1936; 23:495.

[200] Dobozi M. Surgical anatomy of the geniculate ganglion. Acta Otolaryngol (Stockh) 1975; 80:116.

[201] Kitamura K, Kimura RS, Schuknecht HF. The ultrastructure of the geniculate ganglion. Acta Otolaryngol (Stockh) 1982; 93:175.

[202] Politzer A. Geschichte der Ohrenheilkunde. Vol. 1. Stuttgart: F Enke, 1907.

[203] Ogawa A, Sando I. Spatial occupancy of vessels and facial nerve in the facial canal. Ann Otol Rhinol Laryngol 1982; 91:14.

[204] Basek M. Anomalies of the facial nerve in normal temporal bones. Ann Otol Rhinol Laryngol 1962; 71:382.

[205] Miehlke A. Anatomy and clinical aspects of the facial nerve. Arch Otolaryngol 1965; 81:444.

[206] Durcan DJ, Shea JJ, Sleeckx JP. Bifurcation of the facial nerve. Arch Otolaryngol 1967; 86:619.

[207] Shambaugh GE Jr. Facial nerve decompression and repair. In: Surgery of the Ear. 2nd ed. Philadelphia: WB Saunders Co., 1967.

[208] Wright JW Jr, Taylor CC, McKay DC. Variations in the course of the facial nerve as illustrated by tomography. Laryngoscope 1967; 77:717.

[209] Greisen O. Aberrant course of the facial nerve. Arch Otolaryngol 1975; 101:327.

[210] Gerhardt HJ, Otto H.–D. The intratemporal course of the facial nerve and its influence on the development of the ossicular chain. Acta Otolaryngol (Stockh) 1981; 91:567.

[211] Proctor B, Nager GT. The facial canal: normal anatomy, variations and anomalies. Ann Otol Rhinol Laryngol 1982; 91(suppl 97):33.

[212] Proctor B, Nager GT. The facial canal: normal anatomy, variations and anomalies. Trans Am Otol Soc 1982; 70:49.

[213] Hough JVD. Malformations and anatomical variations seen in the middle ear during the operation for mobilization of the stapes. Laryngoscope 1958; 68:1337.

[214] Hough JVD. Ossicular malformations and their correction. In: Shambaugh GE, Shea J, eds. Proceedings of the Shambaugh 5th International Workshop on Middle Ear Microsurgery and Fluctuant Hearing Loss. Huntsville: Strode Publishers, 1977.

[215] Fowler EP Jr. Variations in the temporal bone course of the facial nerve. Laryngoscope 1961; 71:937.

[216] Dickinson JT, Srisomboon P, Kamerer DB. Congenital anomaly of the facial nerve. Arch Otolaryngol 1968; 88:357.

[217] Altmann F. Malformations of the eustachian tube, the middle ear and its appendages. A critical review. Arch Otolaryngol 1951; 54:241.

[218] Litton WB, Krause CJ, Anson BA, Cohen WN. The relationship of the facial canal to the annular sulcus. Laryngoscope 1969; 79:1584.

[219] Politzer A. Textbook of the Diseases of the Ear and Adjacent Organs. For Students and Practitioners. Translated by O. Dodd, edited by W. Dalby. London, Bailliere: Tindall & Cox, 1894.

[220] Baxter A. Dehiscence of the fallopian canal. An anatomical study. J Laryngol Otol 1971; 85:587.

[221] Kikuchi J. Topographic anatomy of the temporal bone of Japanese. Jpn J Otolaryngol 1907; 13:605.

[222] Iida H. Topographic anatomy of the middle ear. Pract

Otolaryngol (Kyoto) 1951; 44:420.

[223] Fowler EP Jr. Medicine of the Ear. 1st ed. New York: Thomas Nelson & Sons, 1947.

[224] Guild SR. Natural absence of part of the bony wall of the facial canal. Laryngoscope 1949; 59:668.

[225] Kaplan J. Congenital dehiscence of the fallopian canal in middle ear surgery. Arch Otolaryngol 1960; 72:197.

[226] Beddard D, Saunders WH. Congenital defects in the fallopian canal. Laryngoscope 1962; 72:112.

[227] Johnsson L.–G, Kingsley TC. Herniation of the facial nerve in the middle ear. Arch Otolaryngol 1970; 91:598.

[228] Hall GM, Pulec JL, Rhoton AL Jr. Geniculate ganglion anatomy for the otologist. Arch Otolaryngol 1969; 90:568.

[229] Ge X.–X, Spector GJ. Labyrinthine segment and geniculate ganglion of facial nerve in fetal and adult human temporal bones. Ann Otol Rhinol Laryngol 1981; 90(suppl 85):1.

[230] House WF, Crabtree JA. Surgical exposure of petrous portion of seventh nerve. Arch Otolaryngol 1965; 81:506.

[231] Saito H, Ruby RF, Schuknecht HF. Course of the sensory component of the nervus intermedius in the temporal bone. Ann Otol Rhinol Laryngol 1970; 79:960.

[232] Bull TR. Taste and the chorda tympani. J Laryngol Otol 1965; 79:479.

[233] Chilla R, Nicklatsch J, Arglebe C. Late sequelae of iatrogenic damage to chorda tympani nerve. Acta Otolaryngol (Stockh) 1982; 94:461.

[234] Haynes DR. The relations of the facial nerve in the temporal bone. Ann Roy Col Surg England 1955; 16:175.

[235] Groves J. Facial nerve. In: Hinchcliffe R, Harrison D, eds. Chapter 30 in Scientific Foundations of Otolaryngology. London: William Heinemann Medical Books Publication, 1976.

[236] Arnold F. Der Kopftheil des vegetativen Nervensystems beim Menschen. Heidelberg: Karl Groos, 1831.

[237] Mitchell GAG. Cranial extremities of sympathetic trunks. Acta Anat 1953; 18:195.

[238] Rosen S. Tympanic plexus. Anatomic study. Arch Otolaryngol 1950; 52:15.

[239] Portmann M. A propos de la topographie des nerfs de l'oreille moyenne. Rev Laryngol 1955; 76:273.

[240] Portmann M. Quelques observations sur la systématisation des nerfs transpétreux. Rev Laryngol 1955; 76:281.

[241] Vidić B, Young PA. Gross and microscopic observations on the communicating branch of the facial nerve to the lesser petrosal nerve. Anat Rec 1967; 158:257.

[242] Foley JO, DuBois FS. An experimental study of the facial nerve. J Comp Neurol 1943; 79:79.

[243] Hunt JR. The sensory field of the facial nerve: a further contribution to the symptomatology of the geniculate ganglion. Brain 1915; 38:418.

[244] Orzalesi F, Pellegrini E. Sui rapporti fra i nervi intermedio e vestibolare e sulla struttura del ganglio e del nervo vestibolare nell'uomó. Arch Ital Anat Embriol 1933; 31:105.

[245] Böttner V, Ancetti A. La istomortologia dei ganglia timpanici nell'uomo. Min Otorhinolaryngol 1956; 6:106.

[246] Goycoolea MV, Carpenter A.–M, Paparella MM, Juhn SK. Ganglia and ganglion cells in the middle ear of the cat. Arch Otolaryngol 1980; 106:269.

[247] Spoendlin H, Lichtensteiger W. The sympathetic nerve supply to the inner ear. Arch Klin Exp Ohr Nas Kehlkopfheilk 1967; 189:346.

[248] Rasmussen GL. The olivary peduncle and other fiber projections of the superior olivary complex. J Comp Neurol 1946; 84:141.

[249] Gacek RR. The macula neglecta in the feline species. J Comp Neurol 1961; 116:317.

[250] Bergström B. Morphology of the vestibular nerve. I. Anatomical studies of the vestibular nerve in man. Acta Otolaryngol (Stockh) 1973; 76:162.

[251] Okano Y, Sando I, Myers EN. Branch of the singular nerve (posterior ampullary nerve) in the otic capsule. Ann Otol Rhinol Laryngol 1980; 89:13.

[252] Silverstein H. Cochlear and vestibular gross and histologic anatomy (as seen from postauricular approach). Otolaryngol Head Neck Surg 1984; 92:207.

[253] Rasmussen AT. Studies of the eighth cranial nerve of man. Laryngoscope 1940; 50:67.

[254] House JW, Hitselberger WE, McElveen J, Brackmann DE. Retrolabyrinthine section of the vestibular nerve. Otolaryngol Head Neck Surg 1984; 92:212.

[255] Schuknecht HF, Shinozaki. Unpublished data.

[256] Miehlke A. Surgery of the Facial Nerve. 2nd ed. Philadelphia: WB Saunders Co., 1973.

[257] Montandon P. Unpublished data.

[258] Moniz E. L'encephalographie artérielle son importance dans la localization des tumeurs cérébrales. Rev Neurol 1927; 342:72.

[259] Goldman NC, Singleton GT, Holly EH. Aberrant internal carotid artery. Arch Otolaryngol 1971; 94:269.

[260] Myerson MC, Rubin H, Gilbert JG. Anatomic studies of the petrous portion of the temporal bone. Arch Otolaryngol 1934; 20:195.

[261] Steffen TN. Vascular anomalies of the middle ear. Laryngoscope 1968; 78:171.

[262] Lapayowker MS, Liebman EP, Ronis ML, Safer JN. Presentation of the internal carotid artery as a tumor of the middle ear. Radiology 1971; 98:293.

[263] Goodman RS, Cohen NL. Aberrant internal carotid artery in the middle ear. Ann Otol Rhinol Laryngol 1981; 90:67.

[264] Glasscock ME III, Dickins JRE, Jackson CG, Wiet RJ. Vascular anomalies of the middle ear. Laryngoscope 1980; 90:77.

[265] Glasgold AI, Horrigan WD. The internal carotid artery presenting as a middle ear tumor. Laryngoscope 1972; 82:2217.

[266] Mazzoni A. Internal auditory canal arterial relations at the porus acusticus. Ann Otol Rhinol Laryngol 1969; 78:797.

[267] Montgomery WW. Surgery of the Upper Respiratory System. Vol. 1. 1st ed. Philadelphia: Lea & Febiger, 1971.

[268] Graham MD. The jugular bulb: its anatomic and clinical considerations in contemporary otology. Laryngoscope 1977; 87:105.

[269] Moretti JA. Highly placed jugular bulb and conductive deafness. Secondary to sinusojugular hypoplasia. Arch Otolaryngol 1976; 102:430.

[270] Overton SB, Ritter FN. A high placed jugular bulb in the middle ear. A clinical and temporal bone study. Laryngoscope 1973; 83:1986.

[271] Nager GT, Nager M. The arteries of the human middle ear, with particular regard to the blood supply of the auditory ossicles. Ann Otol Rhinol Laryngol 1953; 62:923.

[272] Hyrtl J. Neue Beobachtungen aus dem Gebiete der menschlichen und vergleichenden Anatomie. Med Jahrb K K Österreich Staates 1836; 10:446.

[273] Nabeya D. A study in the comparative anatomy of the blood–vascular system of the internal ear in Mammalia and in Homo (Japanese). Acta Sch Med Univ Imperiales Kioto 1923; 6:1.

[274] Bast TH, Anson BJ. The Temporal Bone and the Ear. Springfield: Charles C Thomas, 1949.

[275] Fisch U. Carotid lesions at the skull base. In: Brackmann DE, ed. Neurological Surgery of the Ear and Skull Base. New York: Raven Press, 1982.

[276] Davies DG. Persistent stapedial artery: a temporal bone report. J Laryngol Otol 1967; 81:649.

[277] Baron SH. Persistent stapedial artery, necrosis of the incus, and other problems which have influenced the choice of technique in stapes replacement surgery in otosclerosis. Laryngoscope 1963; 73:769.

[278] Altmann F. Anomalies of the internal carotid artery and its branches; their embryological and comparative anatomical significance. Report of a new case of persistent stapedial artery in man. Laryngoscope 1947; 57:313.

[279] Mazzoni A. Internal auditory artery supply to the petrous bone. Ann Otol Rhinol Laryngol 1972; 81:13.

[280] Siebenmann F. Die Blutgefässe im Labyrinthe des menscblichen Ohres. Wiesbaden: JF Bergmann, 1894.

[281] Shambaugh GE. Blood–vessels in the Labyrinth of the Ear. Vol. X. Dicennial Publication. Chicago: University of Chicago Press, 1903.

[282] Shambaugh GE. The distribution of blood–vessels in the labyrinth of the ear of the sheep and the calf. Arch Otol 1905; 34:71.

[283] Asai K. Die Blutgefässe des häutigen Labyrinthe der Ratte. Anat Hefte 1908; 36:711.

[284] Asai K. Die Blutgefässe im häutigen Labyrinthe des Hundes. Anat Hefte 1908; 36:369.

[285] Nabeya D. The blood vessels of the middle ear, in relation to the development of the small ear bones and their muscles. (A preliminary report.) Folia Anat Jpn 1923; 1:243.

[286] Smith CA. Capillary areas of the cochlea in the guinea pig. Laryngoscope 1951; 61:1073.

[287] Gulya AJ, Schuknecht HF. Letter to the editor. Am J Otol 1984; 5:262.

[288] Axelsson A. The vascular anatomy of the cochlea in the guinea pig and in man. Acta Otolaryngol (Stockh) 1968; 243(suppl):1.

[289] Smith CA. The capillaries of the vestibular membranous labyrinth in the guinea pig. Laryngoscope 1953; 63:87.

[290] Anson BJ, Harper DG, Hanson JR. Vascular anatomy of the auditory ossicles and petrous part of the temporal bone in man. Ann Otol Rhinol Laryngol 1962; 71:622.

[291] Alberti PWRM. The blood supply of the incudostapedial joint and the lenticular process. Laryngoscope 1963; 73:605.

[292] Smith CA. Capillary areas of the membranous labyrinth. Ann Otol Rhinol Laryngol 1954; 63:435.

[293] Kalter H, Warkany J. Medical progress. Congenital malformations: etiologic factors and their role in prevention (first of two parts). N Engl J Med 1983; 308:424.

[294] Kalter H, Warkany J. Congenital malformations (second of two parts). N Engl J Med 1983; 308:491.

[295] Konigsmark BW, Gorlin RJ. Genetic and Metabolic Deafness. Philadelphia: WB Saunders Co., 1976.

[296] Gorlin RJ, ed. Morphogenesis and Malformation of the Ear. New York: Alan R. Liss, 1980.

[297] Guggenheim L. Phylogenesis of the Ear. Culver City: Murray & Gee, 1948.

[298] Van Bergeijk WA. Evolution of the sense of hearing in vertebrates. Am Zoologist 1966; 6:371.

[299] Van de Water TR, Maderson PF, Jaskoll TF. The morphogenesis of the middle and external ear. Birth Defects 1980; 16:147.

[300] Tumarkin A. Evolution of the auditory conducting apparatus in terrestrial vertebrates. In: Ciba Fdn Symp on Hearing Mechanisms in Vertebrates, ed. AVS de Reuck & J. Knight, JA Churchil, London p. 18, Boston: Little, Brown & Co., 1968.

[301] Taylor GD. Evolution of the ear. Laryngoscope 1969; 79:638.

[302] Streeter GL. On the development of the membranous labyrinth and the acoustic and facial nerves in the human embryo. Am J Anat 1906; 6:139.

[303] Anson BJ. The early development of the membranous labyrinth in mammalian embryos, with special reference to

the endolymphatic duct and utriculo–endolymphatic duct. Anat Rec 1934; 59:15.

[304] Anson BJ. The labyrinths and their capsule in health and disease. Trans Am Acad Ophthalmol Otolaryngol 1969; 73:17.

[305] Anson BJ. Developmental anatomy of the ear. In: Paparella MM, Shumrick DA, eds. Otolaryngology. Philadelphia: WB Saunders Co., 1973.

[306] Bast TH. Development of the aquaeductus cochleae and its contained periotic duct and cochlear vein in human embryos. Ann Otol Rhinol Laryngol 1946; 55:278.

[307] Davies J. Embryology and anatomy of the head and neck. In: Paparella MM, Shumrick DA, eds. Otolaryngology. Philadelphia: WB Saunders Co., 1973.

[308] Pearson AA. Developmental anatomy of the ear. In: English GM, ed. Otolaryngology, ch. 1. Hagerstown: Harper & Row, 1984.

[309] Batten EH. The origin of the acoustic ganglion in sheep. J Embryol Exp Morphol 1958; 6:597.

[310] Van de Water TR, Ruben RJ. Organogenesis of the ear. In: Hinchcliffe R, Harrison D, eds. Scientific Foundations of Otolaryngology. Ch. 12. London: William Heinemann Medical Books Publication, 1976.

[311] O'Rahilly R. The early development of the otic vesicle in staged human embryos. J Embryol Exp Morphol 1963; 11:741.

[312] Gasser RF. The development of the facial nerve in man. Ann Otol Rhinol Laryngol 1967; 76:37.

[313] Wood–Jones F, Wen I.–C. The development of the external ear. J Anat 1934; 68:525.

[314] Gradenigo G. Die embryonale Anlage des Mittelohres: die morphologische Bedeutung der Gehörknöchelchen. Med Jahrb 1887; 83:61, 219.

[315] Chatellier HP. Evolution embryologique del'appareil endolymphatique et du cloisonnement utriculosacculaire chez l'homme. Arch Anat Histol Embryol 1926; 5:49.

[316] Hilding DA. Electron microscopy of the developing hearing organ. Laryngoscope 1969; 79:1691.

[317] Jahrsdoerfer RA. The facial nerve in congenital middle ear malformations. Laryngoscope 1981; 91:1217.

[318] Rabl K. Über das Gebiet des Nervus facialis. Anat Anz (Jena) 1887; 2:219.

[319] His W. Die Formentwicklung des ausseren Ohres. Anat Menschl Embr pt. 3, 1885.

[320] Arey LB. Developmental Anatomy: A Textbook and Laboratory Manual of Embryology. Philadelphia: WB Saunders Co., 1974.

[321] Streeter GL. Development of the auricle in the human embryo. Contrib Embryol 1922; 14:111.

[322] Tandler J. Zur vergleichenden Anatomie der Kopfarterien

bei den Mammalia. Wien: C Gerold's Sohn, 1898.

[323] Bast TH, Anson BJ, Richany SF. The development of the second branchial arch (Reichert's cartilage), facial canal, and associated structures in man. Northwest U Med Sch Quart Bull 1956; 30:235.

[324] Tanaka K, Sakai N, Terayama Y. Organ of Corti in the human fetus. Scanning and transmission electron microscope studies. Ann Otol Rhinol Laryngol 1979; 88:749.

[325] Austin DF. Anatomy and embryology. In: Ballenger JJ, ed. Diseases of the Nose, Throat, and Ear. 12th ed. Philadelphia: Lea & Febiger, 1977.

[326] Bast TH. Ossification of otic capsule in human fetuses. Contrib Embryol 1930; 121:53.

[327] Brunner H. Die Verbindungen der Gehörknöchelchen. Arch Augen Ohrenheilk 1873; 3:23.

[328] Cotunnius D. De Aqueductibus Auris Humanae Internae Anatomica Dissertatio. 4°. Neapoli, 1761.

[329] Gussen R. The stapediovestibular joint: normal structure and pathogenesis of otosclerosis. Acta Otolaryngol (Stockh) 1969; 248(suppl):1.

[330] Hanson JR, Anson BJ, Strickland EM. Branchial sources of the auditory ossicles in man. Part II. Observations of embryonic stages from 7 mm to 28mm (CR length). Arch Otolaryngol 1962; 76:200.

[331] von Kölliker A. Entwicklungsgeschichte des Menschen und der Höheren Thiere. Leipzig: W Engelmann, 1861.

[332] Levine H. Cutaneous carcinoma of the head and neck: management of massive and previously uncontrolled lesions. Laryngoscope 1983; 93:87.

[333] Morton LT. A Medical Bibliography (Garrison and Morton). An Annotated Check–list of Texts Illustrating the History of Medicine. 4th ed. London: Gower Publishing Company, 1983.

[334] Politzer A. History of Otology. Vol. I. English translation by S. Milstein, C. Portnoff, A. Coleman. Phoenix: Columella Press, 1981.

[335] Sando I, Doyle W, Okuno H, Takahara T, Kitajiri M, Coury WJ III. How to remove, process, and study the temporal bone with the entire eustachian tube and its accessory structures: a method for histopathologic study. Auris Nasus Larynx Suppl, 1985; 12(suppl 1):521.

[336] Sultan AA. Histoire de l'otologie. Chapitre XVII. Acta Otorhinolaryngol Belg 1981; 35(suppl IV):1141.

[337] von Tröltsch AF. Anatomische Beiträge zur Ohrenheilkunde. Virchow's Arch 1859; 17:1.

[338] Garrison FH. History of Medicine. 4th ed. Philadelphia: WB Saunders Co., 1929.

[339] Dobson J. Anatomical Eponyms. 2nd ed. Edinburgh: E & S Livingstone Ltd., 1962.

附录 A 相关名词术语
Glossary

Acoustic 希腊语 声或感受声音。

AD 拉丁语 对或朝。

Aditus ［复数：aditus；所有格：aditus］拉丁语：入口，口。

Alderman's Nerve 迷走神经（第 X 对脑神经）的耳支，之所以这样命名是因为外耳道皮肤的机械性刺激会导致反射性咳嗽。同义词：Arnold 神经。

Ampulla ［复数：ampullae；所有格：ampullae］拉丁语：小壶，小罐。半规管的正常扩大末端。

An(n)ulus ［复数：an(n)uluses or an(n)uli；所有格：an(n)uli］拉丁语：小环；环形结构。

a. tympanicus，纤维鼓环，鼓膜外周的纤维性边缘。专业名词：**a. fibrocartilagineus membranae tympani** 是不恰当的名词，因为这一结构没有软骨。

Ante 拉丁语：在……之前或在……前面。

Anterior Vertical Canal 前半规管。

Antrum ［复数：antra；所有格：antri］拉丁语：窦，腔，房。

a. mastoideum，乳突窦。

Apertura ［复数：aperturae；所有格：aperturae］拉丁语：aperire 的过去分词，开口；孔；洞口；或其他开口。

a.tympanica canaliculi chordae tympani，鼓索神经进入中耳的开口。

Aqu(a)eductus ［复数：aqu（a）eductus；所有格：aqu（a）eductus］拉丁语：aqua（水）和 ductus（管道）组合；供液体流动的管道或导管。

a . of Cotugno，耳蜗下静脉走行的管道。同义词：canal of Cotugno，first accessory canal of Siebenmann。

a. fallopii，面神经管，同义词：aqueduct of Fallopius；fallopian canal。**a. vestibuli**，前庭导水管。

Arnold，Tubal Branch of 鼓室丛在咽鼓管软骨及黏膜前外侧壁中的分支。

Arnold's Nerve 迷走神经（第 X 对脑神经）的耳支。同义词：Alderman's nerve。

Articulatio ［复数：articulationes；所有格：articulationis］拉丁语：关节，articulare 的过去分词，分成 2 个关节。两块骨之间的关节。

Auditory Tube 咽鼓管。同义词：pharyngotympanic tube。

Auricle or Auricula ［复数：auricles or auriculae；所有格：auriculae］拉丁语：耳廓，耳朵；耳的最外侧部分。

Auricular Branch of the Vagus Nerve 同义词：Arnold's nerve，Alderman's nerve。

Auris ［复数：aures；所有格：auris］拉丁语：耳。

    a. externa，外耳。**a. interna**，内耳。**a. media**，中耳。

Basilar Papilla Corti 器。同义词：papilla of Huschke，spiral organ。

Basis ［复数：basis；所有格：basis］拉丁语：基础，根底，底座，基座。

    b. stapedis，镫骨底板。

Bast，Utriculo-Endolymphatic Valve of 椭圆囊内淋巴阀。

Bechterew，Ganglion of 前庭内的神经节，其纤维进入 Corti 器基底端。

Bechterew，Nucleus of 前庭上核。

Bill's Bar 内听道基底处的垂直嵴，用来作为经迷路手术时的解剖标志，为纪念 William House 而命名。

Blue Mantles of Manasse 均匀一致的嗜碱性染色骨沉积物，特别是在血管周围的再吸收腔隙中出现，常见于耳硬化症。

Bock，Pharyngeal Nerve of 蝶腭神经咽支。同义词：rami pharyngei nervi vagi。

Boettcher (Böttcher) Cells 位于基底膜和外沟细胞之间的一层细胞。

Branchial Arch Cartilage，First 同义词：mandibular cartilage，Meckel's cartilage。

Branchial Arch Cartilage，Second 同义词：hyoid cartilage，Reichert's cartilage。

Breschet's Hiatus 同义词：helicotrema，Scarpa's hiatus。

Caecum ［复数：caeca；所有格：caeci］拉丁语：盲袋。

    c. cupulare，蜗管顶端正位于螺旋板钩处之上的袋状盲端。**c. vestibulare**，位于前庭内耳蜗隐窝处的蜗管盲端。

Cajal，Interstitial Nucleus of 间质核。

Canaliculi Perforantes of Schuknecht 骨螺旋板之中的细微开口，这些开口连通鼓阶和 Corti 器内和 Cort 器周围的细胞间液空间。同义词：perilymph canaliculi。

Canaliculus ［复数：canaliculi；所有格：canaliculi］拉丁语：小管；导管或通道。

    c. cochleae，耳蜗导水管。**c. tympanicus**（上），岩浅小神经走行的无名小管。**c. tympanicus**（下），Jacobson 神经走行的小管。**c. perforantes**，骨螺旋板之中的细微开口。**subarcuate c.**，岩乳管。同义词：antrocerebellar canal of Chatellier。

Canalis ［复数：canales；所有格：canalis］拉丁语：小管。

    c. mastoideus，从颈静脉球窝外侧壁到鼓乳缝的小管，供 Arnold 神经走行。**c. semicirculares ossei**，骨半规管。**c. spiralis modioli**（**c. spiralis cochleae**），Rosenthal 管。同义词：spiral canal of the modiolus。

Capitulum ［复数：capitula；所有格：capituli］拉丁语：小头。

    c. mallei，锤骨头。**c. stapedis**，镫骨头。

Cauda ［复数：caudae；所有格：caudae］ 拉丁语：尾。

    c. helicis，耳廓耳轮软骨的最下部。

Cavum ［复数：cava；所有格：cavi］ 拉丁语：洞或腔。

    c. conchae，耳廓中耳甲腔下方的内陷部分，通到外耳道。**c. tympani**，鼓室腔。

Cellula ［复数：cellulae；所有格：cellulae］拉丁语：小腔；小气房。

    c. mastoideae 乳突骨内气化的蜂房。**c. tympanicae**，鼓室气房。

Cerumen 拉丁语：蜡（耳屎）。

Chatellier, Antrocerebellar Canal of 岩乳管。同义词：subarcuate canaliculus。

Chorda ［复数：chordae；所有格：chordae］ 拉丁语：索或腱。

    c. tympani，面神经的一个感觉支，从中耳腔内横穿。

Citelli, Sinodural Angle of 窦脑膜角。

Claudius' Cells Corti 器的支持细胞，衬在外螺旋沟壁上。

Cochlea ［复数：cochleae；所有格：cochleae］ 拉丁语：蜗壳，听觉器官的骨性结构。

Cochleare ［复数：cochleares；所有格：cochlearis］拉丁语：匙，勺子。作为 cochleariformis：**processus c.**，当鼓膜张肌向锤骨颈部延伸的时候绕过的骨性突起。

Collum ［复数：colla；所有格：colli］拉丁语：颈。

    c. mallei，锤骨颈。

Columella ［复数：columellae；所有格：columellae］拉丁语：小柱。

    c. cochleae，蜗轴。

Common Cardinal Veins Cuvier 管。

Concha ［复数：conchae；所有格：conchae］拉丁语：贝壳样结构。

    c. auriculae，耳廓软骨的最凹陷处。

Condyloid 希腊语：kondylos；骨末端的圆形关节突，比如下颌骨的髁状突。前髁孔是指在枕骨髁状突上供第XII对脑神经走行的管道。

Corti, Hair Cells of Corti 器的外毛细胞。

Corti, Membrane of 盖膜。

Corti, Organ of 同义词：basilar papilla，papilla of Huschke，spiral organ。

Corti, Pillars of 柱状细胞。同义词：pillars of Corti's organ。

Corti, Tunnel of 三角形管道，也称内管道，由内、外柱细胞头部相接形成。

Cortilymph 由 Engström 命名，因为他提出内耳"第三淋巴液"。在理论上，这一液体位于 Corti 隧道内 Nuel 间隙内，外隧道，以及围绕毛细胞的空隙中。该液体现在被认为是外淋巴，是从骨螺旋板中的 Schuknecht 穿通小管渗透到上述结构中的。

Cotugno, Canal of 耳蜗下静脉走行的管道（耳蜗导水管内的静脉）。同义词：aqueduct of Cotugno；first accessory canal of Siebenmann。

Cotugno，Fluid of 最初是给外淋巴命名的。1836 年 Breschet 采纳了外淋巴的名字，并且将内淋巴用于描述 Scarpa 液。

Cribrose 拉丁语：筛状（筛子；滤网）；常用形式 cribrose or cribrosa。

macula c. inferior，在单管深部的小筛状区域，走行后壶腹神经纤维。**macula c. media**，在内听道基底部的后内面的孔状区，穿行着球囊神经纤维。**macula c. superior**，在内听道基底部的后上面的孔状区，横嵴之上，穿行着椭圆囊神经和上壶腹神经纤维。同义词：Mike's dot。**c. tractus spiralis**，内听道基底部前下部的一周半的孔状区，穿行着耳蜗神经纤维。

Crista ［复数：cristae；所有格：cristae］拉丁语：鸡冠，嵴。

c. falciformis，内听道的横嵴。**c. stapedis**，在镫骨底板的鼓室面偶有发现的足弓间的骨嵴。**c. vestibuli**，前庭内将容纳球囊的球囊隐窝与容纳椭圆囊的椭圆囊隐窝分隔开的垂直嵴。**c. ampullaris**，半规管壶腹内的神经上皮嵴。

Crus ［复数：crura；所有格：cruris］拉丁语：脚，足。

c. anterius，镫骨前足弓。**c. breve**，砧骨短脚。**c. commune**，总脚，是由前半规管和后半规管非壶腹端进入前庭时形成的。**c. curvilineum**，镫骨后足弓。**c. helicis**，耳廓软骨上的斜行嵴，将耳甲分为上面的耳甲艇和下面的耳甲腔。**c. longum**，砧骨长脚。**c. posterius**，镫骨后足弓。**c. rectilineum**，镫骨前足弓。

复数：**c. anthelicis** 将对耳轮分成两个嵴，在两者之间是一个浅的内陷蜗，名为三角窝。

Cul-de-sac 拉丁语：culus（底部；尽头；末端）；法语：死胡同，囊底。只有一端开口的囊性腔或管。

Cupula ［复数：cupulae；所有格：cupulae］拉丁语：the diminutive of cupa；桶或缸。

c. cristae ampullaris，半规管壶腹嵴帽。**c. cochleae**，螺旋板钩远端，蜗孔处蜗管的终端。

Cuvier，Ducts of 总主静脉。

Cymba ［复数：cymbae；所有格：cymbae］拉丁语：小艇。

c. conchae，耳甲中位于耳轮脚上方的凹陷。

Deiters' cells 外毛细胞的支持细胞。同义词：outer phalangeal cells；sustentacular cells。

Deiters' Nucleus 前庭外侧核。

Dorello，Canal of 在岩尖和蝶骨之间的硬脑膜管道，外展神经和岩下窦经此结构进入海绵窦。

Ductus ［复数：ductus；所有格：ductus］拉丁语：管。

d. cochlearis，蜗管（中阶）。**d. endolymphaticus**，内淋巴管。同义词：otic duct。**d. perilymphatici**，耳周管（耳蜗导水管内）。**d. reuniens**，连接球囊和蜗管的管道。同义词：Reichert's canal。**d. semicirculares**，膜半规管。**d. utriculosaccularis**，椭圆囊管的别名。

Dura Mater 拉丁语：dura（硬）and mater（母亲）。包绕软脑膜，脑和脊髓的硬质纤维层。

Eminentia ［复数：eminentiae；所有格：eminentiae］ 拉丁语：隆起。

e. arcuata，弓状隆起，位于颅中窝底的前半规管隆起。**e. conchae**，耳廓内侧面对应于耳甲腔的隆起。

e. fossae. triangularis，耳廓内侧面对应于三角窝的隆起。**e. pyramidalis**，镫骨肌腱穿出的锥隆起。**e.**

scaphae，耳廓内侧面对应于耳舟的隆起。

Endolymph 希腊语：endon（内）。内耳膜内液体。同义词：Scarpa's fluid；otic fluid。

Endolymphatic Duct 同义词：otic duct。

Epitympanum 希腊语：epi-，前缀，意思为：上；通过鼓环上界的水平面以上的中耳腔部分。

Eustachian Tube 同义词：auditory tube，pharyngotympanic tube。

Facial Recess（**Sinus**） 同义词：posterior recess，suprapyramidal recess。

Fallopian canal 面神经管。同义词：aqueduct of Fallopius，aqu（a）eductus Fallopii。

Fenestra ［复数：fenestrae；所有格：fenestrae］ 拉丁语：窗或开口。

    f. cochleae，圆窗。**f. rotunda**，圆窗。**f. vestibuli**，前庭窗。

Fissula ［复数：fissulae；所有格：fissulae］ 拉丁语：fissus。findo；findere 的过去分词，裂口，裂沟。

    f. ante fenestram，紧邻前庭窗前部的外淋巴腔内陷部位。

Fissura ［复数：fissurae；所有格：fissurae］ 拉丁语： 源于 fissus，findere 的过去分词形式；切或劈。

    f. antitragohelicina，耳廓软骨上的深沟，将耳轮尾部从对耳屏分开。

Fistula ［复数：fistulae；所有格：fistulae］ 拉丁语：不正常的通道或连通管，溃疡。

Folianus，Processus 锤骨前突，同义词：processus gracilis mallei。

Foramen ［复数：foramina；所有格：foraminis］ 拉丁语：孔，洞或开口。

jugular f.，颅底部供颈内静脉通过的开口。**f. magnum**，颅底部供脊髓通过的通道。**f. mastoideum**，乳突后面为乳突穿支静脉和动脉走行的开口。**f. ovale**，由三叉神经（第Ⅴ对脑神经）第三支下颌支走行的通道。**f. rotundum**，由三叉神经（第Ⅴ对脑神经）第二支（上颌支）走行的开口。**f. singulare**，位于内听道后下部，为后壶腹神经走行的单管开口。同义词：foramen singular of Morgagni；solitary canal；singular canal。

Fossa ［复数：fossae；所有格：fossae］拉丁语：沟，渠。

f. incudis，上鼓室内容纳砧骨短脚的切迹。**jugular f.**，颞骨下面容纳颈静脉球的凹陷。**mandibular f.**，又称为关节窝，容纳颞下颌关节的凹陷。**f. mastoidea**，紧邻 Henle 嵴（外耳道后上嵴）后部的小凹陷，其内侧为乳突窦。**f. triangularis**，对耳轮脚之间的凹陷。

Fossula ［复数：fossulae；所有格：fossulae］ 拉丁语：小窝，小沟。

    f. fenestrae cochleae（**f.cochlear fenestra**），圆窗龛。**f. fenestrae vestibuli**（**f.vestibular fenestra**），前庭窗龛。**f. post fenestram**，前庭窗后部外淋巴向后延伸的部分。**f. rotunda**，圆窗龛。**f. subarcuata**，弓状下窝。

Fovea ［复数：foveae；所有格：foveae］ 拉丁语：小坑。

    f. saccus endolymphaticus，位于岩骨后部容纳内淋巴囊脑膜内部分的浅凹（凹窝）。

Ganglion ［复数：ganglia（or ganglions）］ 希腊语：神经节，通常位于中枢神经系统以外，由一簇神经元组成。

Corti's g.，听神经节。**gasserian g.**，同义词：semilunar ganglion；trigeminal ganglion。**g. geniculi**，面神经

膝状神经节。**Meckel's g.**，蝶腭神经节。**Scarpa's g.**，前庭神经节。**g. spirale cochleae**，**g. spirale nervi cochleae**，**g. spirale partis cochlearis nervi octavi**，蜗神经的螺旋神经节。

Geniculum ［复数：genicula；所有格：geniculi］ 拉丁语：小膝，膝盖。

    g. nervus facialis，面神经走行过程中在膝状神经节部位发生的锐角转弯，该处是面神经迷路段终点，也是鼓室段的起点。

Gerlach，Tubal Tonsil of 由 Gerlach 描述的咽鼓管咽口周围的淋巴组织。

Glandulae ［复数：glandulae；所有格：glandulae］ 拉丁语：腺体。

    g.mucosae，咽鼓管软骨部的黏液腺。

Glaserian Fissure 岩鼓裂（缝）。

Glial-Schwann Sheath Junction 同义词：Obersteiner–Redlich zone。

Gracilis，Processus 锤骨前突。同义词：processus gracilis mallei，processus Folianus。

Gradenigo's Syndrome 是由岩尖炎引起的涉及外展神经和三叉神经的病变，包括外展神经麻痹、眼球后部疼痛、中耳化脓性疾病症候群。

Grenzscheiden 德语：通常衬于颞骨骨缝或骨管以及血管内表面的嗜碱性染色薄膜。

Gruber's Ligament 岩斜韧带。

Habenula ［复数；habenulae；所有格：habenulae］ 拉丁语：小带，小条，缰。

    h. arcuata，耳蜗基底膜内侧部分。**h. perforata**，螺旋板缘神经孔，螺旋板鼓唇处耳蜗神经穿行的开口。

Haller，Plexus of 主要由迷走神经分支组成的神经纤维丛，有舌咽神经和交感干参与；该丛支配咽部、软腭除腭帆张肌以外的肌肉和黏膜，包括运动、一般感觉和交感神经。同义词：pharyngeal plexus。

Hamulus ［复数：hamuli；所有格：hamuli］ 拉丁语：小钩 。

    h. cochleae，**h. laminae spiralis**，骨螺旋板顶端的钩状部。**h. pterygoideus**，蝶骨翼突内侧板下极的钩状突起，腭帆张肌腱绕经此结构。

Haversian System 包括 haversian 管和同心板层，构成硬质骨的基本结构单位。Haversian 系统主要沿着长骨内的长轴走行。

Held，Randfasernetz of 同义词：Randfasernetz，Randfadennetz。

Helicotrema 希腊语：helico，螺旋样结构（蜗牛或线圈）and trema（洞，孔；穴）。是指耳蜗顶部鼓阶和前庭阶交通的通道。同义词：Breschet's hiatus；Scarpa's hiatus。

Helix 希腊语：coil。耳廓最外侧的游离缘。

Henle's Suprameatal Spine 外耳道后上缘的小嵴。

Hensen's Cells Corti 器内外毛细胞的高支持细胞。

Hensen's Stripe 组织切片中位于盖膜下表面中部的嗜碱性染色带，在正常情况下，该带位于内毛细胞内侧的边界细胞位置并且贴附于该细胞。

Hiatus ［复数：hiatus；所有格：hiatus］ 拉丁语：开口，裂孔。

    h. canalis facialis，颅中窝底用于走行岩浅大神经的裂口，偶尔膝状神经节也会显露在颅中窝底。

Hillocks of His 从第一和第二鳃弓起源的 6 个小丘状突起，最终发育成耳廓。

Hitselberger's Sign 麻醉外耳道后壁，该处是面神经分支支配。

Horizontal Canal 外板规管。

Howship's Lacunae 骨吸收后形成的病损。

Huguier，Canal of 岩鼓缝内的通道，鼓索神经向前离开鼓室时由此穿出。同义词：iter chordae anterius。

Huschke，Foramen of 鼓环发育过程中分隔鼓环的两个低位的开口。通常在儿童期封闭。

Huschke，Papilla of Corti 器。同义词：basilar papilla，spiral organ。

Huschke，Stria Vascularis of 同义词：stria vascularis。

Huschke's Teeth，Tall cells covering the limbus。

Hyoid Cartilage 第二鳃弓软骨。同义词：Reichert's cartilage。

Hyrtl's Fissure 从紧邻圆窗龛的下鼓室延伸到后颅窝并平行于耳蜗导水管。（我们仍然无法找到 Hyrtl 描述的这一裂口）。同义词：tympanomeningeal hiatus。

Incisura ［复数：incisurae；所有格：incisurae］ 拉丁语：incisum，incidere 的过去分词；切割或切开。
i. anterior，耳廓上将耳轮脚与耳屏分开的凹面。**i. intertragica**，将耳屏从对耳屏分开的压迹。**i. mastoidea**，二腹肌沟。**i. Rivini**，Rivinus 切迹。同义词：incisura tympanica。**i. tympanica**。同义词：incisura rivini；notch of Rivinus。
复数：**i. cartilaginis meatus acustici externi**，外耳道纤维软骨部前壁的两个裂隙。同义词：Santorini's fissures。

Incus ［复数：incudes；所有格：incudis］ 拉丁语：anvil。传递声音的结构中第二块听骨。如此命名是因为它外形像铁砧。

Inferior Cochlear Vein 蜗管导水管内的静脉。同义词：vena aquaeductus cochleae。

Infrapyramidal Recess 鼓室窦。

Interhyal(e) 拉丁语：inter（between）；希腊语：hyoeides（U 形）。胚胎发育过程中，便于舌骨角与 Meckel 软形成关节的骨干，在某些脊椎动物中是指连接舌下颌与舌骨残余部分。

Internal Auditory Artery 迷路动脉。

Isthmus ［复数：isthmi；所有格：isthmi］ 拉丁语：从希腊语 isthmos 衍生而来，狭窄通道。

Iter ［复数：itineres；所有格：itineris］ 拉丁语：通道。
i.chordae anterius，鼓索神经离开中耳腔的开口。同义词：canal of Huguier。**i. chordae posterius**，鼓索神经进入中耳腔的开口。

Jacobson's Nerve 舌咽神经分支（第IX对脑神经）。同义词：tympanic nerve。

Koerner's (Körner's) Flap 手术时制作的蒂位于外侧的外耳道后壁皮肤的带蒂皮瓣。

Koerner's (Körner's) Septum 将乳突分成外侧鳞部和内侧岩部的骨性分隔。同义词：petrosquamosal septum。

Labyrinthine Artery 同义词：internal auditory artery。

Labyrinthus ［复数：labyrinthi；所有格：labyrinthi］拉丁语：迷路。

l.membranaceus，内耳膜性迷路。**l.osseus**，骨迷路。

Lacuna ［复数：lacunae；所有格：lacunae］拉丁语：水池，小坑或空洞。

Lamina ［复数：laminae；所有格：laminae］拉丁语：薄板。

    l. basilaris，耳蜗基底膜。**l. lateralis**，咽鼓管外侧软骨板。**l. medialis**，咽鼓管内侧软骨板。**l. membranacea**，构成咽鼓管软骨部外壁和下壁的结缔组织带。**l.spiralis ossea**，骨螺旋板，沿着蜗轴走行的螺旋状突起，终止于耳蜗顶的钩部。

Lateral Semicircular Canal 同义词：horizontal canal。

Lateral Vestibular Nucleus 同义词：Deiters nucleus。

Leidy，Scutum of 构成上鼓室腔外侧壁的鳞状骨板。同义词：lateral epitympanic bony wall。

Lenticular Process of the Incus 同义词：os orbiculare，Sylvian apophysis。

Levator ［复数：levatores；所有格：levatoris］拉丁语：提升，提，拉。

    l.veli palatini，与腭帆提肌协同作用，开放咽鼓管咽口的肌肉。同义词：retrotubal muscle of Sebileau。

Ligamentum ［复数：ligamenta；所有格：ligamenti］拉丁语：绷带或连接带，纽带。

    l. anulare stapedis，用于将镫骨底板锚定在前庭窗的镫骨环形韧带。**l. auriculare anterius** 耳廓前部的耳廓外韧带。**l. auriculare posterius**，耳廓后部的耳廓外韧带。**l. auriculare superius**，耳廓上部的耳廓外韧带。**l. incudis posterius**，将砧骨短突固定在砧骨窝内的韧带，形成听骨链旋转轴的后部。**l. mallei anterius**，锤骨前韧带，与锤骨前突协同形成听骨链旋转轴的前部。该韧带一定是从锤骨前悬韧带分化出来的，锤骨前悬韧带是位于更靠上的位置，并且将锤骨头悬挂于上鼓室前壁。**l. mallei laterale**，将锤骨颈固定在鼓切迹边缘的悬韧带。**l. mallei superius**，将锤骨头连接在上鼓室天盖的悬韧带。**l. spirale cochleae**，耳蜗骨性外壁上增厚的骨膜，作为蜗管（螺旋韧带）的外侧支持结构。

Limbus ［复数：limbi；所有格：limbi］ 拉丁语：边界或边缘。

    l. laminae spiralis osseae，盖膜和 Reissner 膜附着的纤维上皮丘。**l. membranae tympani**，骨膜增厚的边缘。

Lobulus ［复数：lobuli；所有格：lobuli］拉丁语：小叶，耳垂；肺叶；脑叶；裂片。

    l.auriculae，耳垂。

Lucas，Groove of 鼓索神经在蝶骨角棘内走行的骨沟。

Luschka's Tonsil 同义词：鼻咽部的淋巴团块。咽扁桃体。

Lympha ［复数：lymphae；所有格：lymphae］拉丁语：水，液体。

Macewen's Triangle 颞骨最外面的三角形，由颧弓根上界（颞线）向后延长线，外耳道后壁延长线，连接两线的第三条线组成。该三角形是乳突窦的外侧标志。同义词：suprameatal triangle。

Macula ［复数：maculae；所有格：maculae］拉丁语：斑点，记号；刻度。

    m. acustica sacculi，球囊的感觉器。**m. acustica utriculi**，椭圆囊的感觉器。**m. cribrosa inferior**，后壶腹神经纤维穿行的筛孔区。**m.cribrosa media**，神经纤维穿行抵达球囊斑的球囊隐窝的筛孔区。**m. cribrosa**

superior，神经纤维穿行抵达椭圆囊斑和上外半规管壶腹的椭圆囊隐窝筛孔区。同义词：Mike's dot。**m. sacculi**，球囊感觉器。**m. utriculi**，椭圆囊感觉器。

Malleus ［复数：mallei；所有格：mallei］ 拉丁语：锤或槌。听骨链最外侧的听骨。

Malleus, Anterior Process of 同义词：processus Folianus，processus gracilis mallei。

Manasse, Blue Mantles of 同义词：blue mantles。

Mandibular Cartilage 同义词：first branchial arch cartilage，Meckel's cartilage。

Manubrium ［复数：manubria；所有格：manubrii］拉丁语：柄。

　　m. mallei，锤骨的下行的柄状结构。

Meatus ［复数：meatus，meatuses；所有格：meatus］拉丁语：通道。

　　m. acusticus externus，外耳道。**m. acusticus externus cartilagineus**，外耳道纤维软骨部。**m. acusticus externus osseus**，外耳道骨部。**m. acusticus interims**，内听道。

Meckel's Cartilage 第一鳃弓软骨。同义词：mandibular cartilage。

Meckel's Ganglion 同义词：蝶腭神经节。

Membrana ［复数：membranae；所有格：membranae］拉丁语：薄膜或膜。

　　m. obturatoria stapedis，偶发的封闭闭孔的黏膜片。**m. tympani**，鼓膜 **m. tympani secundaria**，圆窗膜。**m. vestibularis**，Reissner 膜。同义词：vestibular membrane。

Mike's Dot 走行椭圆囊和上、外半规管壶腹神经纤维的上筛斑区。作为经迷路径路手术时内听道外侧端的标志。以 Michael Glasscock 名字命名。

Modiolus ［复数：modioli；所有格：modioli］拉丁语：轮毂。构成耳蜗中央支持结构的锥形柱。同义词：columella cochleae。

Morgagni, Foramen Singular of 后壶腹神经开口。同义词：foramen singulare；singular canal；solitary canal。

Morgagni, Sinus of 咽上缩肌上界和颅底之间的间隙，其中走行咽鼓管和腭帆提肌。

Moriat, Ganglion of 鼓膜张肌肌束膜内侧的神经节。

Nasopharyngeal Lymphoid Mass 同义词：Luschka's tonsil，pharyngeal tonsil。

Nervus ［复数：nervi；所有格：nervi］ 拉丁语：线或弦。

　　n. acusticus，第Ⅷ对脑神经，包括耳蜗前庭神经。**n. ampullaris canalis lateralis**，支配外半规管壶腹的神经纤维。**n. ampullaris canalis posterior**，支配后半规管壶腹的神经纤维。**n. ampullaris canalis superior**，支配前半规管壶腹的神经纤维。**n. cochleae**，耳蜗神经。**n. facialis**，第Ⅶ对脑神经。**n. intermedius**，Wrisberg 神经。**n. petrosus superficialis major**，岩浅大神经。**n. saccularis**，球囊神经。**n. stapedius**，镫骨肌神经。**n. tensoris tympani**，鼓膜张肌神经。**n. utricularis**，椭圆囊神经。**n. vestibularis**，前庭神经（包括上神经和下神经）。**n. vestibulocochlearis**，第Ⅷ对脑神经。

Nodulus ［复数：noduli；所有格：noduli］ 拉丁语：小结节；团块，疙瘩。小结节或不规则的圆形团块。

　　n. lymphatici tubarii，咽鼓管的淋巴组织。

Nucleus, Lateral Vestibular 同义词：Deiters' nucleus。

Nucleus of the Medial Longitudinal Fasciculus 同义词：interstitial nucleus of Cajal。

Nuel, Spaces of Corti 器内指细胞突之间的空隙。

Obersteiner-Redlich Zone 脑神经上周围髓鞘和中央少突髓鞘的移行区。同义词：glial–Schwann sheath junction。

Olivocochlear Bundle 从橄榄核区神经元到耳蜗的传出神经纤维束。同义词：Rasmussen's bundle。

Oort's Anastomosis 前庭下神经球囊支和耳蜗神经之间的吻合支。橄榄耳蜗束（Rasmussen 神经束） 的一部分。同义词：vestibulocochlear anastomosis。

Organum ［复数：organa；所有格：organi］ 拉丁语：乐器或器官。

o. spirale，Corti 器。同义词：basilar papilla；papilla of Huschke；spiral organ。**o. vestibulocochleare**，位听器（胚胎学意义）。

Os Orbiculare 同义词：lenticular process of the incus，Sylvian apophysis。

Ostium ［复数：ostia；所有格：ostii］ 拉丁语：开口。

o. pharyngeum tubae auditivae，咽鼓管咽口。**o. tympanicum tubae auditivae**，咽鼓管鼓口。

Ostmann, Lateral Fat Pad (Body) of 分布于咽鼓管纤维软骨部外侧和腭帆张肌之间的脂肪组织。

Otic Duct 内淋巴管。

Otoconia 希腊语：ous，ot–（耳）；konis（粉末）。耳石器官的碳酸钙晶体。

Outer Hair Cells of the Organ of Corti 同义词 hair cells of Corti。

Papilla, Basilar Corti 器。同义词 papilla of Huschke spiral organ。

Papilla of Huschke Corti 器。同义词 basilar papilla spiral organ。

Paries ［复数 parietes 所有格 parietis］ 拉丁语 墙壁（房屋的墙壁）。

p. caroticus，中耳颈内动脉（前）壁。**p. jugularis**，中耳颈内静脉（下）壁。**p. labyrinthicus**，中耳迷路（内）壁。**p. mastoideus**，中耳乳突（后）壁。**p. membranaceus**，中耳膜性（外）壁。**p. tegmentalis**，中耳顶壁。**p. vestibularis ductus cochlearis**，分隔前庭阶和中阶的膜。同义词：membrana vestibularis；Reissner's membrane；vestibular membrane。

Pars ［复数：partes；所有格：partis］ 拉丁语：部分；零件；区域。

p. cartilaginae tubae auditivae，咽鼓管软骨部。**p. flaccida**，锤骨外侧突上部的鼓膜松弛部。同义词：Shrapnell's membrane，**p. mastoideae**，颞骨乳突部。**p. petrosa**，颞骨岩部。**p. propria**，鼓膜中（纤维）层。**p. squamosa**，颞骨鳞部。**p. tensa**，鼓膜紧张振动部。**p. tympanica**，颞骨骨部。

Perilymph 希腊语：peri（周围）。介于骨迷路和膜迷路之间的内耳液体。同义词：fluid of Cotugno。

Perilymph Canaliculi 同义词：canaliculi perforantes of Schuknecht。

Perilymphatic Duct 同义词：periotic duct。

Periotic Duct 耳蜗导水管内的膜性管。同义词：perilymphatic duct。

Petroclinoid Ligament 同义词：Gruber's ligament。

Petromastoid Canal 同义词：antrocerebellar canal of Chatellier，subarcuate canaliculus。

Petrosquamosal Fissure (Suture) 从颅中窝底延伸的对应于颞骨鳞部和岩部结合处的狭窄裂隙。

    Petrosquamosal Septum 同义词：Koerner's（Körner's）septum。

Petrotympanic Fissure (Suture) Glaserian 缝。

Petrous 拉丁语：像岩石一样。

    p. pyramid，颞骨岩部。

Phalangeal Cells，Outer 同义词：Deiters' cells，sustentacular cells。

Pharyngeal Nerve of Bock 蝶腭神经咽支支配咽鼓管咽口上壁的神经。同义词：rami pharyngei nervi vagi。

Pharyngeal Plexus 同义词：plexus of Haller。

Pharyngeal Recess 同义词：fossa of Rosenmüller。

Pharyngeal Tonsil 同义词：Luschka's tonsil，nasopharyngeal lymphoid mass。

Pharyngotympanic Tube 同义词：auditory tube，eustachian tube。

Pillar Cells Corti 器的支持细胞，内外两排共同形成内隧道（Corti 隧道）。同义词：pillars of Corti，pillars of Corti's organ。

Pinna ［复数：pinnae；所有格：pinnae］ 拉丁语：翅上的羽毛。耳的外部，耳廓。

Plexus ［复数：plexus；所有格：plexus］ 拉丁语：plectere 的过去分词。发辫；辫子；穗带；编织物，网状结构。

    p. tympanicus，中耳鼓岬上的鼓室丛神经。

Plica ［复数：plicae；所有格；plicae］拉丁语：折叠；折起；褶子；褶痕。

    p. incudis，从砧骨短脚延伸到鼓室天盖的黏膜皱襞，不稳定出现。**p. mallearis anterior**，从鼓膜向锤骨前延伸覆盖锤骨前突和锤骨前韧带及邻近鼓索神经的黏膜皱襞，不稳定出现。**p. mallearis posterior**，从鼓室后壁和锤骨柄之间延伸的黏膜皱襞，包绕着锤骨外侧韧带和鼓索后部，不稳定出现。**p. stapedis**， 从中耳后壁延伸包绕镫骨的黏膜皱襞，不稳定出现。

Ponticulus ［复数：ponticuli；所有格：ponticuli］ 拉丁语：小桥。从中耳后壁邻近锥隆起基底延伸到鼓岬的骨桥。形成鼓室窦的上界。

Post 拉丁语：后面。

Posterior Recess Facial Recess（Sinus）。同义词：suprapyramidal recess。

Posterior Vertical Canal 同义词：posterior semicircular canal。

Processus ［复数：processus；所有格：processus］ 拉丁语：突起。

    p. anterior。同义词：anterior process of the malleus；processus Folianus；processus gracilis mallei。**p. cochleariformis**，匙突。**p. lateralis mallei**，锤骨外侧突。**p. lenticularis**，豆状突。同义词：lenticular process of the incus；os orbiculare；Sylvian apophysis。

Prominentia ［复数：prominentiae；所有格：prominentiae］ 拉丁语：隆突，隆起，突起或岬。

p. canalis facialis，面神经管鼓室段的隆起。**p. canalis semicircularis lateralis**，外半规管在鼓室和乳突窦内侧壁的突起。

p. mallearis，锤骨外侧突。**p. styloidea**，鼓室底壁的突起，对应于茎突根部。

Prussak's Space 鼓膜上隐窝。由鼓膜松弛部，锤骨外侧韧带和锤骨前后皱襞构成边界。同义词：Prussak's pouch；superior tympanic recess。

Rami Pharyngei Nervi Vagi 蝶腭神经的咽支。拉丁语 nerve。同义词：pharyngeal nerve of Bock。

Randfasernetz of Held 是指盖膜覆盖 Corti 器 Hensen 细胞坡上的部分，而且外侧能够覆盖 Hensen 细胞基底。在某些物种中这一结构似乎能横跨外沟，延伸到螺旋突[140]。同义词：Randfadennetz[124]。

Rasmussen's Bundle 橄榄耳蜗束。

Recessus ［复数：recessus；所有格：recessus］ 拉丁语：隐窝，偏僻地点。

r. cochlearis，由前庭嵴的两支形成的凹面，容纳着耳蜗的盲端（前庭盲端）。**r. ellipticus**，前庭内侧壁的后上部的隐窝，容纳椭圆囊。**r. membranae tympani superior**，Prussak 袋。同义词：Prussak's space；superior tympanic recess。**r. membranae tympani anterior** or **posterior**，von Tröltsch（Troeltsch）后袋或前袋。**r. sphericus**，前庭内侧壁的圆形凹面，容纳球囊斑。

Reichert's Bar Reichert 软骨的软骨性或骨性残余，持续至婴儿早期；位于面神经后内侧。

Reichert's Canal 联合管。

Reichert's Cartilage 第二鳃弓软骨。同义词：hyoid cartilage。

Reissner's Membrane 形成蜗管前壁的前庭膜，从螺旋韧带前缘横跨到螺旋缘的内侧边缘。以 von Kölliker[331] 名字命名。同义词：membrana vestibularis；paries vestibularis ductus cochlearis。

Reticulum ［复数：reticula；所有格：reticuli］ 拉丁语：小网，网络。

Rivinus, Notch of 鼓环上部缺口，作为鼓膜松弛部的上附着部。同义词：incisura rivini；tympanic incisura。

Rosenmüller, Fossa of 鼻咽部咽鼓管圆枕后上的隐窝，咽鼓管圆枕是咽鼓管处的隆起。同义词：pharyngeal recess。

Rosenthal's Canal 蜗轴内螺旋神经节走行的小管。同义词：canalis spiralis cochleae；canalis spiralis modioli；spiral canal of the modiolus。

Rüdinger's Safety Tube 咽鼓管软骨部横断面上面可见的潜在空隙。同义词：security canal of Rüdinger；Sicherheitsrohr。

Sacculus ［复数：sacculi；所有格：sacculi］ 拉丁语：小囊，小袋，球囊。

Saccus ［复数：sacci；所有格：sacci］ 拉丁语：袋，包。

s. endolymphaticus，内淋巴囊。

Salpingopalatine Fold of Tortual 咽鼓管前唇向鼻咽外侧壁延伸部分。

Scala ［复数：scalae；所有格：scalae］ 拉丁语：楼梯；楼梯间；阶；级。

s. media，耳蜗内的中间腔（蜗管）。**s. tympani**，位于中阶后部的耳蜗内外淋巴腔。**s. vestibuli**，位于中阶前部的耳蜗内外淋巴腔。

Scapha ［复数：scaphae；所有格：scaphae］ 拉丁语：小船，艇。耳廓的舟状窝。同义词：fossa helicis。

Scarpa's Fluid Breschet 将名字改为 endolymph。同义词：otic fluid。

Scarpa's Ganglion 前庭神经的周围神经节。

Scarpa's Hiatus 蜗孔。同义词：Breschet's hiatus。

Schuknecht, Canaliculi Perforantes of 同义词：perilymph canaliculi，canaliculi perforantes。

Scutum ［复数：scuta；所有格：scuti］ 拉丁语：盾，颞骨磷部构成上鼓室外壁的部分。

Sebileau, Retrotubal Muscle of 同义词：腭帆提肌。

Security Canal of Rüdinger 同义词：Rüdinger's safety tube，Sicherheitsrohr。

Semilunar Ganglion 同义词：trigeminal ganglion，gasserian ganglion。

Septum ［复数：septa；所有格：septi］ 拉丁语：分隔或屏障；障碍；界限。

mucosal s.，将鼓室进一步分隔的黏膜皱襞。**s. canalis musculotubarii**，咽鼓管骨部的上分隔，将其与鼓膜张肌管分隔开来。

Shambaugh, Glands of 沿着蜗管外侧壁的血管纹区分布的特化上皮，在婴儿发育阶段，形成腺上皮。

Shrapnell's Membrane 鼓膜松弛部。

Sicherheitsrohr 同义词：Rüdinger's safety tube，security canal of Rüdinger。

Siebenmann, First Accessory Canal of 同义词：aqueduct of Cotugno，canal of Cotugno。

Singular Canal 后壶腹神经走行的管道。同义词：foramen singulare；foramen singular of Morgagni；solitary canal。

Sinodural Angle of Citelli 上面的颅中窝和后面的颅后窝及乙状窦之间形成的夹角。标志着岩上窦位于颅中窝和颅后窝脑膜结合处的位置。同义词：sinodural angle。

Sinus ［复数：sinus；所有格：sinus］ 拉丁语：洞，坑；山谷。

facial s.，面隐窝。同义词：posterior recess；suprapyramidal recess。**s. posterior**，鼓索神经后小管和锥隆起之间的凹面。**s. tympani (tympanic s.)**，是中耳内壁的一个凹面，位于圆窗和前庭窗之后，面神经内侧，岬小桥构成其上界，岬下脚构成其下界。同义词：infrapyramidal recess。

Solitary Canal 同义词：foramen singulare，foramen singular of Morgagni，singular canal。

Sphenopalatine Ganglion 同义词：Meckel's ganglion。

Spina ［复数：spinae；所有格：spinae］ 拉丁语：棘，刺。

s. helicis，从耳轮脚向前延伸形成的软骨隆起。**s. tympanica major**，在骨性鼓环 Rivinus 切迹上的前棘。**s. tympanica minor**，在骨性鼓环 Rivinus 切迹上的后棘。

Spiral Canal of the Modiolus Rosenthal 管。同义词：canalis spiralis cochleae。

Spiral Organ Corti 器。同义词：basilar papilla，papilla of Huschke。

Squama ［复数：squamae；所有格：squamae］ 拉丁语：标度；秤；比例尺；或板状结构。是指颞骨形成颅中窝和乳突外侧壁的部分。

Stratum ［复数：strata；所有格：strati］ 拉丁语：掩蔽物，遮盖物，路面，厚度均匀的片状结构。

    s. cutaneum，鼓膜的表皮（外）层。**s. mucosum**，鼓膜的黏膜（内）层。**s. radiatum**，鼓膜的纤维（中）层。

Stria ［复数：striae；所有格：striae］ 拉丁语：管，沟，槽。

    s. mallearis，通过耳镜看到的鼓膜表面浅白色条纹，代表锤骨柄。**s. vascularis**，位于 Reissner 膜和螺旋突之间的螺旋韧带内表面，是高度特化以及血管化的螺旋结构。同义词：stria vascularis of Huschke。

Subarcuate Canaliculus 同义词：antrocerebellar canal of Chatellier，petromastoid canal。

Subiculum ［复数：subicula；所有格：subiculi］ 拉丁语：小桥，柱。

    s. promontorii，圆窗后下部的骨性嵴，限定鼓窦的下界。

Sulcus ［复数：sulci；所有格：sulci］ 拉丁语：沟，槽。

    s. anthelicis transversus，耳廓内侧面相对应于对耳轮的凹沟。**s. auriculae posterior** 分隔对耳屏和对耳轮的压迹。**s. cruris helicis**，耳廓内侧面对应于耳轮脚的压迹。**s. tympanicus**，鼓骨内的骨沟，鼓膜附着于此。

Superior Semicircular Canal 同义词：anterior vertical canal。

Superior Tympanic Recess 同义词：Prussak's pouch，Prussak's space。

Superior Vestibular Nucleus 同义词：nucleus of Bechterew。

Suprameatal Spine 同义词：Henle's suprameatal spine。

Suprameatal Triangle 同义词：Macewen's triangle。

Suprapyramidal Recess 面隐窝（窦）。同义词：posterior recess。

Sustentacular Cells Deiters 细胞。同义词：outer phalangeal cells。

Sylvian Apophysis 砧骨豆状突。同义词：os orbiculare；processus lenticularis。

Syndesmosis ［复数：syndesmoses；所有格：syndesmosis］ 拉丁语：源于希腊语 syndesmos，ligament。

    s. tympanostapedia，镫骨前庭关节。

Tectorial Membrane 同义词：membrane of Corti。

Tegmen ［复数：tegmines；所有格：tegminis］ 拉丁语：顶或盖。

    t. mastoideum，乳突天盖。**t. tympani**，中耳腔顶壁。

Tensor 拉丁语：张力，紧张，舒展；弹性。

    t. tympani，中耳内的肌肉，形成附着在锤骨的肌腱。

Tentorium ［复数：tentoria；所有格：tentorii］ 拉丁语：幕；帐篷。

    t. cerebelli，小脑顶部的硬脑膜层，也可以作为枕叶的支持结构。在后部包绕着横窦。

Tortual, Salpingopalatine Fold of 咽鼓管前唇向鼻咽侧壁延伸的部分。

Tractus ［复数：tractus；所有格：tractus］ 拉丁语：踪迹；小路。

    t. tegmentalis centralis，前庭内壁，神经经此穿过到达内耳的耳蜗。同义词：tractus spiralis foraminosus。

Tragus ［复数：tragi；所有格：tragi］ 拉丁语：来自于希腊语 tragos，山羊（明显是因为耳屏上的耳毛很像山羊胡）。单数形式是用来指外耳道前面的软骨突起。复数形式是用来指耳毛，特别是耳屏上的耳毛。

Trautmann's Triangle 乳突上由侧窦构成后界，天盖和岩上窦构成上界，骨迷路构成前界的区域。

Trigeminal Ganglion 同义词：semilunar ganglion，gasserian ganglion。

Tuba ［复数：tubae；所有格：tubae］ 拉丁语：罗马战争时期的小号。

    t. auditiva，咽鼓管。同义词：auditory tube；pharyngotympanic tube。

Tuberculum ［复数：tubercula；所有格：tuberculi］ 拉丁语：小管，块，团；肿块；结节。

    t. auriculae，Darwinian 结节，耳廓的耳轮游离缘后上部的突起，不稳定出现，相当于低等哺乳动物的耳廓尖。**t. supratragicum**，耳廓前部耳屏正上部的小突起。

Tunica ［复数：tunicae；所有格：tunicae］ 拉丁语：护套；鞘；叶鞘；短袍。

    t. mucosa，咽鼓管内衬的黏膜。**t. mucosa cavi tympani**，鼓室内衬的黏膜。

Tympanic Incisura Rivinus. 切迹。

Tympanic Nerve 舌咽神经鼓支。

Tympanomastoid Fissure 骨性外耳道外侧后下部的缝隙。将颞骨乳突和骨部分开，有迷走神经耳支（Arnold 神经）穿行。

Tympanomeningeal Hiatus Hyrtl 裂。

Tympanum ［复数：tympana；所有格：tympani］ 拉丁语：鼓。中耳腔，结构上和鼓相似。

Umbo ［复数：umbones；所有格：umbonis］ 拉丁语：盾的中心。鼓膜中心区域，标志和锤骨柄尖端的位置。

    u. membrane tympani，脐部。

Utriculo-Endolymphatic Valve of Bast 椭圆囊壁增厚部分，类似于阀门样的结构，位于椭圆囊下部，标志着椭圆囊管的起始部。同义词：utriculo–endolymphatic valve。

Utriculus ［复数：utriculi；所有格：utriculi］ 拉丁语：小皮囊或壶。膜迷路前庭部分的漏斗状感觉器官。同义词：utricle。

Vagina ［复数：vaginae；所有格：vaginae］ 拉丁语：护套；鞘；叶鞘。

    v. processus styloidei，从颞骨延伸下来的围绕茎突最上部的鞘。

Vas ［复数：vasa；所有格：vasis］ 拉丁语：血管或者容器。

    v. spirale，基底膜鼓阶侧 Corti 器内内隧道后部的血管。

Vein at the Cochlear Aqueduct 耳蜗下静脉。同义词：vena aquaeductus cochleae。

Vena Aquaeductus Cochleae 耳蜗下静脉。同义词：vein at the cochlear aqueduct。

Vertical Canal，Anterior 前半规管

Vestibular Membrane Reissner 膜。同义词：membrana vestibularis。

Vestibulocochlear Anastomosis 同义词：Oort's anastomosis。

Vestibulum ［复数：vestibula；所有格：vestibuli］ 拉丁语：进入大厅的庭院或入口，内耳前庭。

Voit's Anastomosis 前庭上神经发出的小神经分支，支配球囊。

Volkmann's Canals 穿通骨质的通道，非 haversian 管，供血管走行。

Von Tröltsch (Troeltsch)，Anterior Pouch of 鼓膜前隐窝。

Von Tröltsch (Troeltsch)，Posterior Pouch of 鼓膜后隐窝。

Von Tröltsch (Troeltsch)，Salpingopharyngeal Fascia of 咽鼓管筋膜。是腭帆张肌鞘向咽鼓管咽口的延续，该鞘膜附着在咽鼓管软骨的外缘、下缘。

Weber-Leil，Fascia of 腭帆张肌外表面的筋膜鞘

Wrisberg，Anastomosis of 面神经和中间神经之间的吻合支

Wrisberg，Nerve of 中间神经。

Zaufal，Salpingopharyngeal Fold of 咽鼓管后唇到咽外侧壁的延伸。

Zinn，Zona Cochleae of 螺旋板的膜部。

Zona ［复数：zonae；所有格：zonae］ 拉丁语：区域。

　　z. arcuata，基底膜的内侧 1/3 部分（弓状带）。**z. pectinata**，基底膜的外侧 2/3 部分（梳状带）。

Zuckerkandl，Pharyngotubal Ligament of 在腭咽肌和咽鼓管咽肌之间的弹性纤维。

附录 B　耳解剖相关的参考资料
Historical Bibliography of Ear Anatomy

参考资料浓缩了各种从原始资料和引用资料里获得的信息。我们为感兴趣的读者提供了一些能帮助他们找到更详细信息的引用资料。这些资料包括 Politzer（1907；Milstein 等将其翻译为英文，1981）、Garrison（1929）、Dobson（1962），Sultan（1981）和 Morton（1983）等的作品。

下面介绍的人物都是基于他们对耳解剖做出的杰出贡献而选择的。当然，肯定不够全面。若有疏忽，深感抱歉。

十分感谢麻省眼耳医院 Lucian Howe 图书馆前主任 Charles Snyder 先生的善意帮助。

Alcmaeon，希腊（公元前约 500 年）

Quoted by Politzer in *Geschichte der Ohrenheilkunde* (Vol I, Stuttgart, F Enke, 1907) and *History of Otology* (English translation by S Milstein, C Portnoff, and A Coleman, Phoenix, Columella Press, 1981).

Aristotle 称（Plutarch 的著作 *De Placitis Philosophorum*，Paris，v. Dübner，1841 中有所提及），据 Alcmaeon 观察，山羊通过双耳呼吸。尽管很多学者相信这表示 Alcmaeon 知道或发现了咽鼓管的存在，但 Politzer (1981) 却觉得他们的假设没有充分依据。

Empedocles，希腊（公元前 495—前 435 年）

据 Plutarch 所述 (De Placitis Philosophorum. Paris，v. Dübner，1841)，Politzer (1907；Milstein 等将其翻译为英文，1981) 所引，这位希腊哲学家在耳朵里发现了"蜗牛形状的软骨"。鉴于他对耳朵的认知仅限于鼓膜和鼓室，这一发现意义非常。同时，他也意识到，空气中的振动会产生声音，而且他觉得"蜗牛形状的软骨"产生的音调跟气流中晃动的铃铛很像。

Hippocrates，希腊（公元前 460—前 377 年）

De Carnibus. In *Hippocrates' Works*. Edited by Littrés. Paris，1839–1861.

Politzer 称，Hippocrates 是第一个强调鼓膜是听觉器官不可或缺的一部分的学者。他描述了急性中耳炎、慢性化脓性中耳炎和中耳性脑膜炎的症状。Hippocrates 也非常了解耳廓血肿和耳廓软骨骨折的后果。他还认为颅骨受伤可能会引起耳聋。

Aristotle，希腊（公元前 384—前 322 年）

De Animalibus Historiae Libra I. St v Stein，Lit d Anat u Physiolog，1890.

Aristotle 只知道人类外耳道和耳廓的存在，虽然他的有些作品表明他在动物解剖过程中见过咽鼓管和耳蜗。他假设耳朵内部存在"气"（"aer innatus"或"aer implantus"），独立于外耳，是在耳内传播声音的导体。这一理论主导了后续数世纪的研究者的思路。

Galen，希腊（公元 130—200 年）

Comment de Placit. Hippocrat et Plat，Lib Ⅵ.

De Nervorum Dissectione. Hippocrat et Plat，Lib Ⅵ.

De usu Partium. Hippocrat et Plat，Lib Ⅷ.

在上列第一部作品中，Galen 认为 Erasistratus（公元前约 310—前 250 年）对听神经有准确了解。在第二部作品里，Galen 意识到，听神经与面神经是"第Ⅴ对脑神经"（Ⅴ th cranial nerve）的不同分支。第Ⅴ的编号来自于 Galen 的老师 Marinus。显然，他被解剖后的颞骨中复杂的孔隙和沟渠搞得晕头转向，以至于把它们比作迷宫。在第三部作品中，Galen 率先描述了面神经的路线。他指出，面神经进入盲孔（内耳道）后，在蜿蜒的骨管中行进，最后从茎突管的末端离开。

Jacopo Berengario Da Carpi，意大利（公元 1470—1550 年）

Anatomi Carpi Isagogae breves perlucidae ac uberrimae in anatomiam humani corporis a communi medicorum academia usitatam，etc. Bonon, 1514.

在这部作品里，Da Carpi 描述了听小骨，但没有表明他是听小骨的发现者。

Niccolò（Nicolaus）Massa，意大利（公元 1499—1569 年）

Anatomiae Liber Introductorius. Venetiis，F Bindoni ac M Pasini，1536.

Massa 描述了一种展示鼓膜和听小骨的解剖技巧。

Guido Guidi（Vidus Vidius），意大利及法国（公元 1500—1569 年）

De Anatomica Corporis Humani. Lib Ⅶ. Venetiis，1611 (Francof, 1611, 1626), 1645, 1677.

Guidi 是第一个描述翼管神经并指出它与腭神经同源的学者。

Giovanni Filippo Ingrassia，西西里岛（公元 1510—1580 年）

In *Galeni Librum de Ossibus Dectissima et Exspectatissima Commentaria*. Panormi，edited post mortem，1603.

1546 年，骨骼学家 Ingrassia 发现了镫骨。同时，他也描述了前庭窗、圆窗和鼓索神经。牙齿的声传导现象也是他第一个注意到的。

Andreas Vesalius，比利时及意大利（公元 1514—1564 年）

De Fabrica Humani Corporis. Lib Ⅶ，first edition. Ex Off Joann Oporin，Basil，1543.

Anatomicarum Gabrielis Falloppii observationum examen. Venetiis，1564.

1543 年出版的那部作品包括锤骨和砧骨的第一幅画和一张听觉器官的横截面示意图（插图的绘制者是 Joh. Stephan von Calcar，Titian 的学生）。随后的作品更正了 1543 年版本中的不少错误，并进一步增添了听觉器官解剖的许多细节。Vesalius 是第一个描述圆窗、前庭窗和鼓岬的学者，并称后者为"tuberculum inter fenestram"。

Matteo Realdo Colombo，意大利（公元 1516—1559 年）

De Re Anatomica. Lib ⅩⅤ. Venetiis，1559.

Colombo 是第一位讨论了内耳的血液供应的解剖学家。他也是第一个描述了砧骨的豆状突的学者。

Gabriele Falloppio（Falloppius，Falloppia），意大利（公元 1523—1562 年）

Observationes Anatomicae. Venetiis，MA Ulmus，1561.

这部作品是"意大利解剖学派创始人"最完整的专著。他研究了听力器官的胚胎发育，并确认了其发育早期就已拥有了成人耳朵的组成部分。同时，他也意识到，虽然在胚胎里，鼓膜环和颞骨是分离的，但在发育后期，这两个结构会融合在一起。他是第一个清楚描述了鼓膜及其相对水平面的倾斜的学者。他描述了鼓室，是第一个将其命名为"tympanum"的学者。1561 年，他发现"canalis sive aqueductus"中容纳了面神经的颞内部分。他认识到内耳由两部分组成：① secunda cavitas，由半规管和前庭组成，被他命名为迷路；② tertia cavitas，被他命名为耳蜗。他对耳蜗卷曲的管状形态和前庭迷路的描述既超越了前人，又优于许多后来者。他也是第一个描述螺旋板并细陈了耳廓肌解剖的人。他发现并描述了鼓索神经，这一发现在 Ingrassia 的后续研究里也有所复述。

Bartolomeo Eustachio（Bartolommeo Eustachi，Eustachius），意大利（公元 1524—1574 年）

Epistula de auditus organis. In *Opuscula Anatomica*. Venetiis，1563. Tabulae anatomicae cl viri Bartholomaei Eustachii，quae a tenebris tandem vindicatas，et sanct. Dom Clementis Ⅳ，Pont max munificentia dono acceptas，praefatione notisque illustravit Jo Maria Lancisius，intimus cubicularius et archiater pontificis. Romae，1714；in fol editio 1728.

Eustachio 早于 Ingrassia 和 Colombo 发现了镫骨。他准确描述了鼓膜张肌，而且是第一个证实鼓索支是神经的学者。他证明了鼓索神经与三叉神经的下颌支，即舌神经相连。他是第一个精确描述咽鼓管结构的学者，据传最早描述它的学者是公元前 500 年的 Alcmaeon。他因发现蜗轴而闻名，并提供了耳蜗骨螺旋层的出色描述。

Hieronymus Mercurialis（Geronimo Mercuriali），意大利（公元 1530—1606 年）

De compositione medicamentorum tractatus, tres libros complectens, eiusdem de oculorum et aurium affectionibus praelectiones seorsim. Francoforti，Apud J Wechelum，1584.

Mercurialis 认识到，耳聋的原因不仅仅包括听力器官的病理过程，还可能是脑部疾病造成的。他在治疗方面的专著是第一部有关耳科疾病的临床指南。

Volcher Koyter（Coiter，Coeiter，Koiter），荷兰和意大利（公元 1534—1600 年）

De auditus instrumento. In *Externarum et Internarum Principalium Corporis Humani Partium Tabulae Atque Anatomicae Exercitationes*，etc. Norimbergae，in off T Gerlatzeni，1573.

这部作品是第一部有关听力器官的专著。Koyter 是 Falloppio 的学生，也是第一批发表听力理论的科学家之一。这一理论包括内耳的概念，即"aer implantatus"，是造物者植入耳内的。

Fabricius Ab Aquapendente（Girolamo Fabrizio），意大利（公元 1537—1619 年）

De Visione，Voce et Auditu. Venetiis，F Bolzettam，1600.

De Formato Foetu. Venetiis，1600.

Falloppio 的这位学生并未对耳朵做出任何解剖学意义上的新贡献，但发表了与 Koyter 十分相似的听力学理论。他相信，"aer implantatus" 是听觉的载体；不过，他认为前庭是听觉中心，而其他管道的作用是降低声音的振幅并减少回声。

Salomon Alberti，德国（公元 1540—1600 年）

Historia Plerarumque Partium Humani Corporis, in Usum Tyronum Edita. Viteberg，1585.

这部作品有章节专门论述听力器官。Morgagni 认为，Alberti 意识到前庭（vestibulum）是迷路的独特组成部分。

Constantius Varolius（Constanzo Varolio），意大利（公元 1543—1575 年）

Anatomia, s De Resolutione Corporis Humani. Lib Ⅳ. Francof，1591.

Varolius 是第一个描述镫骨肌的人。

Giulio Casserio（Casserius Placentinus），意大利（公元 1561—1616 年）

De Vocis Auditusque Organis Historia Anatomicae Tractatibus Ⅱ. Explicata. Ferrariae，Victorius Baldinus，1600–1601.

Pentaesthesion，H E de Quinque Sensibus Liber. Lib Ⅵ. Venetiis，1609；Francofurti，1610.

Tabulae Anatomicae L X X IX. Omnes novae nec ante hoc visae. Venetiis，1627. Cum

Supplementis Dan Bucretii. S.i. et a.f. Francof，1632.

Casserio 在耳科学方面的主要贡献是对听力器官进行了仔细的比较解剖学研究。作为 Fabrizio 的学生，他在外耳道的软骨部分发现了切迹。同时，他也是第一个描述鱼类耳石的学者。尽管 Guido Guidi 之前已经提到过蜗窗膜（圆窗膜），但 Casserius 是第一个精准描述这一结构的学者。他用 "canalis facialis" 一词称呼面神经骨管。Casserio 注意到半规管共有 3 个，并分辨出了耳蜗的 3 个转弯。尽管 Eustachio 提到过螺旋板 (septum spirale) 的膜状部分，但 Casserio 给出了更明确的定义。另外，他还研究了人耳的胚胎学。

Claude Perrault，法国（公元 1613—1688 年）

Observations sur l'Organe de l'Ouie, Mémoires de I'Ac de Paris. Vol I.

Essais de Physique ou Recueil de Plusieurs Traitez Touchant les Choses Naturelles. Edit JB Caignard，Paris，T Ⅰ，Ⅱ，Ⅲ，1680；T Ⅳ，1688. Oeuvres Diverses. Leiden，1721.

Claude Perrault 扩充了 Casserius 的比较解剖学研究。他是第一个描述了悬于圆窗之上的骨质唇瓣的学者。

Caecilius Folius（Folio），意大利（公元 1615—1650 年）

Nova Auris Internae Delineatio. Venetiis，1645.

Folius 是公认的 processus longus spinosus s. Folii（前突）的发现者，虽然 Koyter (Proc. primus) 和

Casserio (Proc. anterior clatior et exilior) 都知道这一结构。在 Jac. Ravius 的描述中，该结构可在新生儿身上看到，因此它偶尔也被称为 "processus Ravii"。Folius 因描述半规管而闻名，并将它们与前庭的通讯次数限定为 5 次。

Thomas Willis，英格兰（公元 1622—1675 年）

Cerebri Anatome，Cui Accessit Nervorum Descriptio et Usus. London，1664.

De Anima Brutorum quae hominis vitalis ac sensitiva est，exercitationes duae，etc. London，R Davis，1672.

Willis 是第一个观察到某些听力损失个体在有噪音时听觉更好现象的学者。如今，这一现象被命名为 Willis 听觉倒错。他早于 Méry 发现了蜗孔，也是第一个正式将听觉归因于耳蜗的学者。

Ludovicus Bils（Jonker Longs de Bils），荷兰（公元 1624—1670 年）

Anatomisch Vertoon van het Gehoor. Brüghe，1655.

在 Bils 的描述中，颞骨由接缝分出的 4 部分组成。

Johann Heinrich Glaser，瑞士（公元 1629—1675 年）

Tractatus posthumus de cerebro，in quo hujus non fabrica tantum，sed actiones omnes principes，sensus ac motus ex veterum et recentiorum placitis et observationibus perspicue ac methodice explicantur. Basileae，1680.

Glaser 因发现了以他的名字命名的岩鼓裂（Glaserian 裂）而著称。然而，Politzer 没有在他的主要作品里发现相关文字。

Fredrik Ruysch，荷兰（公元 1638—1731 年）

In resp ad Epist probl VIII. Thesauri anatomici decem. Amst，1701–1716.

Ruysch 是第一个认为鼓膜有三层结构的人。他也提供了与 Rivinius 的论点相矛盾的证据，后者认为正常鼓膜中存在开口。Ruysch 证明，听小骨表面有骨膜覆盖。

Niels Stensen（Nikolaus Steno），丹麦（公元 1638—1682 年）

De glandulis oris et nuper observatis inde prodentibus vasi. Lugduni Batavorum，J Chouet，1661.

Steno 是第一个描述外耳道的耵聍腺的人。

Jean Méry，法国（公元 1645—1722 年）

Description Exacte de l'oreille de I'Homme avec Explication Méchanique et Physique des Fonctions de l'âme Sensitive. Paris，1677，1681，1687.

Méry 是第一个描述了耳轮棘（the spina s. processus acutus helicis）的学者。他还给 Casserius 首先发现的外耳道软骨裂缝相关描述增添了更多细节。同时，Méry 也是第一个观察到听小骨关节的滑膜囊的人。

Johannes Munni（c）ks，荷兰（公元 1652—1711 年）

De Re Anatomica liber. Utrecht，1697.

Munniks 是第一个描述鼓环上部骨骼中的切口（现被称为鼓切迹）的人。

Joseph Guichard Duverney，法国（公元 1648—1730 年）

Traité de l'organe de l'ouie, contenant la structure, les usages et les maladies de toutes les parties de l'orielle. Paris，E Michallet，1683.

Duverney 被誉为 18 世纪法国解剖学派的创始人。他对耳科学界做出了许多贡献，也是众多领域的第一人，如第一位描述了耳廓后韧带的人、第一位绘制了耳廓的血管和神经分支图示的人、第一位精准描述了始于鼓环的骨外耳道的人、第一位描绘了鼓室和乳突细胞交流途径的人、第一位描述了鼓室上隐窝和咽鼓管与鼓室内侧壁关系的人。他的著作 *Traité* 是第一部系统分析了耳解剖和耳病理学的专著。他与物理学家 Mariotte 一起发展的听力理论（Duverny–Mariotte 听力理论）认为，迷路的作用是感知不同声调。他相信，鼓膜的振动是通过听骨链传递到迷路的。这一听力理论后来得到了拓展，并最终成为 Helmholtz 的贡献。

Augustus Quirinus Rivinus（**Rivinius**），德国（公元 1652—1723 年）

1689 年，老 Rivinus 相信，他在正常状态下的鼓膜中发现了一个开口。1691 年，他在一封信中向荷兰解剖学家 Anton Nuck 传达了这一发现。他的儿子 Joh. Aug. Rivinus 在 "De Auditus Vitiis" Dissertatio (Lipsiae，1717) 一文中汇报了这一发现。Rivinus 是在羊和小牛鼓膜的槌骨头部附近找到这一开口的，并认为它有一圈纤维括约肌。在现在的术语中，Rivinius 的切口是鼓环上部的一个缺陷，是 Shrapnell 膜（鼓膜松弛部）跟岩骨相连的地方。

Antonio Maria Valsalva，意大利（公元 1666—1723 年）

Tractatus de Aure Humana. Bologna，Typ C Pisarii，1704.

Valsalva 是 Malpighi 的学生，Morgagni 的老师。他因鼓胀中耳的方法，即 Valsalva 动作，而广为人知。同时，他也是第一位展示完整听力器官解剖标本的学者。他将耳分成外、中、内三个部分。Valsalva 是第一位清楚描述拓宽咽鼓管的肌肉扩张器的学者，并将听力管道冠以 Eustachius 的名字以纪念他。Valsalva 使用 "迷路" 这一术语来指代整个内耳，还在 1707 年第一个观察到了整个迷路都被一种液体所充斥。前庭阶（scala vestibuli）和鼓室阶（scala tympani）这两个名字是他起的。他在解剖一名聋病患者的尸体时，注意到了镫骨和圆窗的边缘之间存在胶着。

Giovanni Domenico Santorini，意大利（公元 1681—1737 年）

Observationes Anatomicae. Venetiis，1724.

Santorini 对 Méry 和 Duverney 之前描述的外耳道软骨切迹（Santorini 裂）做出了更为详细的描述。他注意到，肌肉纤维偶尔会穿过第一个也是最大的那个切迹（Santorian 肌），并第一个描述了大小耳轮肌。

Giovanni Battista Morgagni，意大利（公元 1682—1771 年）

Epistolae anatomicae. Appendix in Valsalva's Tractatus de Aure Humana. Venice，1740.

Morgagni 是 Valsalva 和 Malpighi 的学生。他的研究是 Valsalva 研究的拓展，并作为附录纳入了 Valsalva 的专著。他描述了前庭水管的前庭部分、球状隐窝 (cavitas hemisphaerica) 和椭圆囊隐窝 (cavitas semiovalis)。跟 Valsalva 所述相矛盾的是，他第一次证明了颅内化脓是耳部感染的后果，而不是像

Valsalva 猜测的那样（耳部感染是颅内化脓造成的）。

Johann Friedrich Cassebohm，德国（公元 1699—1743 年）

Tractatus Quatuor Anatomici de Aure Humana. Sumtibus Orphanotrophei，Halae Magdeburgi，1734.

Tractatus quintus anatomicus de aure humana cui accedit tractatus sextus de aure monstri humani. Halae Magdeburgi，1735.

Cassebohm 在耳科学领域做出了许多原创贡献。他是第一个提到砧形骨头（砧骨）小突起顶端凹口的学者，并将描绘成 stapedial crura 内部的凹陷。他在 Cotugno 之前便意识到前庭中两个凹陷的存在。他是第一位较为详细描述了耳蜗尖端两个耳蜗阶之间交流的学者。他首先注意到将内耳道分为上下两半的镰状嵴。此外，Cassebohm 还研究了听软骨囊的骨化，并将这一过程的起源定位至圆窗外围。

Johann Gottfried Zinn，德国（公元 1727—1759 年）

Observationes quaedam botanicae et anatomicae de vasis subtilioribus oculi et cochleae auris internae. Goettingen，1753.

通过精密的显微镜观察，Zinn 首次精准描述了耳蜗（骨）螺旋板。Zinn 追踪了耳蜗神经的路径，并描述了它是如何以螺旋带的形态进入耳蜗的。他也是第一位清晰详细描述了耳蜗脉管系统的学者，尤其是其尖端部分。

Domenico Cotugno（Cottunni，Cotunni，Cotugni，Cotunnius），意大利（公元 1736—1822 年）

De aquaeductibus auris humani internae anatomica dissertatio. Ex typ Naples，Simoniana，1761.

虽然 Pyl 已经认识到迷路里存在液体，但 Morgagni 的学生 Cotugno 经常被誉为是第一批意识到这些液体在解剖和生理方面具有重要性的学者之一。他先证实了迷路完全被液体所充斥，内部没有任何空气。他将迷路液体的存在纳入到听力理论当中，为现代听力理论提供了基础，让 Aristotle 的古老 "aer innatus" 概念退出了历史舞台。Cotugno 认为，声波的冲击促使镫骨移动，从而带动内悬神经的迷路液体。他发现了前庭水管，并追踪到它在岩部后方的开口。他还发现了前庭水管的硬膜囊（内淋巴囊），称为 "cavitas aquaeductus membranacea"，并正确识别出它是内淋巴管的膨大部分。Cotugno 发现了蜗水管，并从蜗阶腔（"orificium superius"）一直追踪到它位于 "orificium inferius" 的漏斗状终点。他相信，镫骨内部运动后，这两个导水管会将迷路中的液体排出。

Antonio Scarpa，意大利（公元 1747—1832 年）

De structura fenestrae rotundae auris et de tympanos secundario anatomicae observationes. Apud soc typog. Mutinae，1772.

Anatomicarum annotatianum liber primus de nervorum gangliis et plexibus. Mutinae，1779.

Disquisitiones anatomicae de auditu et olfactu. Ticini et Mediolani，1789.

Scarpa 可能是有史以来最伟大的解剖学家之一，拥有极为精湛的解剖技术。他的著作 "*Disquisitiones*" 标志着耳科研究 "前显微镜时代" 的终结。他通过放大镜和注射增强了解剖标本的可视度。他主张声波是通过圆窗和前庭窗进入耳蜗的。同时，他还相信圆窗膜能起到与鼓膜相同的作用。为了支持这一观点，他展示了一个发现，在摧毁鼓膜、听小骨链和整个外耳部分后，咬在齿间的震动仪器仍能被听到。他的专著 "De structura" 论述了圆窗和圆窗膜的结构。Scarpa 对迷路解剖的描述远超前人。他是第一位证明球囊存在于球形前庭隐窝、椭圆囊存在于椭圆前庭隐窝中的学者。他在骨半规管中发现了膜状管道。他认识到椭圆囊是膜半规管的共同储藏室。此外，他注意到，挤压椭圆囊可以促使液体进入膜半规管，但无法进入球囊。他对迷路液体相关知识进行了扩充，因为虽然 Cotugno 知道外淋巴的存在，但发现内淋巴的前提是了解内耳膜迷路。Scarpa 在前庭系统里发现了内淋巴，但他并没有发现蜗管。

Theodor Pyl，国籍不明（公元 1749—1794 年）

Dissertatio medica de auditu in genere et de illo qui fit per os in specie. Gryphiswald，1742.

Pyl 在 Cotugno 之前就意识到迷路内有液体存在。他于 1742 年发表的听力理论是第一个完全建立在内耳中存在液体这一事实之上的理论。

Adolph Murray，国籍不明（公元 1751—1803 年）

Anatomische Bemerkungen über die Durchbohrung der Apophysis mastoidea als Heilmittel gegen verschiedene Arten von Taubheit. In *K Schwed Akad d Wissenschaft neuen Abhandlungen aus der Naturlehre, 1789. Abscessus auris interne observatio.* Upsal，1796.

Murray 详述了乳突上的气房的解剖结构，并描述了这些气房是如何与彼此和鼓室交流的。他还观察到乳突气化程度的变异性。

Samuel Thomas Von Soemmerring，西普鲁士，德国（公元 1755—1830 年）

De corporis humani fabrica. Traj ad Moen，1794.

Icones organi auditus humani. Frankfurt，1806.

Abbildungen des menschlichen Hörorgans. Frankfurt am Main，Varrentrapp u Wenner，1806.

Von Soemmerring 是第一位描述锤骨上悬韧带的学者。他也是第一位利用化学物质制备听力器官以进一步进行解剖学研究的学者。他将骨头外壳用稀硝酸软化后移除后，便能观察到蜗轴和骨螺旋板中的神经走向。

Floriano Caldani，意大利（生卒时间不详）

Osservazioni sulla membrana del tympano e nuove ricerche sulla elettricita animale. Padua，1799.

Caldani 是第一位注意到鼓膜的纤维层以放射状和圆形方式排列的学者。

Sir Astley Paston Cooper，英国（公元 1768—1841 年）

Further observations on the effects which take place from the destruction of the membrana tympani of the ear; with an account of an operation for the removal of a particular species of deafness.

Phil Trans，91：435，1801. Dictionary of Practical Surgery. London，1825.

Sir Astley 是第一位合理使用鼓膜穿刺术 (myringotomy) 的学者。1760 年，流浪的医学者 Eli 率先使用这项手术缓解部分聋症。在他于 1801 年发表的文章里，Sir Astley 介绍了 3 例与咽鼓管阻塞相关的耳聋病例。这些人的病情均在接受鼓膜穿刺术后得到缓解。他推测，穿孔的鼓膜可以替代堵塞的咽鼓管。

Jean Marie Gaspard Itard，法国（公元 1775—1838 年）

Traité des Maladies de l'Oreille et de l'Audition. Vols 1 and 2. Paris，Méquignon Marvis，1821.

该名外科医生为耳科学的建立做了许多工作，并撰写了第一部描述耳科疾病的现代教科书。

Friedrich Christian Rosenthal，德国（公元 1780—1829 年）

Ueber den Bau der Spindel im menschlichen Ohr. In Meckels Archiv，Bd Ⅷ，1823.

Rosenthal 是第一位描述"蜗轴螺旋管"的学者。这一结构现在被称为 Rosenthal 管，管内有螺旋神经节。

John Howship，英格兰（公元 1781—1841 年）

On the natural and diseased state of the bones. London，1820.

作为一名骨髓炎受害者，Howship 对骨科疾病有特别的兴趣。破骨细胞活动在骨骼中造成的挖掘缺陷被称为 Howship 腔隙。

Johann Friedrich Meckel，德国（公元 1781—1833 年）

Abhandlungen aus der vergleichenden und menschlichen Anatomie. Halle，1805.

Johann Meckel 首次描述了第一鳃弓软骨。

Ludwig Levin Jacobson，丹麦（公元 1783—1843 年）

Supplementa ad otoiatriam. Supplementum primum de anastomosi nervorum nova in aure detecta. Acta Reg Soc Med Havnien，5：293，1818.

Jacobson 描述了舌咽神经的鼓膜分支及其根管、神经丛，所有这些如今都以他的名字命名了。

Gilbert Breschet，法国（公元 1784—1845 年）

Études anatomiques et physiologiques sur l'organe de l'ouie et sur l'audition，dans l'homme et les animaux vertébrés. Presentés á l'académie royale des sciences，27 Août 1832.

Recherches anatomiques et physiologiques sur l'organe de l'ouie des poissons. Paris，JP Baillière，1838.

Breschet 用统一且合理的体系命名了迷路的各个组成部分。他率先用"蜗孔"一词描述鼓阶和前庭阶在蜗顶的交流。他将耳石与耳沙区别开来，前者为鱼类身体里的大块釉质石头，后者是高级动物体内的细微颗粒。他记录了鼓阶与前庭之间的关系，并第一次使用"外淋巴"和"内淋巴"两词分别指代 Cotugno 和 Scarpa 的液体。他在描述迷路中血管分支的时候，准确绘制出了螺旋板的动脉。

August Albrecht Meckel，德国和瑞士（公元 1790—1829 年）

Bemerkungen über die Hohle des knöchernen Labyrinthes (mit Abbildungen). Meckels Arch f Anat u Physiol，1827.

腐蚀法制备浸软的颞骨，其中骨迷路由 August Meckel 发现。

Carl Ernst Von Baer，俄罗斯（公元 1792—1876 年）

Ueber Entwicklungsgeschichte der Thiere. Bd I，Königsberg，1828–1834；Bd II，1837.

Von Baer 经常被称为"新胚胎学之父"。他是第一位在比较的基础上研究听力器官的胚胎发育的学者。

Martin Heinrich Rathke，波兰和德国（公元 1793—1860 年）

Entwicklungsgeschichte der Menschen und der Thiere. Leipzig，1832.

1825 年，Rathke 先在猪胚胎的颈部观察到了横裂（鳃裂）。他确定，第一个鳃裂的外部在胚胎发展的过程中会变成外耳道。Rathke 更为出名的发现是 Rathke 囊，即胚胎口腔中的一个憩室，后续会长出垂体前叶。

Marie Jean Pierre Flourens，法国（公元 1794—1867 年）

Memoires présentés à l'académie royale des sciences，27 Decembre 1824.

Recherches experimentales sur les propriétés et les fonctions du système nerveux dans les animaux vertébrés. Paris，Crevot，1824.

Nouvelles experiences sur l'independance respective des fonctions cérébrales. Compt Rend T L Ⅱ，1861.

通过动物实验，Flourens 证明了半规管的损伤会造成平衡失调和运动不协调。他的实验为半规管和前庭的现代生理学奠定了基础。尽管 Friedrich Goltz（公元 1834—1902 年）是第一个怀疑半圆形管是平衡器官的人，但 Flourens 的实验表明，耳蜗是感知声音的唯一器官，而前庭和半规管并未参与到对声音的感知之中。

Emil Huschke，德国（公元 1797—1858 年）

S Th Soemmerring, Lehr von den Eingeweiden und Sinnesorganen des menschlichen Körpers. Revised and concluded by Emil Huschke，Leipzig，1844.

Huschke 是耳蜗感觉乳突的发现者，后来这一结构以 Corti 的名字命名。Huschke 还清楚描述了血管纹、耳蜗的锯齿状区域，还有覆盖角膜缘的高大细胞（Huschke 听牙）。

Friedrich Cornelius，爱沙尼亚（公元 1799—1848 年）

De membranae tympani usu. Dorpat，1825.

Cornelius 首次观察并绘制出了"鼓膜的内部折叠"和"鼓膜后囊"。虽然该后囊现以 von Tröltsch 命名，但 Cornelius 发现的时间要更早。

Johannes Peter Müller，德国（公元 1801—1858 年）

Handbuch der Physiologie des Menschen. Koblenz，1837.

该名德国生理学家最早认识到空气和水的不同声学特性，并意识到一个能把空气振动转化成液体振动的机制在逻辑上来说很有必要。

Kaspar Theobald Tourtual，普鲁士（公元 1802—1865 年）

Neuen Untersuchungen über den Bau des menschlichen Schlund- und Kehlkopfes mit vergleichend-anatomischen Bemerkungen. Leipzig，1846.

Tourtual 第一个准确描述了腭帆张肌的起源及联系，尤其是它们与咽鼓管的关系。他对咽隐窝的描述优于被用来命名这一结构的学者 Rosenmüller。此外，他描述了咽鼓管腭襞的位置和路径，该结构被冠以他的名字。

Friedrich Arnold, 德国和瑞士（公元 1803—1890 年）

Diss inaug med sist observationes nonnullas neurologicas de parte cephalica nervi sympathici in homine. Heidelberg，1826.

Ueber den Ohrknoten. Eine anatomisch–physiologische Abhandlung. Heildelberg，1828.

Ueber den Canalis tympanicus u mastoideus. Tiedemanns Ztschr f physiol，Bd Ⅳ，1832.

Arnold 于 1826 年的就职论文中发表了耳神经节的发现。他是第一位描述并命名岩浅小神经和岩深小神经的学者。他在神经解剖学领域的另一个贡献是发现并描述了迷走神经耳廓分支和横穿迷走神经的乳突小管。

Pierre Charles Huguier, 法国（公元 1804—1874 年）

Bichats' Anatomie descriptive. Paris，1834.

Huguier 因其对岩鼓裂附近传输鼓索神经管道 (canal of Huguier) 的描述而闻名。他还描述了鼓室窦 (cavité sous–pyramidale)。

Friedrich Gustav Jacob Henle, 德国（公元 1809—1885 年）

Allgemeine Anatomie. Leipzig，1841.

Handbuch der systematische Anatomie des Menschen. Brunswick，1855–1872.

Henle 是第一位描述颞骨的 processus auditorius 的学者。该结构又名外耳道上棘。

Joseph Hyrtl, 匈牙利和奥地利（公元 1811—1894 年）

Vergleichend-anatomische Untersuchungen über das innere Gehörorgan des Menschen und der Säugethiere. Prague，Friedrich Ehrlich，1845.

Ueber spontane Dehiszenz des Tegmen tympani u d Cellulae mastoideae. Wien，1858.

Die Korrosionsanatomie u ihre Ergebnisse. Wien，1873.

在上述第一部作品中，Hyrtl 扩充了听力器官的比较解剖学知识，尤其是关于内耳结构的部分。1858 年，Hyrtl 写了一篇简短的论文，文中指出，鼓室盖开裂的发生频率之高无法用年龄变化或感染来解释。他注意到，这些开裂常发于砧锤骨交接处的上方和后方。在上述第三部作品里，Hyrtl 描述了对外耳道、鼓室、乳突气房系统和咽鼓管的腐蚀解剖加注射的相关工作成果。这一研究为阐明听力器官这些部位的局部解剖奠定了基础。我们研究过 Hyrtl 的作品，但无法确定他究竟有没有描述过以他名字命名的 Hyrtl 裂 / 鼓膜裂。

Karl Bogislaus Reichert, 东普鲁士（公元 1811—1883 年）

De embryonum arcubus sic dictis branchialibus. Berlin，1836.

Ueber die Visceralbogen der Wirbelthiere. Berlin，Sittenfeld，1837.

Reichert 声称，他最先描述的第二（舌骨）内脏棒托起了整个镫骨。然而，现在人们已经知道，镫骨底板（basis stapedis）来自听软骨囊。

Henry John（Jones）Shrapnell, 英格兰（公元 1814—1834 年）

On the form and structure of the membrana tympani（论鼓膜的形态和结构）. Lond Med Gaz, 10：120, 1832.

Shrapnell 是第一个区分鼓膜的紧张部和松弛部（Shrapnell 膜）的人。

Joseph Toynbee，英格兰（公元 1815—1866 年）

On the functions of the membrana tympani，the ossicles and muscles of the tympanum，and of the eustachian tube and their actions in different classes of animals. Abstr Papers Commun Roy Soc Lond，6：217，1850–1854.

On the structure of the membrana tympani in the human ear. Phil Trans，1851，pp. 159–168.

The Diseases of the Ear: Their Nature, Diagnosis, and Treatment. London，J Churchill，1860.

因为他的调查，鼓膜张肌又名 Toynbee 肌。早在 Eustachius 的时代（公元 1524—1574 年），人们就知晓了它的存在。莱顿大学的外科医生及解剖学家 Bernhard Albinus（公元 1697—1770 年）是鼓膜张肌的命名者。

上列第三部作品是这位"英国耳科学之父"所写的医学经典著作。文中，他描述了自己移除颞骨的方法（其中有 2000 例颞骨由他解剖）。他将尸检结果与生前症状联系起来，从而成为了第一位将病理学与耳科疾病的临床表现相结合的学者。

Rudolf Albert Von Kölliker，瑞典（公元 1817—1905 年）

Entwicklungsgeschichte des Menschen und der höhren Thiere. Leipzig，W Engelmann，1861.

1861 年，为了纪念 Reissner，Kölliker，人们以他的名字命名了前庭膜。

Friedrich Matthias Cladius（Claudius），德国（公元 1822—1869 年）

Physiologische Bermerkung ueber das Gehörorgan. Kiel，1858；Marburg，1862.

Claudius 被誉为是最早描述那些排列在蜗管外螺旋沟边缘的细胞的学者。这些细胞被称为 Claudius 细胞。

Alfonso Marchese Corti，意大利（公元 1822—1888 年）

Recherches sur l'organe de l'ouie des mammifères. Z Wiss Zool，3：109，1851.

Corti 更为详细地描述了 Huschke 最先发现的听乳头结构。因此，它的很多结构都以 Corti 的名字命名，如 Corti 器、Corti 器柱细胞、Corti 隧道、Corti 器外毛细胞及 Corti（盖）膜。

Ernst Reissner，拉脱维亚（公元 1824—1878 年）

De auris internae formatione. Dorpati Livonorum，H Laakmann，1851.

1851 年，Reissner 最终证明，耳蜗里有一条被称为 "canalis cochlearis" 的特殊管道。3 年后，他描述了耳囊的胚胎发育，并展示了该囊泡如何转化成三种衍生结构：①迷路隐窝（recessus labyrinthi），当时被称为前庭水管，并被错认为蜗小管；②有膜半规管的前庭区；③中阶或膜蜗管。他描述了前庭膜，如今以他的名字命名。

Maximilian Johann Sigismund Schultze，德国（公元 1825—1874 年）

Ueber die Endigungsweise der Hörnerven im Labyrinth. Arch f Anat Physiol u Wiss Med，1858，p. 343.

在组织学发展史上，Schultze 是一位重要人物。他在关于感觉器官神经末梢的专著中，有迷宫神经末梢的相关描述。

Anton Friedrich Von Tröltsch（Troeltsch），德国（公元 1829—1890 年）

Anatomische Beiträge zur Ohrenheilkunde. Virchows Arch，17：1，1859.

Die Untersuchung des Gehörgangs und Trommelfells. Ihre Bedeutung. Kritik der bisherigen Untersuchungsmethoden und Angabe einer neuen. Dtsch Klinik，12：113，1860.

Ein Fall von Anbohrung des Warzenfortsatzes bei Otitis interna mit Bemerkungen über diese Operation. Virchows Arch f Path Anat，21：295，1861.

Die Krankheiten des Ohres, ihre Erkenntniss und Behandlung. Würzburg，Stahel，1862.

Lebrbuch der Ohrenheilkunde, mit Einschluss der Anatomie des Ohres. 7th ed. Leipzig，FCW Vögel，1881.

Von Tröltsch 研制了第一台现代耳镜，开创了现代乳突根治术。锤骨的前后襞和它们所界定的囊袋都被以 von Tröltsch 的名字命名。他相信中耳黏膜硬化是镫骨固定的元凶，并因此创造出"耳硬化症"一词。

Arthur Böttcher（Boettcher），爱沙尼亚（公元 1831—1889 年）

Observationes microscopicae de ratione qua nervus cochleae mammalium terminatur. Dorpat，1856.

Ueber Entwickelung und Bau des Gehörlabyrinthes nach Untersuchungen an Säugethieren. 1. Theil. 4°. E Blockmann u sohn，1869.

1869 年，Böttcher 率先使用"软骨岛"一词指代颞骨的骨间球。他的名字被用来命名位于耳蜗基底膜上、Claudius 细胞的中间和深处的细胞上，也被用来给连接球囊和椭圆囊的球囊管命名。此外，他还研究了耳蜗神经的终端。

Moritz Ferdinand Trautmann，德国（公元 1832—1902 年）

Embolische Processe des Mtttelohrs. Berlin，1886.

Trautmann 是 1870 年代柏林大学的耳外科教授。他的名字被用来命名岩上窦、乙状窦和骨迷路围成的三角形区域（Trautmann 三角）。

Otto Friedrich Carl Deiters，德国（公元 1834—1863 年）

Untersuchungen über die Lamina spiralis membranacea. Bonn，1860.

1860 年，Deiters 率先描述了 Corti 器的内毛细胞及其支持细胞。为了纪念这一发现，外指细胞以 Deiters 的名字命名。

Viktor Hensen，德国（公元 1835—1924 年）

Zur Morphologie der Schnecke des Menschen und der Säugthiere. Ztschr Wiss Zool，13：481，1863.

1863 年，Hensen 率先描述了内耳的众多结构，包括：①连合管（即 Hensen 管）；②耳蜗覆膜下表面的厚纹，现名 Hensen 纹；③外毛细胞外放射状排列的支持细胞，现名 Hensen 细胞；④毛细胞上的毛（静纤毛）。他是第一位证明基底膜从耳蜗底部逐渐加宽至尖端的学者。他相信 Corti 器细胞原生质的黏稠度变化会触发神经冲动。此外，他还赞同 Claudius 的看法，相信声脉冲通过圆窗进入耳蜗和耳蜗阶通过基底膜受到刺激。

Adam Politzer，匈牙利和奥地利（公元 1835—1920 年）

Ueber em neues Heilverfahren gegen Schwerhörigkeit in Folge von Unwegsamkeit der Eustachischen Ohrtrompete. Wien Med Wschr，13：84，1863.

Die Beleuchtungsbilder des Trommelfells im gesunden und kranken Zustande. Wein，W Braumüller，1865.

Lehrbuch der Ohrenheilkunde. Vols 1 and 2. Stuttgart，F Enke，1878–1882.

On a peculiar affection of the labyrinthine capsule as a frequent cause of deafness. Trans 1st Panam Med Congr（1893），1895.

Geschichte der Ohrenheilkunde. Stuttgart，F Enke，Vol 1，1907；Vol 2，1913.

History of Otology（耳科学历史）. English translation by S Milstein，C Portnoff，and A Coleman. Phoenix，Columella Press，1981.

虽然 Politzer 并未为解剖学新知识添砖加瓦，但他在耳科学领域贡献卓著。

在上述第一部作品里，Politzer 描述了他是如何使咽鼓管变得通畅的。第二部作品是鼓膜的彩色插图集。第三部作品是他编写的耳科学教材，多年来一直是该学科的杰出资料书。在第四部作品里，他首次将耳硬化症与慢性中耳疾病作为不同临床疾病分开描述。上述第五部作品是他经典的两卷版本的耳科学历史，1981 年被 Milstein 等翻译为英文版。

Gustav Magnus Retzius，瑞典（公元 1842—1919 年）

Das Gehörorgan der Wirbelthiere. Vols 1 and 2. Stockholm，Samson and Wallin，1881–1884.

Die Endigungsweise des Gehörnerven. Biol Untersuch，3：29，1892.

Retzius 是近代最重要的组织学家之一。他的硬骨鱼和脊椎动物听力器官图解至今鲜有人敌。他认为毛细胞是听力器官的终极接收器，并注意到它们被听神经纤维支配。

Friedrich Siebenmann，瑞士（公元 1852—1928 年）

Die Blutgefässe im Labyrinth des menschlichen Ohres nach eigenen Untersucbungen an Celloiden-Korrosionen und an Schnitten. Weisbaden，JF Bergmann，1894.

Demonstration mikroscopischer und macroscopisher Präparate von Otospongiosis progressiva. Int Otol Congr Bost，9：207，1912.

在他的解剖学研究中，Siebenmann 使用了腐蚀手段制备颞骨标本。与蜗水管同行的管道（paravestibular canaliculi）以他的名字命名。他描述了内耳的血液供应。

Santiago Ramón y Cajal，西班牙（公元 1852—1934 年）

Manual de Anatomia Patologica General. Barcelona，1890 (7th ed，Madrid，Moya，1922).

这位诺贝尔奖获得者研究并描述了包括耳蜗神经核在内的神经系统的组织学。

Max Brödel，美国（公元 1870—1941 年）

Three Unpublished Drawings of the Anatomy of the Human Ear. Philadelphia WB Saunders Co，1946.

Brödel 是一位大师级艺术家，他为包括耳在内的人体解剖结构绘制了精美的插图。

Kenkichi Asai，日本（公元 1872—1945 年）

Die Blutgefässe des häutigen Labyrinthe der Ratte. Anat Hefte，36：711，1908.

Die Blutgefässe des häutigen Labyrinthe des Hundes. Anat Hefte，36：369，1908.

Asai 详细介绍了内耳的血管。

Robert Bárány，奥地利（公元 1876—1936 年）

Ueber die vom Ohrlabyrinth ausgelöste Gegenrollung der Augen bei Normalhörenden. Arch Ohrenheilk，68：1，1906.

Untersuchungen über den vom Vestibularapparat des Ohres reflektorisch ausgelösten rhythmischen Nystagmus und seine Begleiterscheinungen. Mschr Ohrenheilk，40：193，1906；41：477，1907.

Bárány（1914 年诺贝尔奖获得者）没有进行过什么重要的解剖学研究，但因开发并推广了衡量前庭功能的冷热试验而被人铭记。

Karl Wittmaack，德国（公元 1876—1972 年）

Über sekundäre Degeneration im inneren Ohre nach Akustikustammuer–letzungen. Verh Dtsch Otol Ges，20：289，1911.

Die Ortho- und Pathobiologie des Labyrinthes. Stuttgart，Georg Thieme Verlag，1956.

Wittmaack 是一位病理学家和研究人员，因其基于光学显微镜的人类内耳疾病研究而闻名。

Theodore Hieronymous Bast，美国（公元 1890—1959 年）

With BJ Anson. *The Temporal Bone and the Ear*. Springfield，Charles C Thomas，1949.

Bast 对当代成人和发育期颞骨解剖相关知识做出了巨大贡献。他因发现椭圆囊内淋巴阀而闻名。

Gosta Dohlman，瑞典（公元 1890—1983 年）

The mechanism of secretion and absorption of endolymph in the vestibular apparatus. Acta Otolaryngol (Stockh)，59：275，1965.

Dohlman 描述了丘脑的生理学行为。他是膜迷路破裂会导致梅尼埃病中急性眩晕发作症状这一理论的强烈支持者。

Stacy Rufus Guild，美国（公元 1890—1966 年）

A hitherto unrecognized structure，the glomus jugularis，in man. Anat Rec，Suppl 2，79：28，1941.

The glomus jugulare，a non–chromaffin paraganglion in man. Ann Otol Rhinol Laryngol，62：1045，1953.

A graphic reconstruction method for the study of the organ of Corti. Anat Rec，22：141，1921.

Guild 是第一位描述中耳正常产生的"血管球"的学者，也是第一位用连续组织切片展示耳蜗图形重建方法的学者。

Barry Joseph Anson，美国（公元 1894—1974 年）

With TH Bast. *The Temporal Bone and the Ear*. Springfield，Charles C Thomas，1949.

Anson 用光学显微镜对颞骨进行了许多解剖学描述，并首次发表了有关骨化中心的详细报道。

Dorothy Wolff, 美国（公元 1895—1980 年）

Otosclerosis：hypothesis of its origin and progress. Arch Otolaryngol，52：853，1950.

With RJ Bellucci and AA Eggston. *Surgical and Microscopic Anatomy of the Temporal Bone*. New York，Hafner Publishing Co，1971.

Wolff 是一位细致的解剖学家。她的耳解剖学教学及参与合著的人耳显微解剖学著作将被人们铭记。

John Ralston Lindsay, 美国（公元 1898—1981 年）

Suppuration in the petrous pyramid. Ann Otol Rhinol Laryngol，47：3，1938.

Petrous pyramid of temporal bone：pneumatization and roentgenologic appearance. Arch Otolaryngol，31：231，1940.

Labyrinthine dropsy and Ménière's disease. Arch Otolaryngol，35：853，1942.

Postural vertigo and positional nystagmus. Ann Otol Rhinol Laryngol，60：1134，1951.

Lindsay 对颞骨的病理状况进行了系统研究。他的岩尖化脓手术路径是建立在对气化的研究之上的。他认为，应该先尝试从乳突找到通往岩尖的路径；如果不行的话，他建议改道中耳。他的首例特发性内淋巴积水病例报告是在 Yamakawa 、Hallpike 和 Cairns 等最初发现该病的几年后发表的。它开启了对梅尼埃病近 30 年的病理学和病理生理学研究。他将梅尼埃病中发现的内淋巴积累过多归因于内淋巴囊无法发挥其吸收功能。他关于位置性眩晕和眼球震颤的经典论文有力证明了他在神经耳科学方面的专业知识。在这篇论文中，他详细介绍了该疾病的分类、诊断性检查、发病机制和治疗方法。

Georg Von Békésy, 匈牙利、瑞典和美国（公元 1899—1972 年）

Zur Physik des Mittelohres und über das Hören bei fehlerhaftem Trommelfell. Akust Ztschr，1：13，1936.

Über die Messung der Schwingungsamplitude der Gehörknöchelchen mittels einer kapazitiven Sonde. Akust Ztschr，6：1，1941.

Über die mechanische Frequenzanalyse in der Schnecke verschiedener Tiere Akust Ztschr，9：3，1944.

Békésy（1961 年诺贝尔奖获得者）为我们目前对中耳和内耳的声音传导过程的理解做出了贡献。频闪显微镜的面世使得他能够将声音导致的基底膜移位可视化，从而推导出行波听力学说。他主张镫骨底板的运动在基底膜上产生行波；低音调的波的最大振幅位于耳蜗的顶点，而较高音调的波与峰值振幅与基端的波相关。他指出，在患病的中耳内，圆窗可以提供将声音传导至耳蜗的重要途径，并能够有效消除从前庭窗传入声音的影响。他描述了蜗内电位。

Heinrich F.G. Kobrak, 美国（公元 1905—1957 年）

Zur Physiologie der Binnenmuskeln des Ohres. Beitr Anat Physiol Path Therap Ohres，28：138，1930.

The physiology of sound conduction. Ann Otol Rhinol Laryngol，47：166，1938.

The Middle Ear. Chicago，University of Chicago Press，1959.

通过对听小骨系统运动的电影摄影研究，Kobrak 为我们对听小骨的振动特性的理解做出了贡献。他还阐明了鼓室内肌肉的功能。

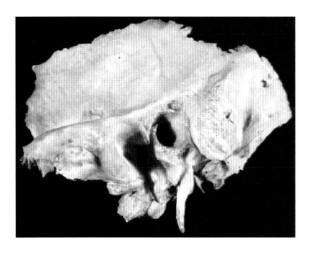

▲ 图 1-1

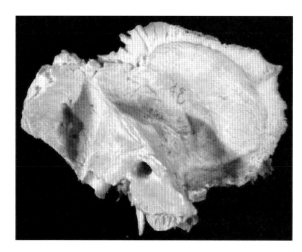

▲ 图 1-2

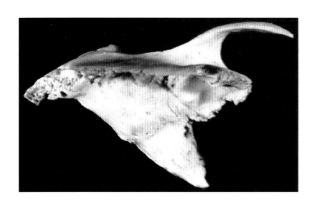

▲ 图 1-3

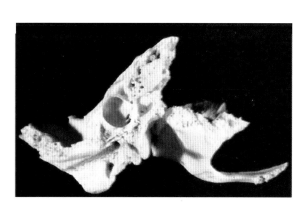

▲ 图 1-4

◀ 图 1-5

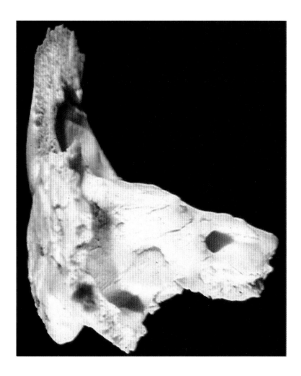

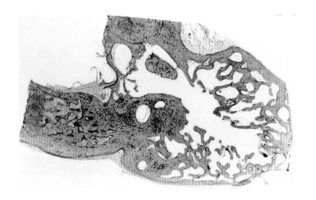

▲ 图 1-7

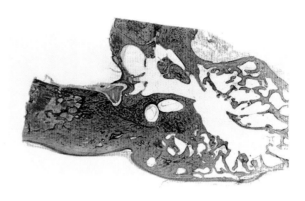

▲ 图 1-8

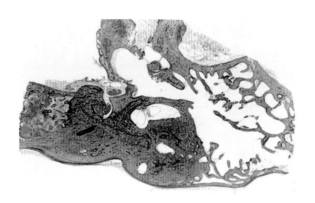

▲ 图 1-9

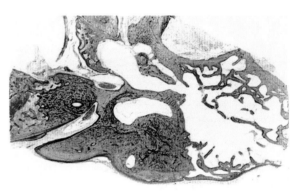

▲ 图 1-10

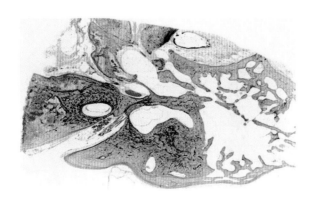

▲ 图 1-11

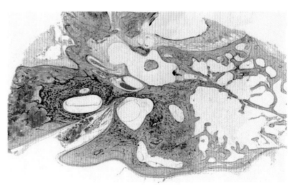

▲ 图 1-12

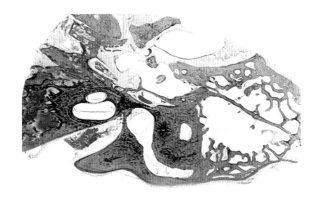

▲ 图 1-13

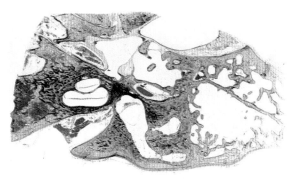

▲ 图 1-14

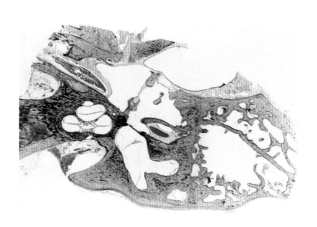

▲ 图 1-15

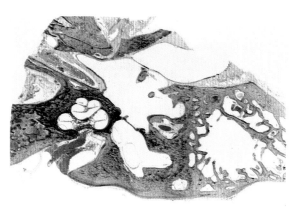

▲ 图 1-16

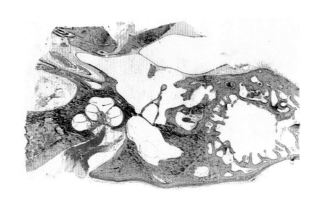

▲ 图 1-17

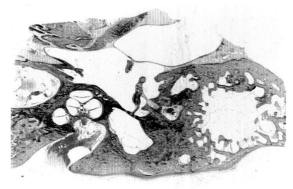

▲ 图 1-18

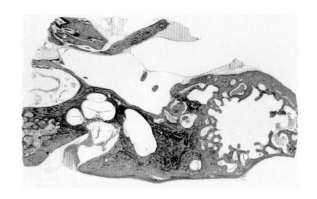

▲ 图 1-19

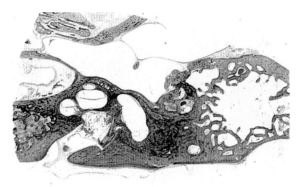

▲ 图 1-20

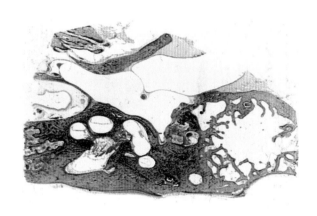

▲ 图 1-21

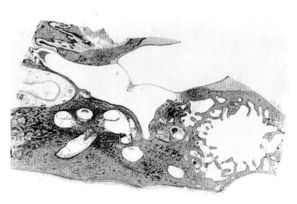

▲ 图 1-22

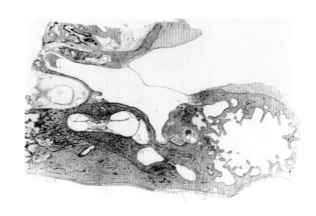

▲ 图 1-23

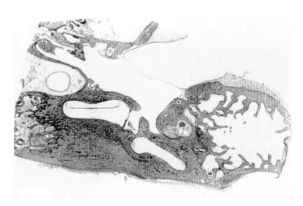

▲ 图 1-24

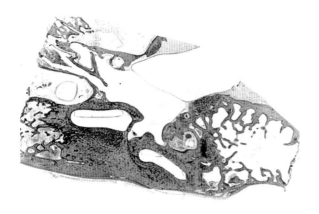

▲ 图 1-25

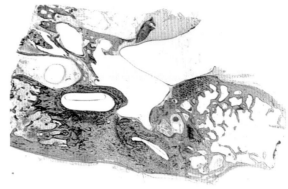

▲ 图 1-26

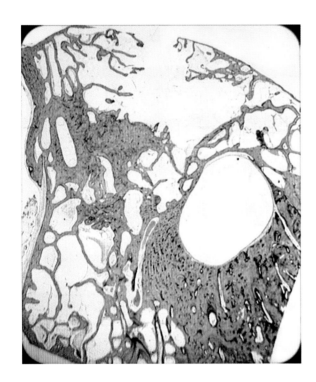

▲ 图 1-27

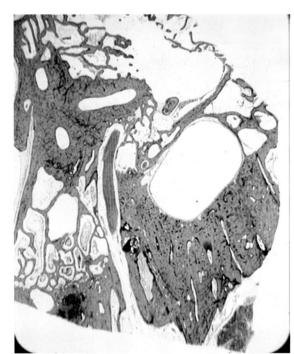

▲ 图 1-28

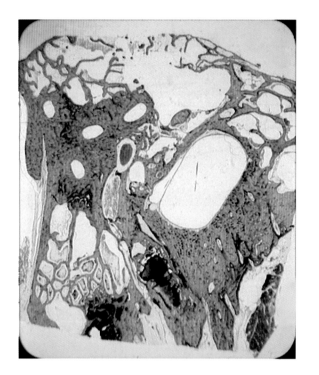

▲ 图 1-29

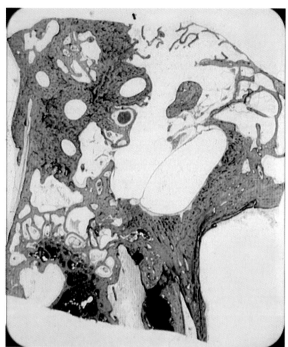

▲ 图 1-30

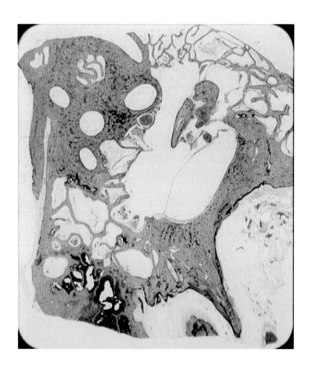

▲ 图 1-31

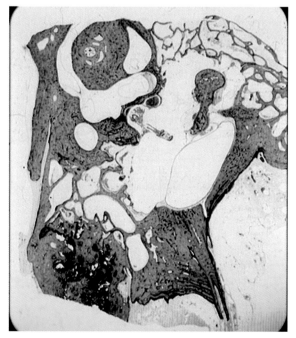

▲ 图 1-32

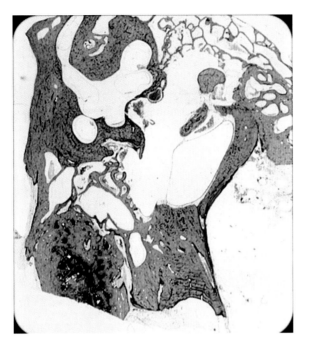

▲ 图 1-33

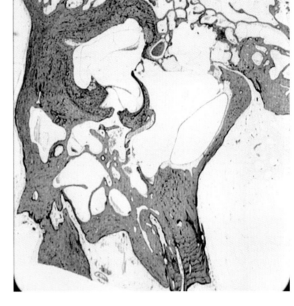

▲ 图 1-34

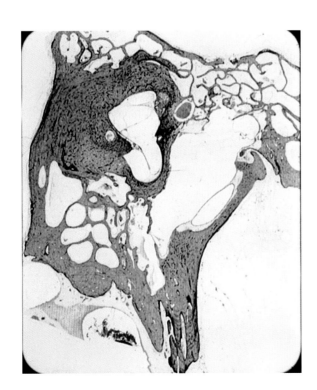

▲ 图 1-35

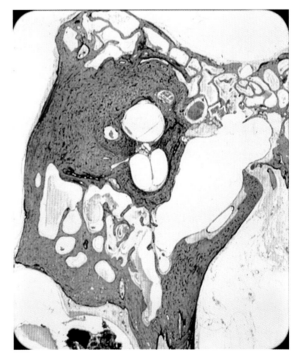

▲ 图 1-36

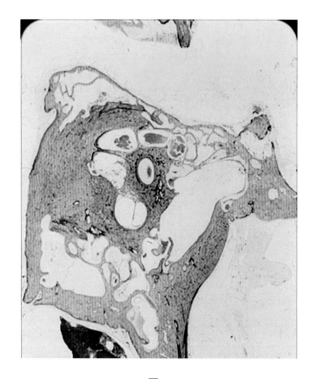

▲ 图 1-37

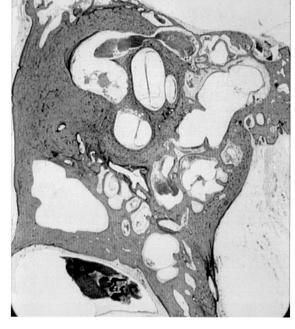

▲ 图 1-38

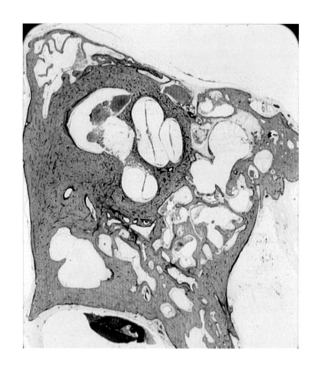

▲ 图 1-39

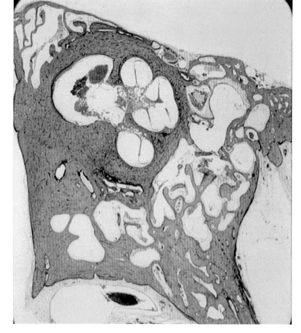

▲ 图 1-40

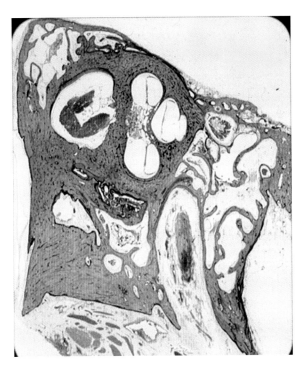

▲ 图 1-41

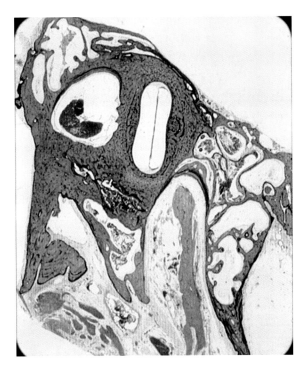

▲ 图 1-42

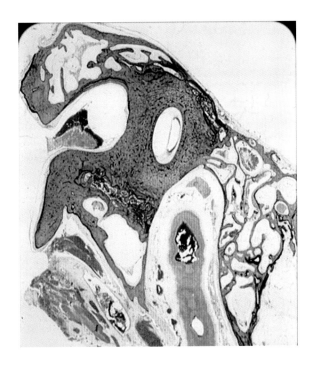

▲ 图 1-43

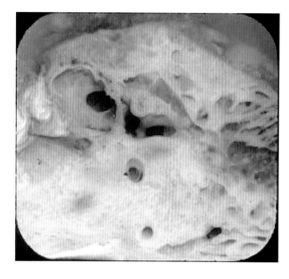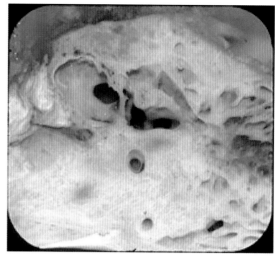

▲ 图 1-44

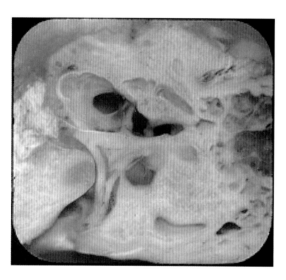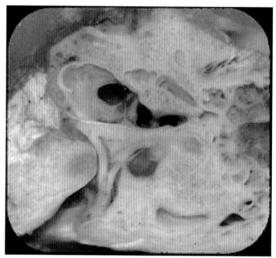

▲ 图 1-45

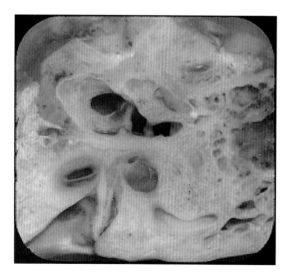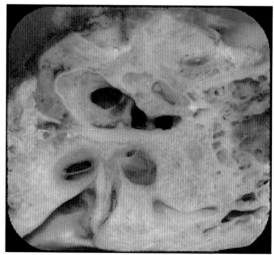

▲ 图 1-46

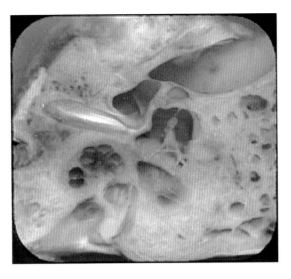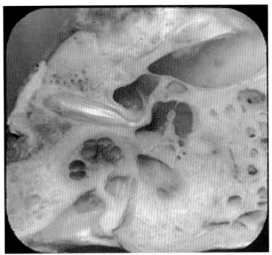

▲ 图 1-47

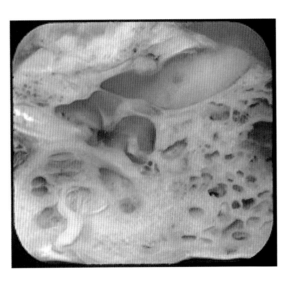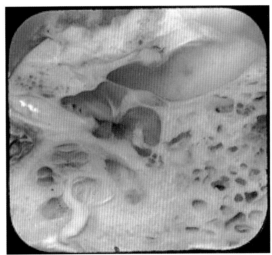

▲ 图 1-48

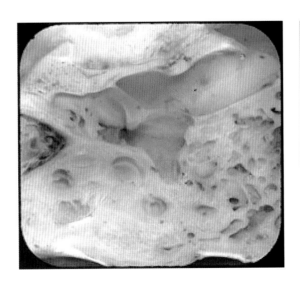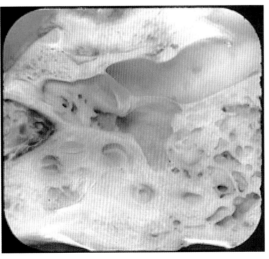

▲ 图 1-49

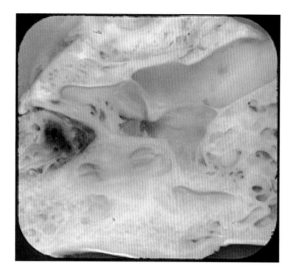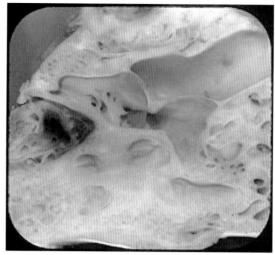

▲ 图 1-50

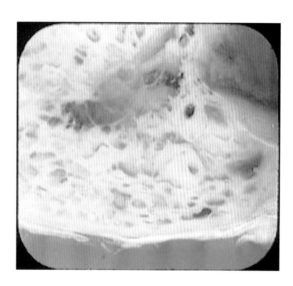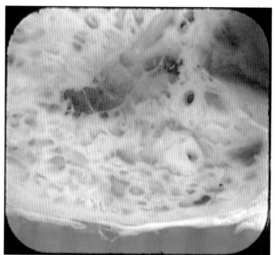

▲ 图 1-51

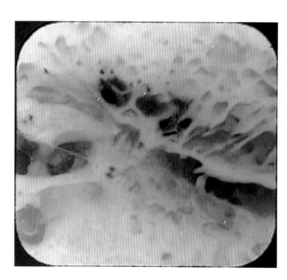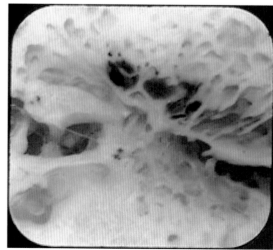

▲ 图 1-52

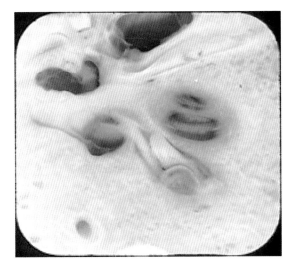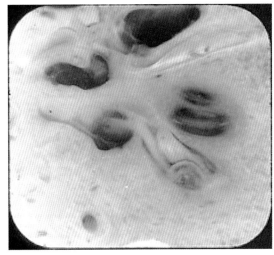

▲ 图 1-53

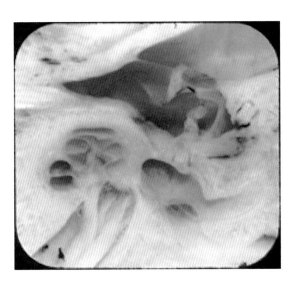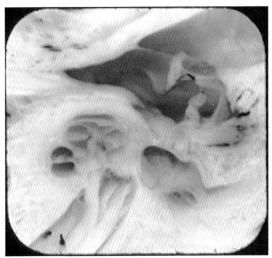

▲ 图 1-54

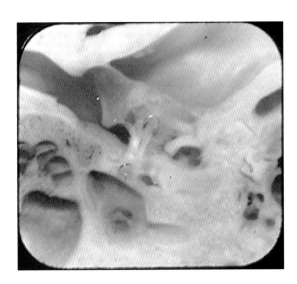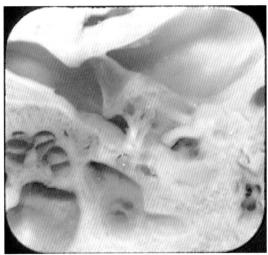

▲ 图 1-55

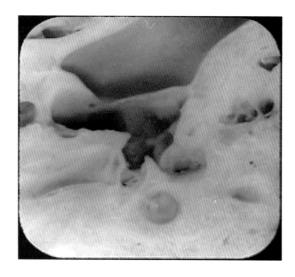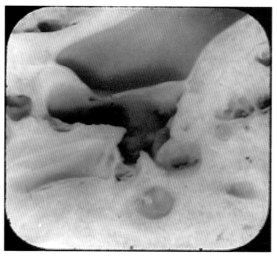

▲ 图 1-56

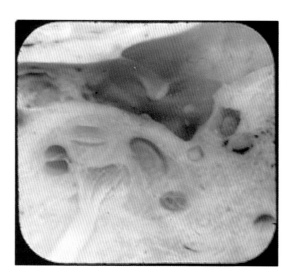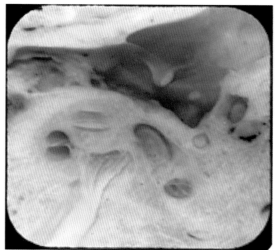

▲ 图 1-57

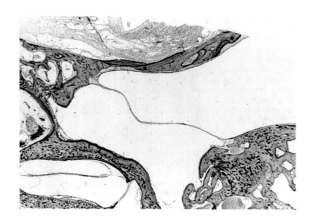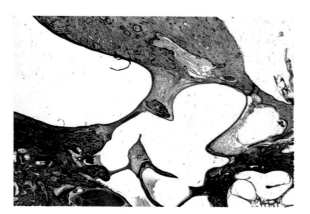

 图 2-2   ▲ 图 3-8

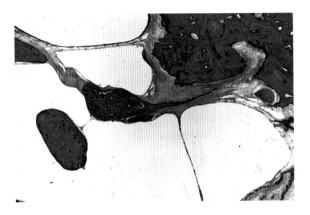

▲ 图 3-13

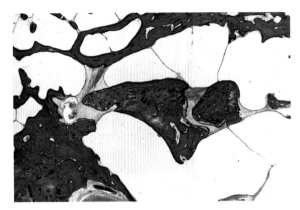

▲ 图 3-16

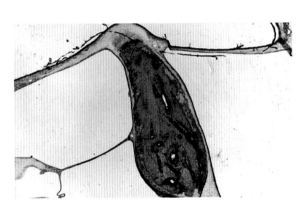

▲ 图 3-17

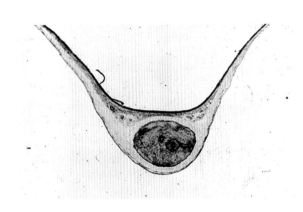

▲ 图 3-19

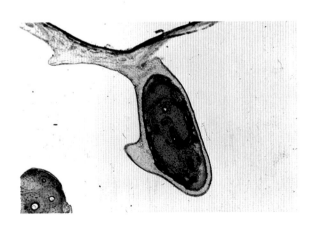

▲ 图 3-23

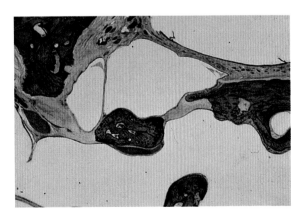

▲ 图 3-29

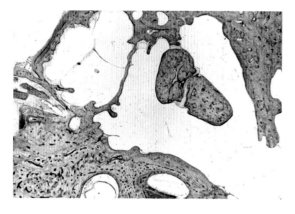

▲ 图 3-38

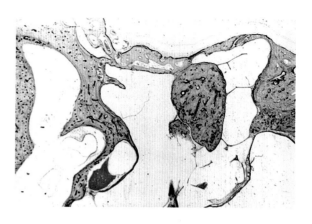

▲ 图 3-40

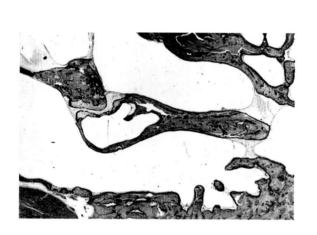

▲ 图 3-53

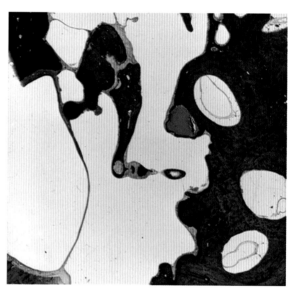

▲ 图 3-61

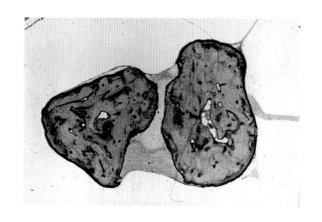

▲ 图 3-62

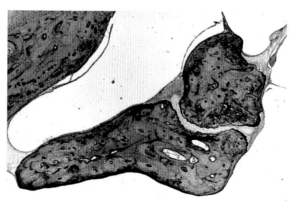

▲ 图 3-63

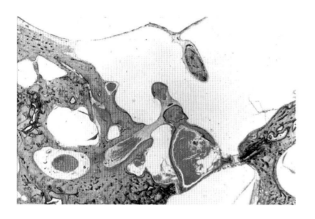

▲ 图 3-74

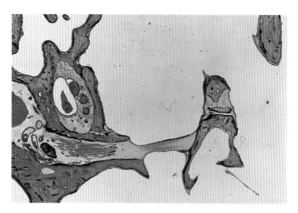

▲ 图 3-76

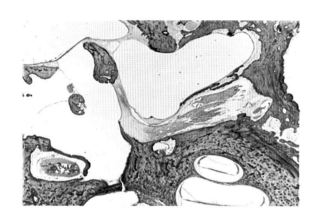

▲ 图 3-77

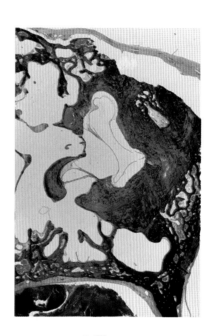

▲ 图 3-83

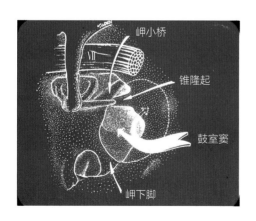

▲ 图 3-84

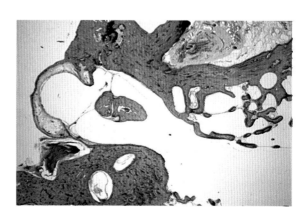

▲ 图 3-85

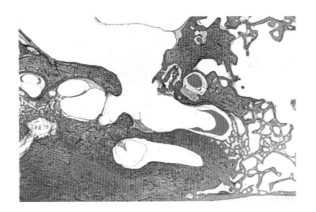

▲ 图 3–93

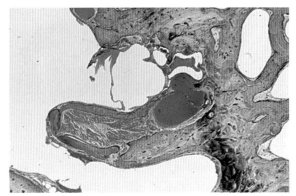

▲ 图 3–97

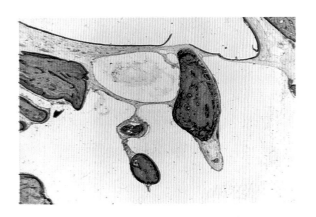

▲ 图 3–111

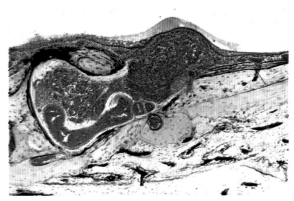

▲ 图 3–116

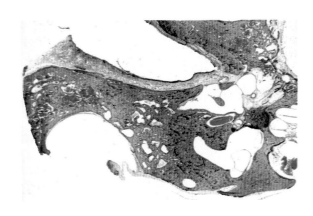

▲ 图 4–7

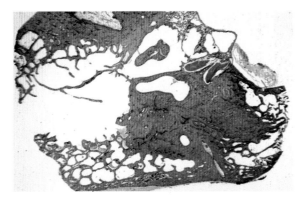

▲ 图 4–13

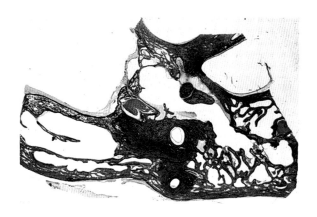

▲ 图 4-21

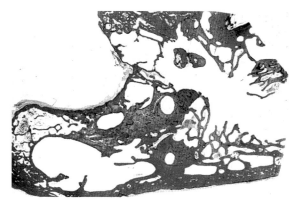

▲ 图 4-23

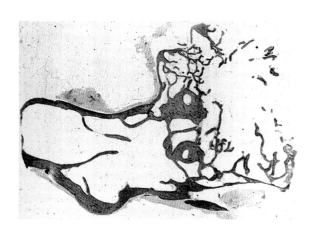

▲ 图 4-24

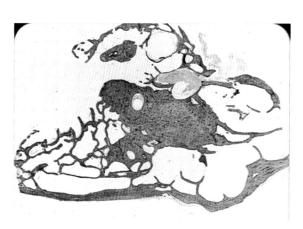

▲ 图 4-27

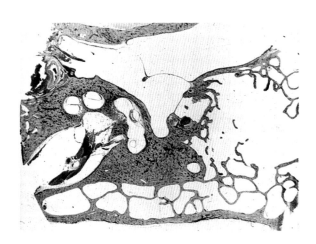

▲ 图 4-28

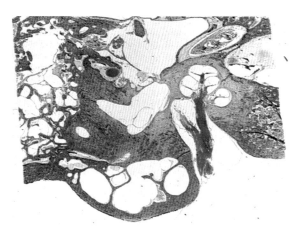

▲ 图 4-29

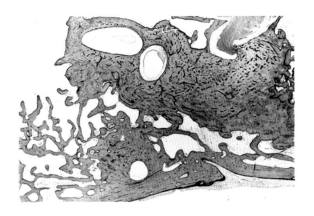

▲ 图 4-30

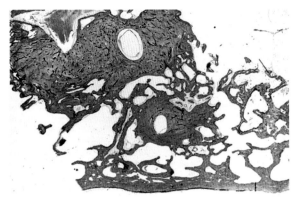

▲ 图 4-31

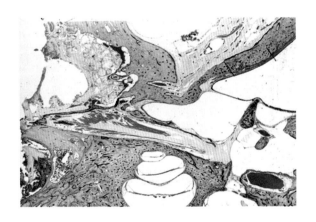

▲ 图 4-32

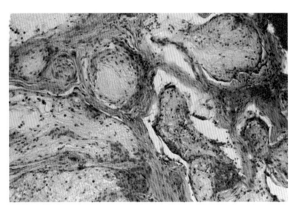

▲ 图 4-33

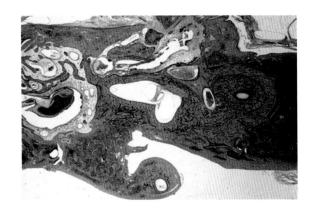

▲ 图 4-37

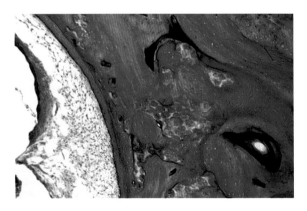

▲ 图 5-1

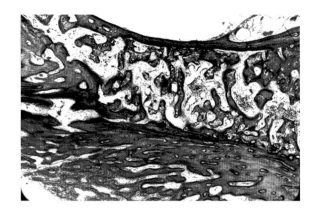

▲ 图 5–2

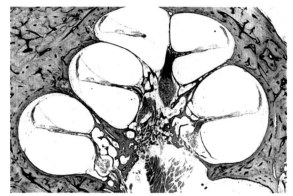

▲ 图 5–4

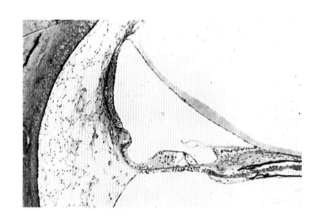

▲ 图 5–5

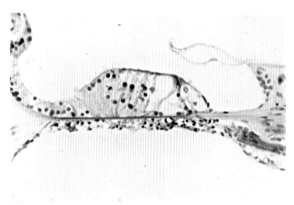

▲ 图 5–6

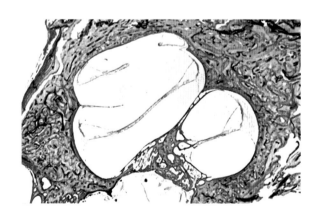

▲ 图 5–7

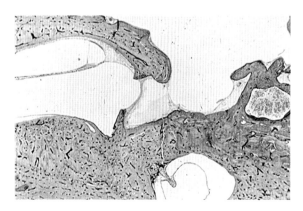

▲ 图 5–8

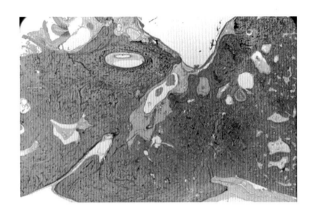

▲ 图 5-10

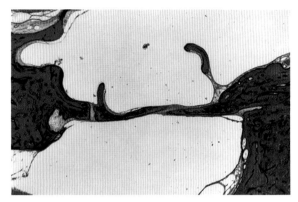

▲ 图 5-12

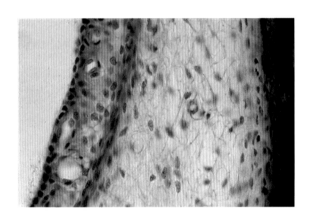

▲ 图 5-16

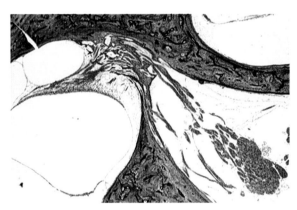

▲ 图 5-17

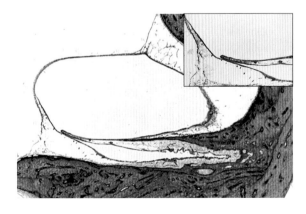

▲ 图 5-18

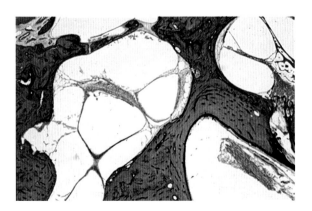

▲ 图 5-21

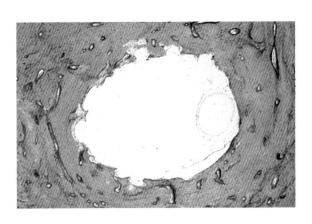

▲ 图 5-23

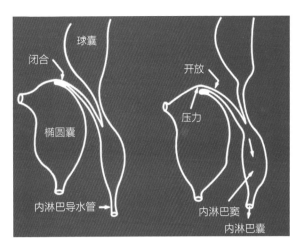

球囊
闭合
开放
椭圆囊
压力
内淋巴导水管
内淋巴窦
内淋巴囊

▲ 图 5-25

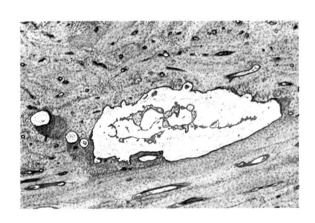

▲ 图 5-31

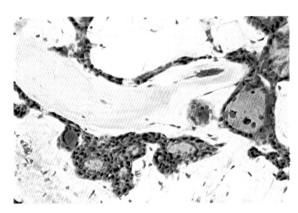

▲ 图 5-32

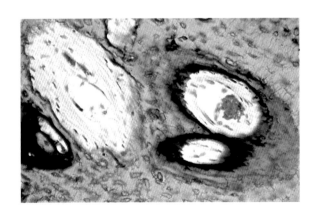

▲ 图 5-35

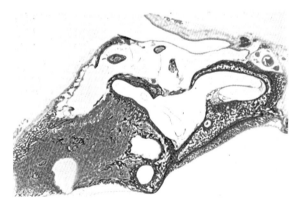

▲ 图 5-36

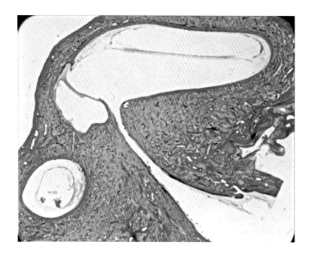

▲ 图 5-39

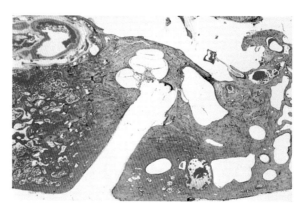

▲ 图 5-43

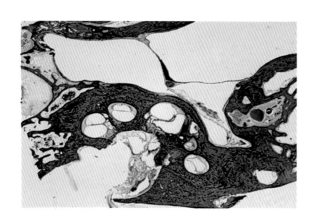

▲ 图 5-44

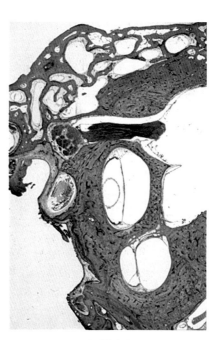

▲ 图 6-2

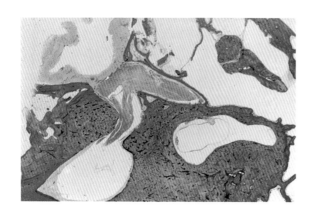

▲ 图 6-3

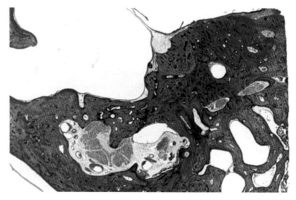

▲ 图 6-7

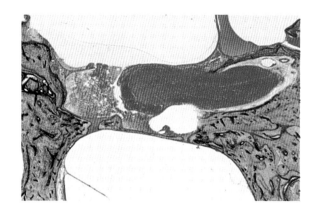

▲ 图 6-13

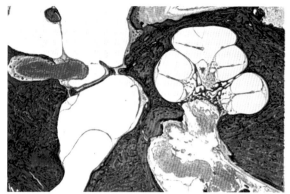

▲ 图 6-14

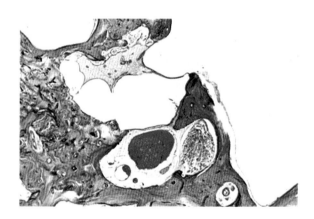

▲ 图 6-16

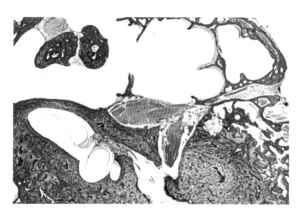

▲ 图 6-18

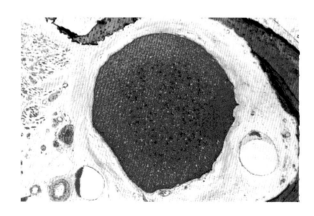

▲ 图 6-22

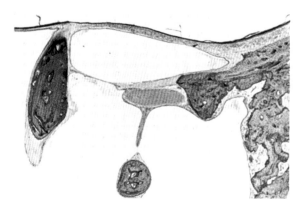

▲ 图 6-23

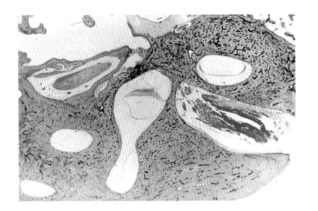

▲ 图 6-25

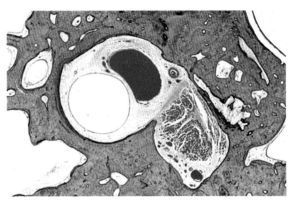

▲ 图 6-26

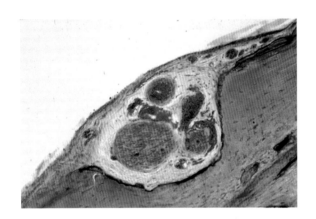

▲ 图 6-28

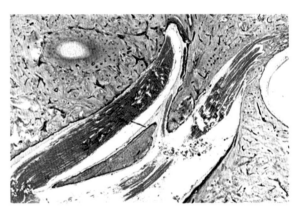

▲ 图 6-32

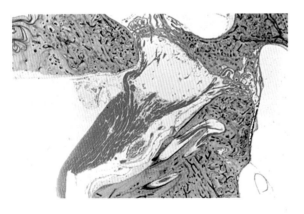

▲ 图 6-33

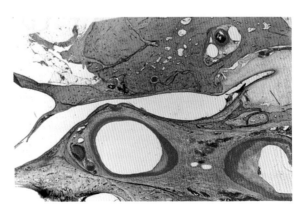

▲ 图 7-2

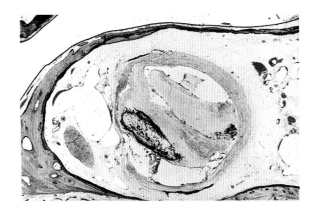

▲ 图 7–3

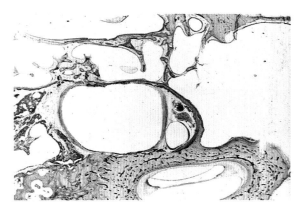

▲ 图 7–4

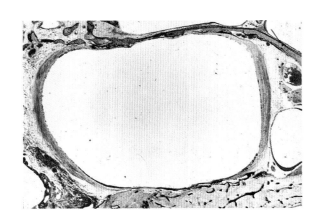

▲ 图 7–5

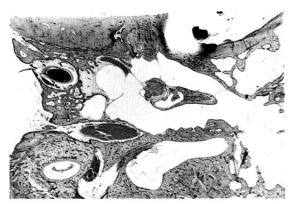

▲ 图 7–6

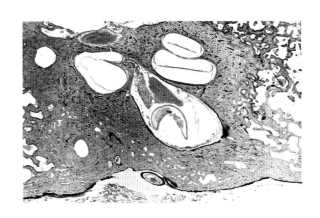

▲ 图 7–7

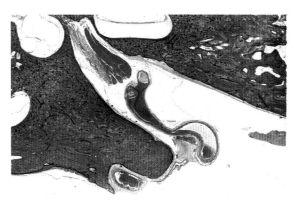

▲ 图 7–10

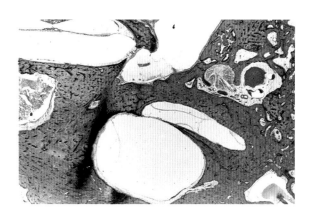

▲ 图 7-14

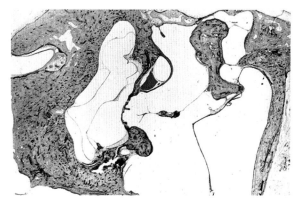

▲ 图 7-19

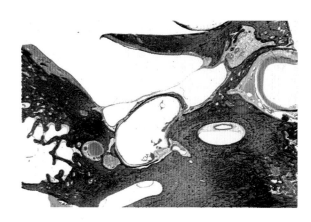

▲ 图 7-21

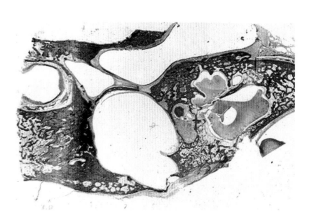

▲ 图 7-24

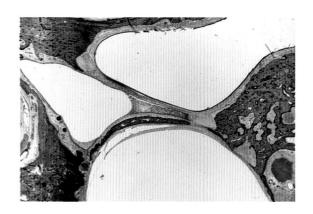

▲ 图 7-25

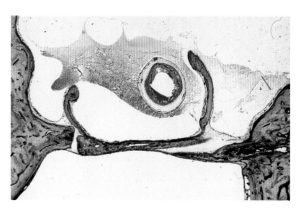

▲ 图 7-29

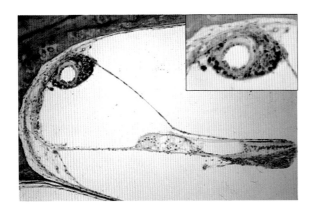

▲ 图 7-34

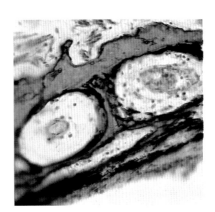

▲ 图 7-37

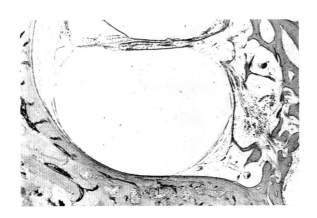

▲ 图 7-39

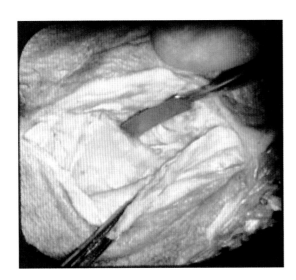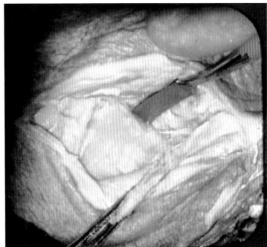

▲ 图 8-1

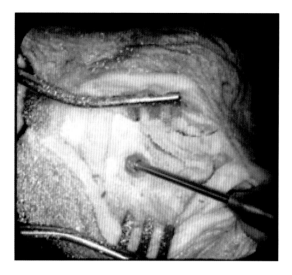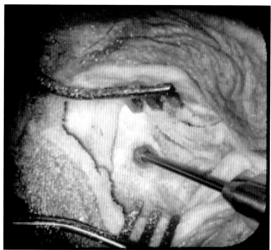

▲ 图 8-2

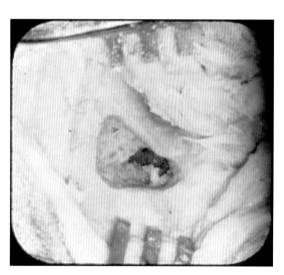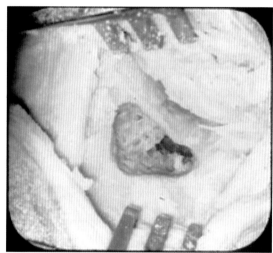

▲ 图 8-3

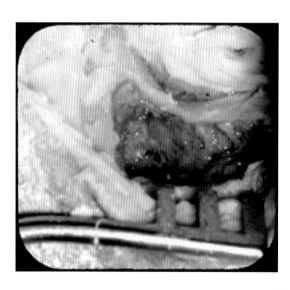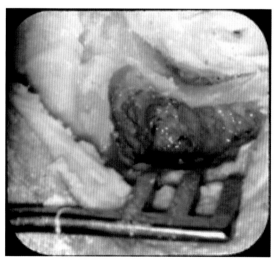

▲ 图 8-4

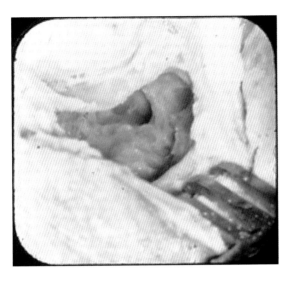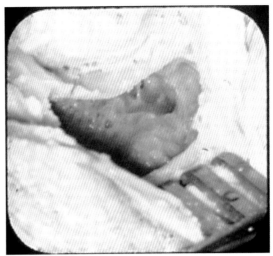

▲ 图 8-5

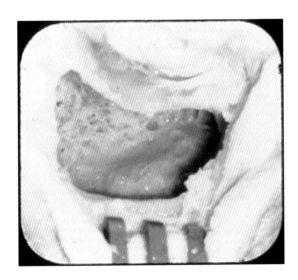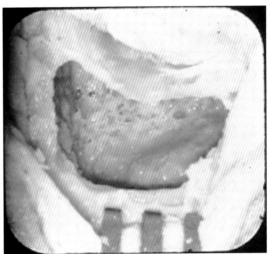

▲ 图 8-6

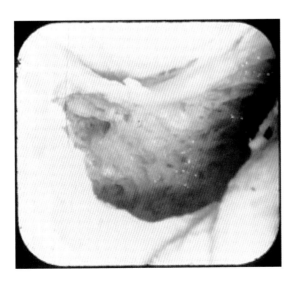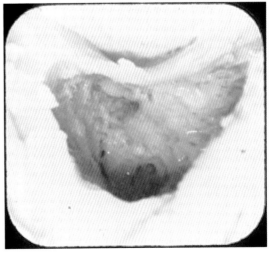

▲ 图 8-7

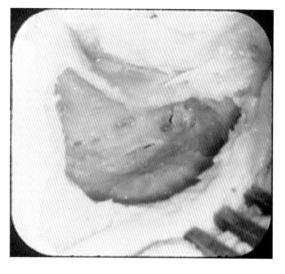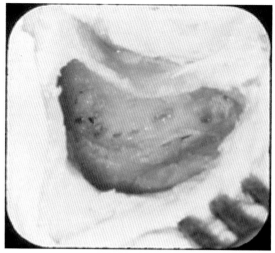

▲ 图 8-8

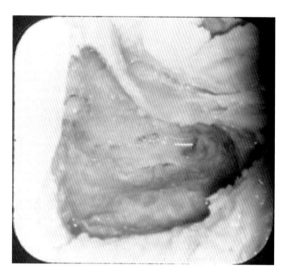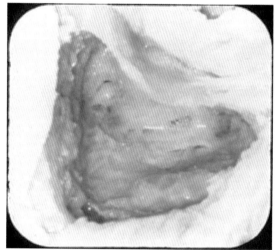

▲ 图 8-9

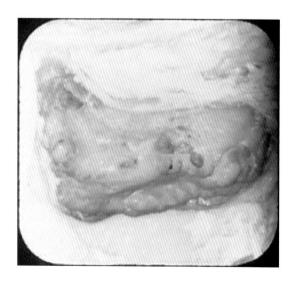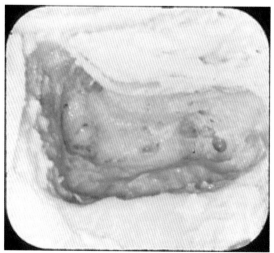

▲ 图 8-10

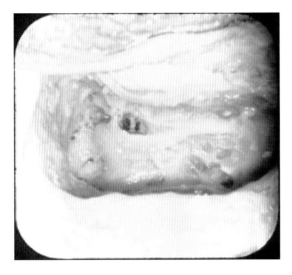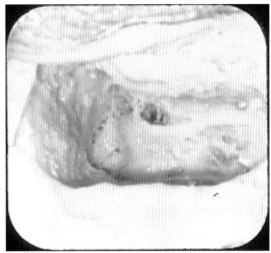

▲ 图 8-11

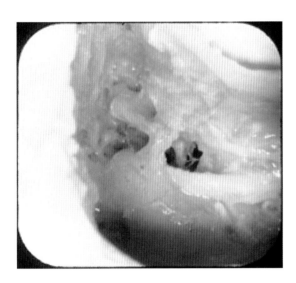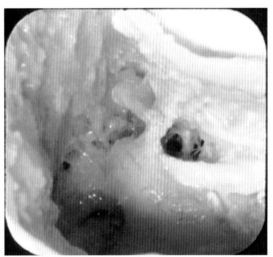

▲ 图 8-12

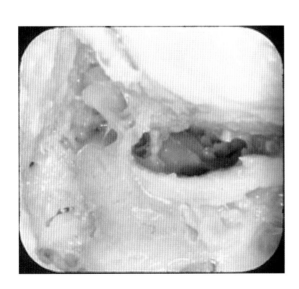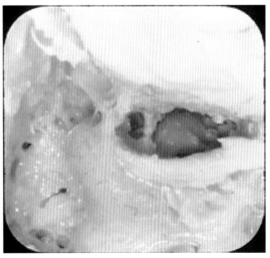

▲ 图 8-13

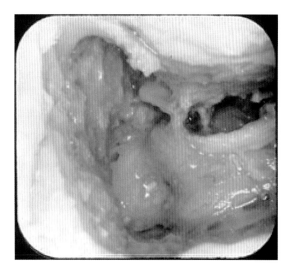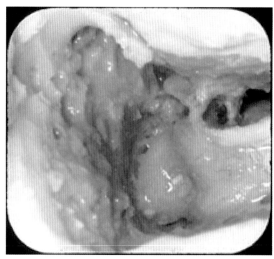

▲ 图 8-14

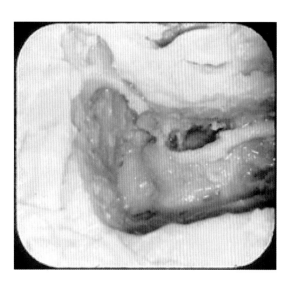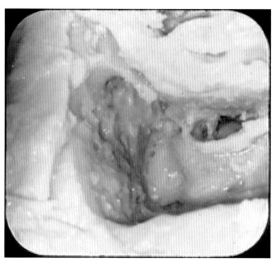

▲ 图 8-15

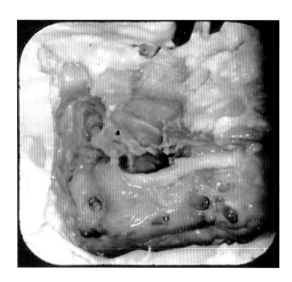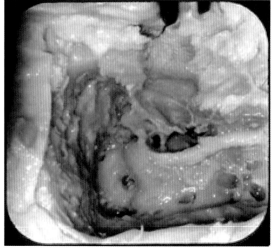

▲ 图 8-16

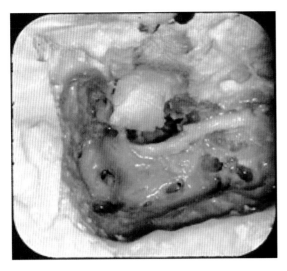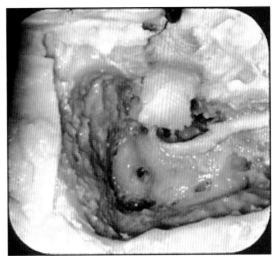

▲ 图 8-17

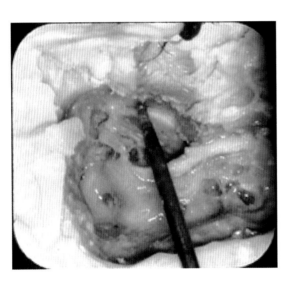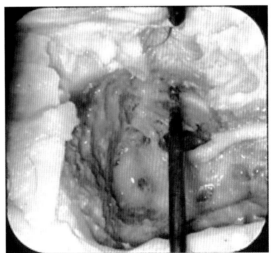

▲ 图 8-18

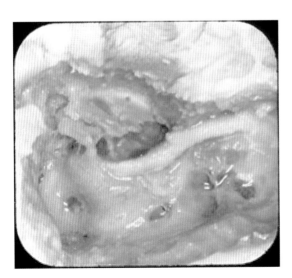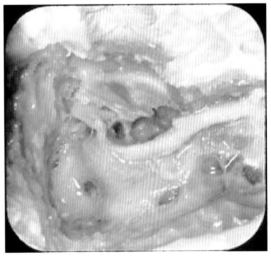

▲ 图 8-19

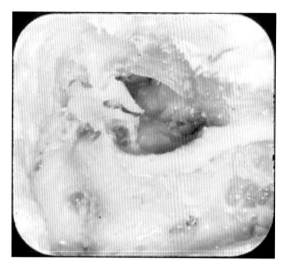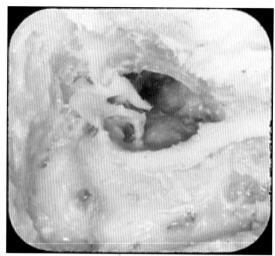

▲ 图 8-20

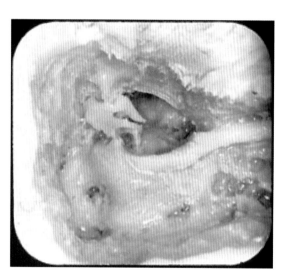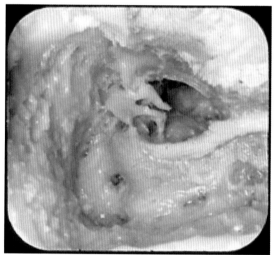

▲ 图 8-21

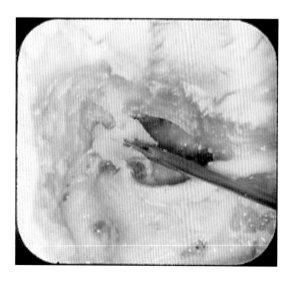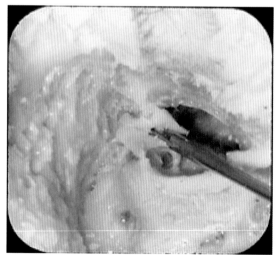

▲ 图 8-22

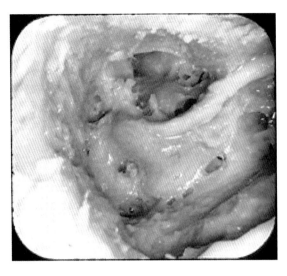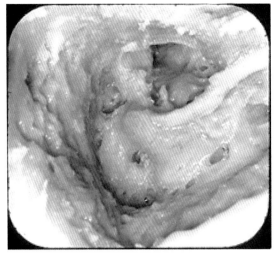

▲ 图 8-23

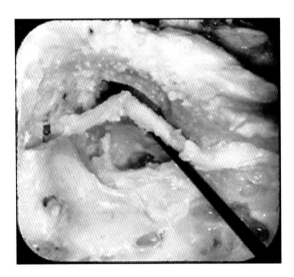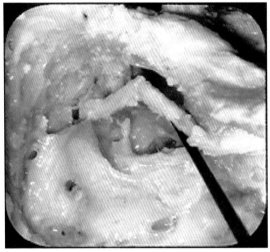

▲ 图 8-24

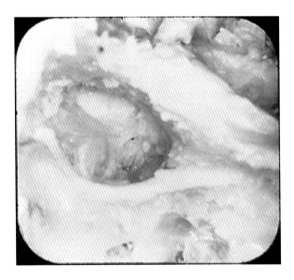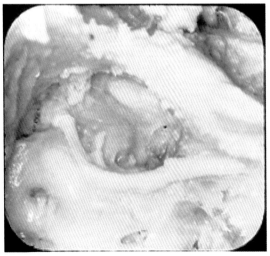

▲ 图 8-25

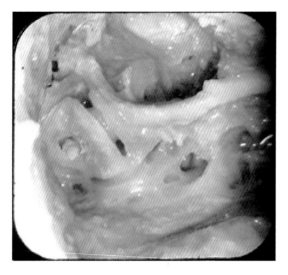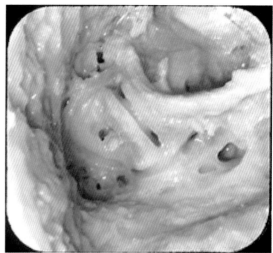

▲ 图 8-26

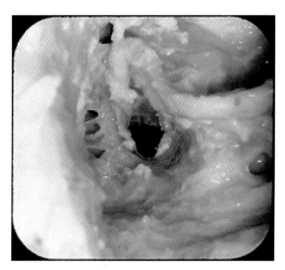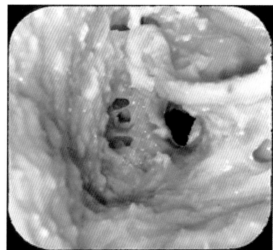

▲ 图 8-27

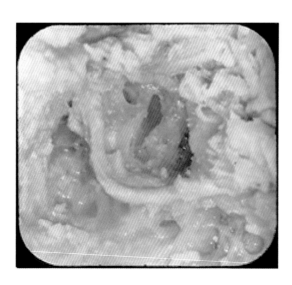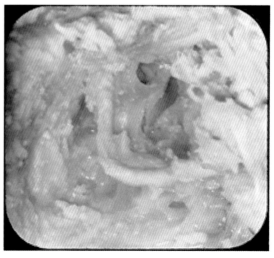

▲ 图 8-28

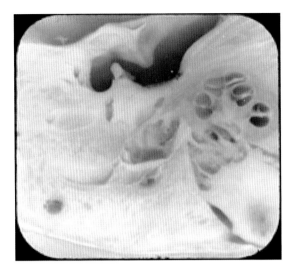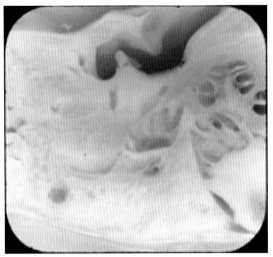

▲ 图 8-29

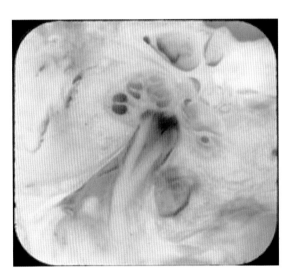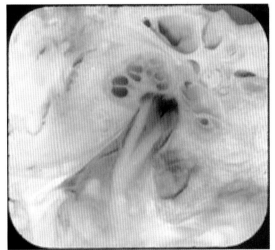

▲ 图 8-30

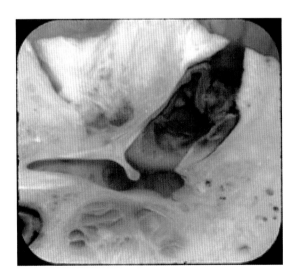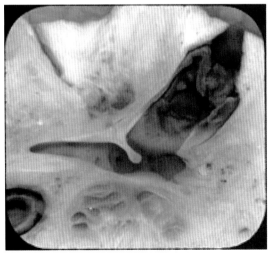

▲ 图 8-31

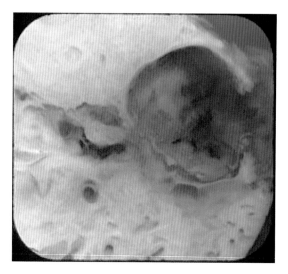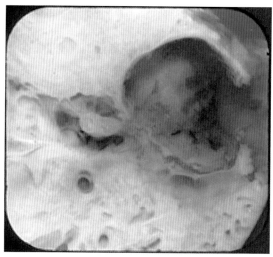

▲ 图 8-32

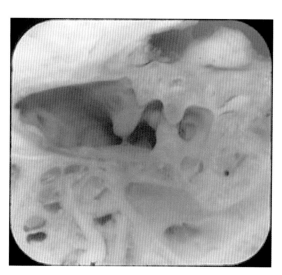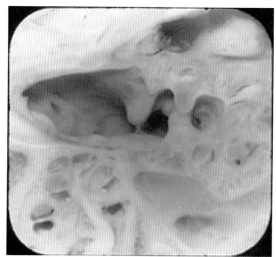

▲ 图 8-33

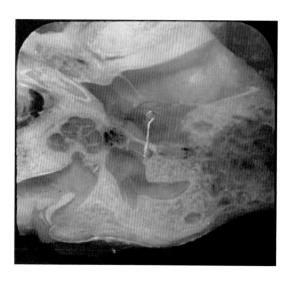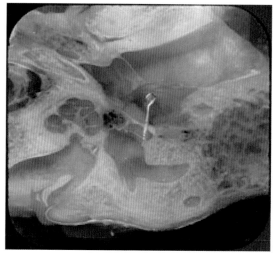

▲ 图 8-34

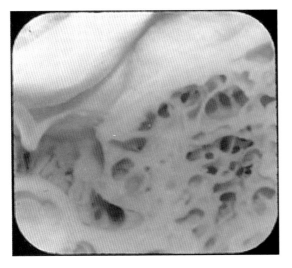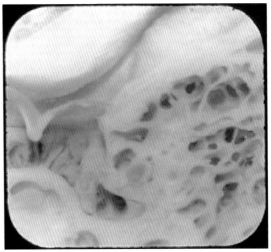

▲ 图 8-35

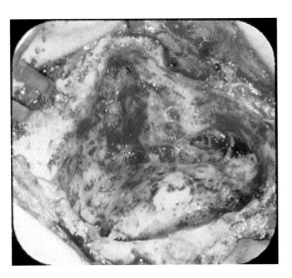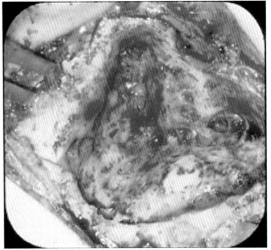

▲ 图 8-36

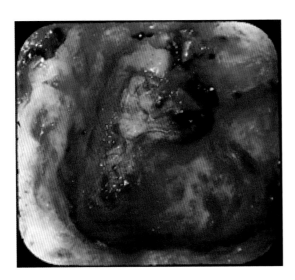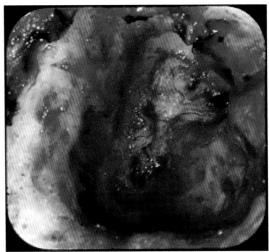

▲ 图 8-37

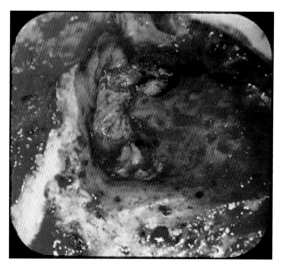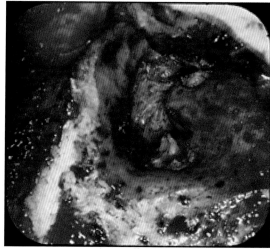

▲ 图 8-38

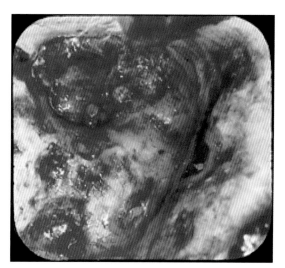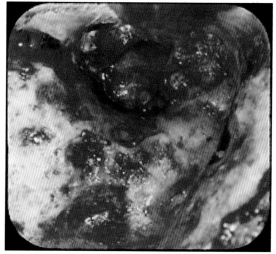

▲ 图 8-39

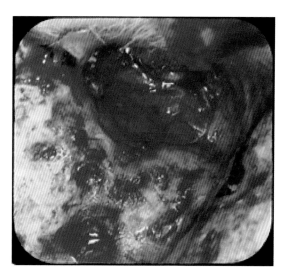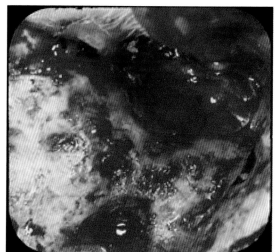

▲ 图 8-40

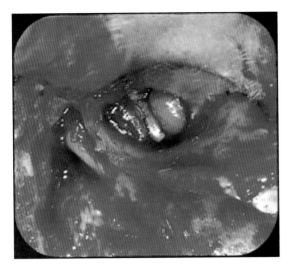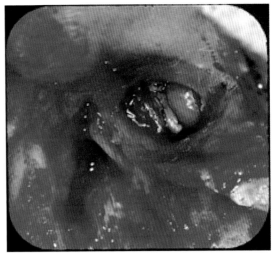

▲ 图 8-41

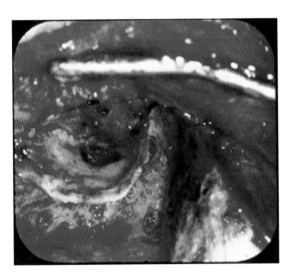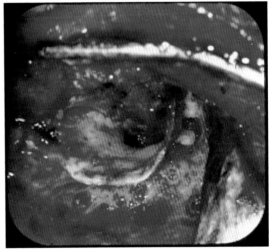

▲ 图 8-42

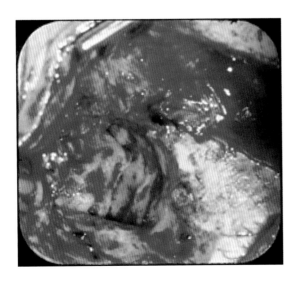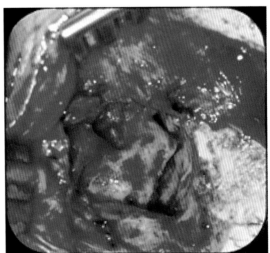

▲ 图 8-43

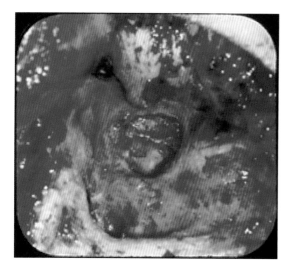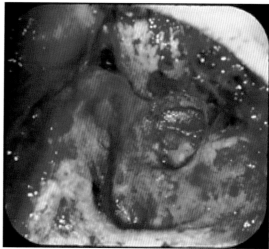

▲ 图 8-44

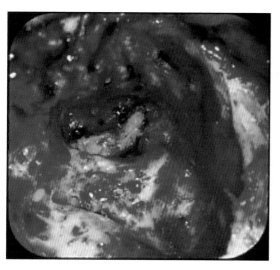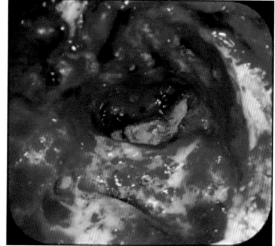

▲ 图 8-45

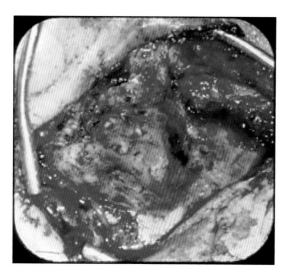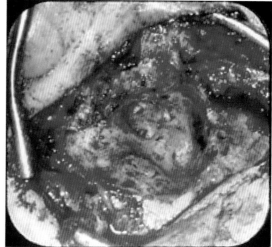

▲ 图 8-46

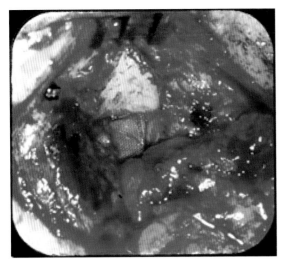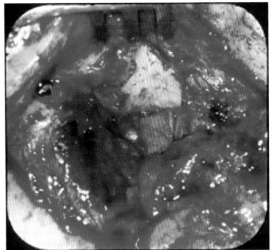

▲ 图 8-47

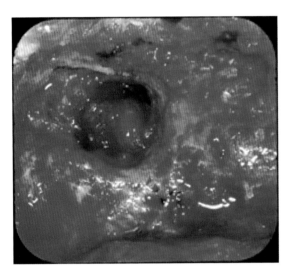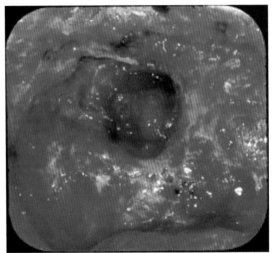

▲ 图 8-48

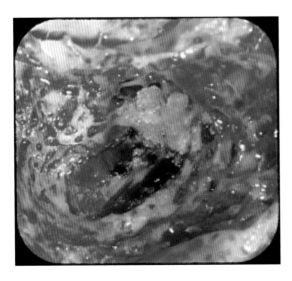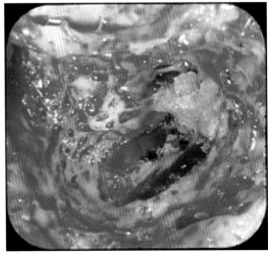

▲ 图 8-49

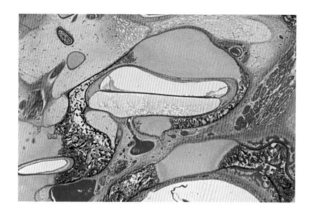

▲ 图 9-19

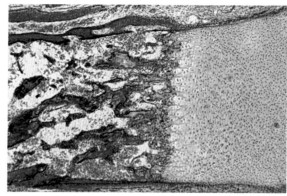

▲ 图 9-20

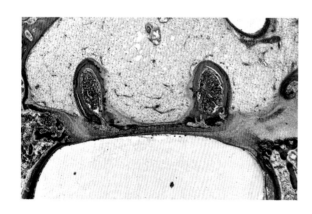

▲ 图 9-23

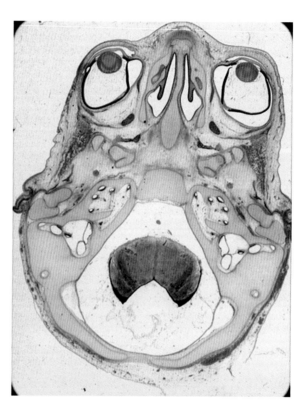

▲ 图 9-27

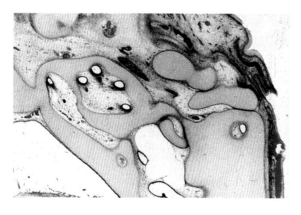

▲ 图 9-31

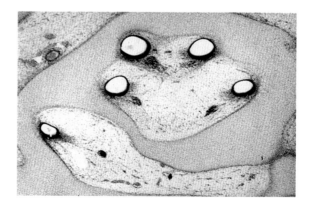

▲ 图 9-33

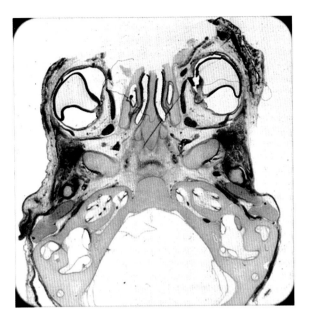

▲ 图 9-37

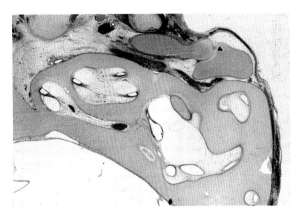

▲ 图 9-40

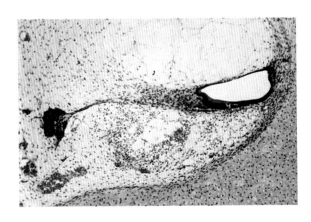

▲ 图 9-43

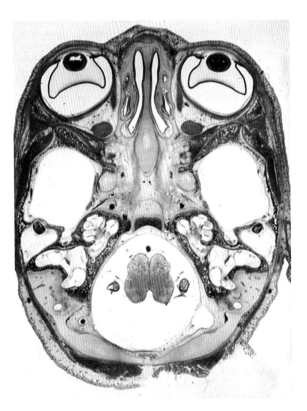

▲ 图 9-45

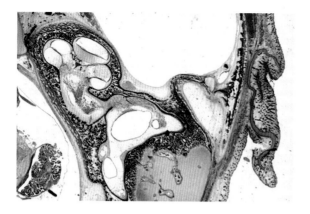

▲ 图 9-47

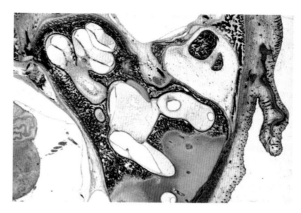

▲ 图 9-48

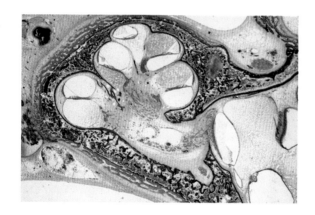

▲ 图 9-51

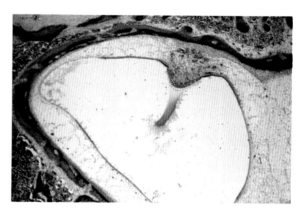

▲ 图 9-54

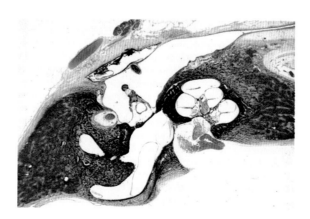

▲ 图 9-57